U0235157

The Neuroscience of Psychotherapy
Healing the Social Brain
(3rd edition)

# 疗愈社会脑

## 心理治疗的神经科学

（第三版）

［美］路易斯·科佐利诺 著
Louis Cozolino

罗媚媚 译
祝卓宏 审订

世界图书出版公司

北京　广州　上海　西安

图书在版编目（CIP）数据

疗愈社会脑：心理治疗的神经科学：第三版 /
（美）路易斯·科佐利诺著；罗媚媚译 . —北京：世界
图书出版有限公司北京分公司，2024. 6. — ISBN 978-7-
5232-1365-0

I. R749.055；Q189

中国国家版本馆 CIP 数据核字第 2024WH6136 号

The Neuroscience of Psychotherapy: Healing the Social Brain, third edition by Louis Cozolino
Copyright © 2017 by Louis Cozolino
Simplified Chinese edition copyright © 2024 by East Babel (Beiing) Culture Media Co. Ltd. (Babel Books)
Published by arrangement with W. W. Norton & Company, Inc. Through BardonChinese Media Agency. All rights
reserved.

书　　名　疗愈社会脑：心理治疗的神经科学
　　　　　LIAOYU SHEHUI NAO：XINLI ZHILIAO DE SHENJING KEXUE
著　　者　［美］路易斯·科佐利诺
译　　者　罗媚媚
审　　订　祝卓宏
责任编辑　李晓庆　　吴嘉琦
特约编辑　赵昕培
特约策划　巴别塔文化
出版发行　世界图书出版有限公司北京分公司
地　　址　北京市东城区朝内大街 137 号
邮　　编　100010
电　　话　010-64038355（发行）　　64033507（总编室）
网　　址　http://www.wpcbj.com.cn
邮　　箱　wpcbjst@vip.163.com
销　　售　各地新华书店
印　　刷　天津画中画印刷有限公司
开　　本　710mm×1000mm　1/16
印　　张　28.25
字　　数　402 千字
版　　次　2024 年 6 月第 1 版
印　　次　2024 年 6 月第 1 次印刷
版权登记　01-2023-5558
国际书号　ISBN 978-7-5232-1365-0
定　　价　88.00 元

## 读者须知

临床实践和方案的标准会随着时间推移而变化，并且没有任何技术或建议可以保证在所有情况下都是安全或有效的。本书旨在为心理治疗和心理健康领域的专业人员提供一般信息资源；它不能替代培训、同行评审或临床督导。出版商和作者均不能保证任何特定建议在各方面完全准确、有效或适当。

**谨以本书献给我的家人**

感谢母亲的勇气、父亲的决心，以及祖父母的回忆。他们以某种方式给我灌输了一切皆有可能的信念。

## 致 谢

我要感谢德博拉·马尔穆特（Deborah Malmud）和她在 W. W. 诺顿出版社（W. W. Norton）的团队。他们在这个项目以及我们过去 20 年里合作过的许多项目中都给了我帮助。我还要特别感谢埃琳·桑托斯（Erin Santos）和瓦妮莎·戴维斯（Vanessa Davis），感谢她们在第三版的编写和重组过程中给予我的不懈支持、鼓励以及她们的好脾气。最后，感谢所有与我一起踏上创造科学心理治疗之旅的人——我们还有很长的路要走，但我们已经走了很远了。

# 目 录
## CONTENTS
---

# 第三版　前言

▽

　　本书第一版问世以来，我们对大脑的构造、功能和社会性的探索已经变得更深入、更广泛，也越来越复杂了。旧理论得到了新的研究结果的支持、新理论伴随着大量研究结果发展起来，二者形成了奇妙的融合体。我们正在逐渐远离简单的神经颅相学，逐渐理解心智和有意识经验如何从个体之内和个体之间复杂的系统交互中出现。我们正在把社会功能研究视为神经科学领域越来越重要的一个方面，我们也看到，人际神经生物学研究正进一步渗透到多个专业学科的心理治疗师和咨询师的标准化教育实践中。

　　尤其令人欣慰的是，研究人员将注意力转向了科学领域中的传统禁忌问题，意识、情绪、依恋、爱和利他主义等话题逐渐在研究领域中各得其所。这种对主观经验的开放性态度正在支持佛学、智慧哲学和女权主义哲学等多样化研究领域进行知识大融通。在本版中，你将发现我对大脑的执行功能进行了更广阔的探索。我描述了一个含有三个执行网络的模型,它是具备各种各样专业功能的系统网络,使我们能够应对危险、成功在世界中定向、形成并维持依恋,以及创造自我感和内在现实。在更靠后的一个章节中,你将看到,该模型与早期创伤造成的长期性社会影响和心理影响以及默认模式网络的发展有关。你还会在本版中看到一个新章节,它探讨了利他主义的神经生物学机制以及利他行为可能对治疗过程产生的积极影响。

路易斯·科佐利诺(Louis Cozolino)

2017年于洛杉矶

# 第一部分

# 神经科学与心理治疗概述

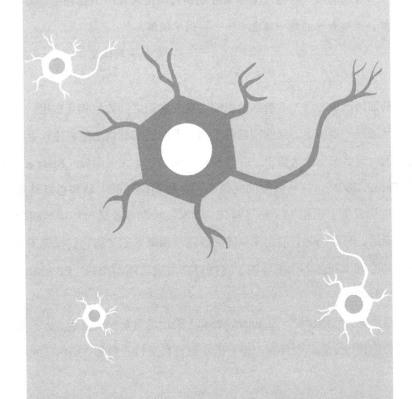

# 第一章　为什么人类需要心理治疗

> 心智与物质……这个看似不可调和的二元对立……在有关自然中的
> 心智、大脑和人的统一观念中……得到了调解。
>
> ——罗杰·斯佩里（Roger Sperry）

大脑如何产生心智？心智如何影响大脑？它们之间如何相互作用？这些都是棘手的问题——事实上，这些问题棘手到，人们通常的做法是将注意力要么集中在心智上，要么集中在大脑上，并表现得好像另一个无关紧要（Blass & Carmeli, 2007; Pulver, 2003）。这种做法的问题是，它给我们理解大脑和心智其实是一个统一的过程设置了阻碍（Cobb, 1944）。学术政治和职业政治使神经病学和心理学渐行渐远，与此同时它们之间共同的心理生物学基础又将它们拉到了一起。神经病学和心理学纠缠的历史反映了这些对立力量之间的交锋（Ellenberger, 1970; Sulloway, 1979）。

西格蒙德·弗洛伊德（Sigmund Freud）刚出道时是一个反叛者，一个对心智充满好奇的神经学家。我怀疑，他对医学院盲目支持心智和大脑的二元对立感到沮丧，并渴望与志趣相投的人共事。29 岁时，他获得了一笔旅行奖学金，使他能够在巴黎左岸的萨尔贝蒂耶医院（Salpêtrière Hospital）度过 1885 年的秋冬。他选择萨尔贝蒂耶是因为让-马丁·沙尔科（Jean-Martin Charcot）教授的声誉。在弗洛伊德眼中，沙尔科是一位有名望的老师，自信且毫不惧怕心智与大脑之间的无人区。我们可以想象，弗洛伊德走在巴黎街头去会见这个了不起而且可能与他志同道合的人物时会有多兴奋。

沙尔科专门治疗患有当时所称的歇斯底里症（hysteria）的患者。这些患者有癫痫或瘫痪之类的症状，看起来似乎有神经疾病，但没有明显的身体病因。一个经典的例子是一种叫作手套型感觉丧失症（glove anesthesia）[1]的疾病。此病患者的一只手或双手从手腕开始失去感觉。对于这些患者，手似乎具有象征意义。也许他们曾经做过一些会引发巨大罪恶感或恐惧的禁忌行为。人们认为，他们患病是因为头脑中的冲突转化成了身体症状。

也是在 19 世纪 80 年代，无意识有能力控制行为（比如通过催眠）这个观点突然进入公众意识。沙尔科在临床演示[2]中使用了催眠术来说明他关于身心相互作用的新兴理论。弗洛伊德在萨尔贝蒂耶医院与沙尔科一起度过的那几个月对他产生了深远的影响。弗洛伊德最终相信隐蔽的心理过程确实能够对意识产生强大的影响，并且，歇斯底里症的症状不是装病造成的，而是编码在大脑神经结构中的无意识力量导致的。从这个角度来看，歇斯底里症反映了创伤经历有能力重组大脑并扰乱有意识的经验。

意识和行为之间的分裂导致弗洛伊德相信，大脑能够拥有多层次的有意识和无意识觉知（conscious and unconscious awareness）。在接下来的几十年里，他探索使用语言、情绪和治疗关系（therapeutic relationship）[3]来将它们重新连接起来。弗洛伊德于 1886 年 2 月返回维也纳，并于两个月后开设了临床诊所。尽管进入了医疗机构，但他仍保持反叛。同年晚些时候，他发表了一篇论文，宣告歇斯底

---

1　也称手套式麻木、手套麻痹。——本书所有脚注均为译者注
2　指医生在学生面前演示如何治疗病人。
3　指来访者与治疗师的关系。

里症在男性身上也存在。由于弗洛伊德深深着迷于无意识，因此在 1939 年去世之前，他一直是其最热心的探索者。

在弗洛伊德的作品中，他以许多重要的方式拓展了沙尔科的思想。通过将歇斯底里症状的起源追溯到童年经历，他将无意识置于发展的语境当中。他开始相信，折磨歇斯底里症病人的是他们被压抑的童年记忆造成的无意识的情绪后遗症。此外，弗洛伊德还将个体发展与物种进化联系了起来。有一个古老观念认为，我们身上保存着原始祖先的生物史，受这个观念的影响，他将性欲、暴怒、嫉妒等本能内驱力（instinctual drive）的重要性纳入他的发展理论。弗洛伊德认为，我们文明的外表掩盖了一个更原始的生物，这能够解释为什么我们有许多与"文明"行为相悖的冲突和矛盾。

弗洛伊德认为，为了理解我们是谁和我们是什么，我们需要接受经验的原始无意识要素。他称其为本我（id）——这是我们与爬行动物和哺乳动物祖先共享的原始未开化的生命能量。理所当然地，这个概念遭遇了与弗洛伊德同时代的那些理性者的敌视。当时，医生是欧洲文化的顶梁柱，高度看重他们高于动物王国的优越性，并坚信他们有权征服世界上的"原始"人。不用说，把动物与文明人类相提并论（更不用说他认为孩子有性欲的观点）使弗洛伊德的大名及其理论在体面正派的圈子中变得耸人听闻。

## 被弗洛伊德遗弃的方案

> 我们必须记住，我们心理学中所有的临时观点有朝一日都可能会建
> 立在一个有机的子结构上。
>
> ——西格蒙德·弗洛伊德

19 世纪晚期，神经系统的微观世界首次向人们打开大门。显微镜的技术改进和新发明的染色技术促使我们发现了神经元（neuron）和它们借以交流的突触（synapse）。突触的存在揭示了神经系统并不是我们以前所认为的单一结构。相

反，它由无数个独立结构组成。此外，人类与其他所有生物均拥有这些神经元的事实支持了达尔文的共同祖先理论。大约同时，威尔尼克（Wernicke）和布洛卡（Broca）的研究表明，大脑中有一些特定区域分别负责语言的不同方面。突触传递（synaptic transmission）和对特定功能进行脑部定位这对神经解剖学概念，为我们提供了丰富的理论土壤，让我们能够用新的方法理解大脑。

弗洛伊德受到了沙尔科、达尔文和被打开以供探索的微观神经世界的启发，撰写了《科学心理学方案》（*Project for a Scientific Psychology*; Freud, 1968）（这是后来的名称）。在这个"方案"中，他假定，我们看到的有意识行为和无意识行为均由大脑的神经结构组织而来，并且存储在其中。这项工作的一部分内容是，他绘制了互连神经元的简单草图来代表人类的冲动、行为和心理防御。这些草图描绘了内驱力、感觉器官和抑制机制之间的相互作用。弗洛伊德的同事说，弗洛伊德痴迷于构建一个神经生物学模型（Schore, 1997b）。尽管弗洛伊德满怀热情，但他还是意识到，他对心理学建立在理解神经系统的基础上的渴望远远超前于时代，并且与当时盛行的宗教和医学教条势不两立。由于各种原因，直到去世，他一直压制该"方案"的出版。

也许弗洛伊德对这部著作保密，是因为他担心它会与菲尼亚斯·盖奇（Phineas Gage）的案子一样，变得默默无闻。盖奇是 19 世纪时的一名铁路工头，在一次意外事故中，一根金属棒完全刺穿了他的头部，导致前额叶皮层（prefrontal cortex）受损。尽管盖奇没有表现出明确的运动或语言缺陷，但认识他的人都说"盖奇已不再是盖奇了"（Benson, 1994）。他的丰富情感（emotionality）[1]、人际关系能力和体验的质量都发生了巨大变化。因为盖奇的症状涉及他的人格和情绪，报道他案例的文章在 20 世纪的大部分时间里都很少受到关注。这不仅因为这个案例超出神经学家愿意处理的行为领域，还因为当时存在一种反对将人类的人格与神经生物学机制联系起来的偏见（Damasio, 1994）。但在那之后，大脑的这个特定区域已被证明会参与判断、计划和情绪控制。

---

1　指个人体验和表达情绪的程度，与情绪体验的质量无关。

随着弗洛伊德的心理学理论离它们的生物学根源越来越远,弗洛伊德作为神经学家的身份基本被遗忘了。他选择使用文学和人类学中更顺耳、更容易理解的隐喻来为精神分析提供主要术语。不幸的是,弗洛伊德从研究大脑到使用心智隐喻的转向使精神分析成了众矢之的。俄狄浦斯情结(Oedipal complex)和厄勒克特拉情结(Electra complex)[1]这样的隐喻被视作人为的虚构物,导致弗洛伊德的工作无法得到科学评估。也许弗洛伊德曾经预料到,当精神分析与神经生物学以平等的伙伴关系被整合的时机成熟时,它们最终会整合起来(Pribram & Jill, 1976)。现在,这种整合的时机已经到来。

现在,对心理过程的尊重在科学界和大众文化里均已强势立足了。我们可以讨论心智和大脑,同时避免将心智简化为一些基本的生化过程。相反,非神经学家也能理解大脑的结构和功能,这一现象正在成为常态。正是在这种精神的感召下,我们将注意力转向另外一些思考大脑的方式,这些方式能够促进我们对人类经验的理解。我们首先将讨论一个大脑模型,这个模型能够架起一座桥梁,把神经科学领域、进化和无意识的起源连接起来。

## 三位一体的大脑

> 乐于在队伍中前进的人……被错误地给予了一个超大的脑子,因为对他来说一条脊髓就够用了。
>
> ——阿尔伯特·爱因斯坦(Albert Einstein)

在 20 世纪 70 年代,神经科学家保罗·麦克莱恩(Paul MacLean)提出了一个理论,该理论强调现代人脑中保存了一些更原始的结构(MacLean, 1990; Taylor, 1999)。麦克莱恩把这个想法命名为三位一体的大脑(triune brain)。这个理论非常符合达尔文和弗洛伊德的理论,也许能从进化的角度解释人类意识和行

---

1　即恋母情结、恋父情结。

为中的一些矛盾性和间断性。

麦克莱恩将人脑描述为一个由三部分组成的系统，这个系统体现了我们与爬行动物和低等哺乳动物（如小鼠和马）在进化上的关联。你可以把它想象成大脑中有另一个大脑，而这个大脑里面还有一个大脑，每一层都主司越来越复杂的功能和能力。在其核心是爬行动物脑（reptilian brain），它在进化史上相对不变，负责激活（activation）、唤醒（arousal）、体内平衡（homeostasis）[1]和生殖欲望。古哺乳动物脑（paleomammalian brain）或边缘系统（limbic system）包裹着爬行动物脑，它对学习、记忆和情绪至关重要。最高层和最外层是新哺乳动物脑（neomammalian brain）或大脑皮层（cerebral cortex），它组织有意识的思考、问题解决，以及自我觉知（MacLean, 1985）。

麦克莱恩（1990）提出，我们的三个大脑不一定能很好地交流或协同工作，因为它们的"心态"不同，而且只有新哺乳动物脑有意识并能进行语言交流。这个观点呈现了进化、神经科学和心理治疗之间的基本关联。沙尔科和弗洛伊德所称的分离（dissociation）和歇斯底里症很可能是这些互不相同但共居一室的大脑们整合和协调不足的结果。麦克莱恩认为非语言的爬行动物脑和古哺乳动物脑会无意识地影响新哺乳动物脑的运转，这个观点类似于弗洛伊德所认为的无意识有能力影响有意识的经验。

这个三脑模型有一个重要的功能，即它提供了一个连接的隐喻，将史前的进化产物、现代神经系统，以及组织人类经验方面固有的一些困难联系了起来。因为我们在保留进化史的同时发展起了现代神经网络，并且这二者相互交融，于是这使治疗师面临着同时治疗一个人、一匹马和一只鳄鱼的独特挑战（Hampden-Turner, 1981）。

---

1　体内平衡也称"内稳态""体内平衡""体内稳态""内环境稳定""内衡状态"等，指外界环境发生巨大变化时，有机体有保持体内环境相对稳定的倾向和机制。例如人体的温度基本维持在37℃左右。

## 啊，如果真的这么简单就好了

大脑袋就像大政府，也许不能用简单的方式去做简单的事情。

——唐纳德·赫布（Donald Hebb）

如果只是肤浅地阅读麦克莱恩的作品，那么我们可能会认为，三位一体大脑的每一层都独立地依次进化，它们都以等级有序的方式合作，就像军事指挥系统那样。事实显然不是这样的。实际上，爬行动物脑和古哺乳动物脑一直与新哺乳动物脑共同进化。早期结构不会从过去数代人那里完全不变地保留下来，而是会经历扩展适应（exaptation）过程——先进化的大脑结构会得到修改，从而能够在那些专注于其他或更复杂功能的网络中发挥新的作用（Cacioppo & Berntson, 2004）。

三层大脑都不断进化，与此同时，越来越复杂的垂直和水平神经网络出现，以便把它们连接起来。像这样保存和修改神经网络使得我们产生了令人惊讶的复杂大脑，它能够执行数不胜数的功能，从监测呼吸到进行数学计算。这些复杂性根植于数百万年的进化过程，它使得理解功能性神经解剖学中大脑-行为-经验之间的关系对我们来说是一个巨大挑战。

一个跟太空探索有关的例子可能有助于我们理解神经解剖学家的困境。阿波罗13号接近月球时，它的空气供应系统出现了故障，导致机组人员只有几个小时的氧气供给（Lovell & Kluger, 1994）。面对这场危机，地球上的科学家们移除了模拟航天器中的非必要组件，并用这些材料构建了一个新的供气系统。他们以创新的方式使用了内饰、塑料袋、管道胶带和电线等物的碎片，让它们发挥新功能。随后，关于如何建造这个临时设备的说明被传送给阿波罗13号机组人员。比起一个工程师拿着一张白纸坐在桌前，这个场景更接近于现代大脑的形成过程。未来的工程师在面对这个东拼西凑起来的空气净化系统时将很难弄清楚它是什么，以及为什么它被建造成了这个样子。虽然阿波罗13号的这个情景与自然选择有明显区别，但二者都是在环境危机中对现有材料进行实用性改造的例子。

在说明神经的保存和扩展适应时，小脑（cerebellum）所扮演的多重角色是一个很好的例子。小脑是一个原始的大脑结构。它的核心是对于维持平衡至关重要的蚓部（vermis）。对鱼来说，蚓部让它们能够直立游泳。对于人类来说，蚓部协调前庭功能，使我们坐着和走路时不会摔倒。在进化过程中，随着我们的大脑和身体变得更加复杂，小脑也发展起来，从能够协调粗大运动慢慢转变为能够协调精细运动——这是小脑符合逻辑的发展，毕竟它最初的核心作用是让鱼能够向上游泳。一个有趣且令人惊讶的转折是，小脑叶中后期进化出来的部分被大脑用来组织和协调语言、记忆、情绪和推理（Baillieux et al., 2008; Lupo et al., 2015; Schmahmann, 1997）。

情况似乎是，小脑处理、排序和组织大量感觉运动信息的能力被进化中的大脑所用，成了高级皮层功能的神经基础设施的一部分。正如平衡和运动行为需要持续监测姿势和抑制不必要的、分散注意力的动作，注意力、专注力、记忆和语言的运作也是如此，虽然它们各自有不同的方式。同样，涉及运动的时序机制（timing mechanism）似乎在思维和单词的顺序处理中得到了保留。虽然人们认为小脑是一个原始的脑部结构，但它的进化涉及与大部分皮层进行垂直联网。这表明，连接大脑水平层的垂直网络可能会成为理解小脑进化史的线索（Alexander, DeLong, & Strick, 1986; Cummings, 1993）。

除了横向和纵向网络，进化也选择了增加左右脑之间的分化。大脑的某些区域已经变得高度分化了，它们只专注于某些特定的技能，如语言和空间能力。其他区域，例如前额叶皮层，则用于组织和控制其他多个区域的活动。请记住，男人和女人的大脑也有诸多不同之处，并且大脑会随着年龄的增长而改变（Cozolino, 2008）。其中的许多差异对于依恋和情感调节（affect regulation）等过程尤为重要，而这些也是心理治疗的核心。

与心理治疗相关的神经网络存在于整个大脑中——有些在进化上是原始的，有些是更晚才发展出来的；有些在出生时就功能齐全，有些则需要几十年才能发展成熟。这就是为什么同时理解进化和发展对于我们捕捉更全面的人类经验至关重要。

# 社会脑的人际塑造

除非你自己有安全感，否则你很难给予孩子安全感。如果你有，他们就会从你那里获得。

——威廉·门宁格（William Menninger）

"个体发生重演理论"（The theory that ontogeny recapitulates phylogeny）指的是，物种的进化在每个个体的孕育和成长中得以重演。用麦克莱恩的话来说，我们在发育成完整的人之前会经过爬行动物和古哺乳动物阶段。尽管这一观点在大多数方面都是不正确的（Gould, 1977），但我们进化的过程和发育的过程之间的确存在着一些有趣的相似之处。

一方面，在我们出生时，爬行动物脑就已经功能齐全，而古哺乳动物脑已经准备好根据早期经验来进行组织。另一方面，大脑皮层到人30岁时仍继续缓慢生长，并在人的一生中逐渐发展成熟。因此，我们许多最重要的情绪和人际学习发生在早年原始大脑处于掌控状态时。其结果是，大量学习发生在我们拥有必要的皮层系统来进行外显记忆（explicit memory）、情绪调节或换位思考之前。因此，这些重要的社会情感学习（socioemotional learning）经验是由我们无法察觉的反射、行为和情绪所组织和控制的。此外，我们的早期经历被我们不成熟大脑的偏见和局限性扭曲。在很大程度上，心理治疗的存在归功于这些进化和发育的问题性产物。

大脑皮层在我们一生中都会缓慢发育，这使经验对大脑结构和功能的影响得以最大化。我们大部分的大脑都是在出生后被塑造的，这既是好消息，也是坏消息。好消息是，个体的大脑是为了在特定的环境中生存而发展起来的。通过表观遗传过程，文化、语言、气候、营养和父母的养育行为能够以独特的方式塑造我们每个人的大脑。在好的时代且有足够好的父母时，大脑的早期构建将非常有利于孩子以后的生活。当相关因素不那么有利时，大脑的这个特点就变成了坏消息，例如在战争时期或父母有精神疾病的情况下（Benes, Taylor, & Cunningham,

2000）。于是，大脑被塑造得可以帮助孩子在儿童期存活，但可能会不适应以后的生活。正是在这些情况下，治疗师试图重构来访者的神经结构，以便他们形成更具适应性的行为、认知和情绪。人脑是非常复杂的，重建它是一项艰巨而迷人的挑战。

大脑中被称为前扣带回（anterior cingulate）的部位——主要参与母性行为、哺乳和玩耍——在早期哺乳动物的进化过程中出现（MacLean, 1985）。在此之前，动物必须准备好在出生时就能够独立生存。一个很好的例子是刚出生的海龟。海龟在海滩高处从卵中孵化出来，然后就能够本能地、疯狂地冲向大海。随着母性关爱进化出来，孩子们可以在一个支持性的、有支撑的环境中更缓慢地成长。在进化过程中，灵长类动物经历了越来越长的母性依赖期。这种奢侈允许我们进化和发展出更复杂的大脑，并使父母的养育和早期经验对大脑构建的影响越来越大。

康拉德·洛伦茨（Konrad Lorenz, 1991）发现鹅在出生后不久的有限时间内会出现印刻（imprint）现象［与依恋对象形成情感纽带（bond）］。如果雏鹅在孵化后最先看到是洛伦茨，它们会跟着他，仿佛他是它们的妈妈一样。洛伦茨还发现，在这些鹅在两年后性成熟时，它们会依恋在印刻期间接触过的那种鹅。他甚至注意到，一只印刻了他的雏鹅，在性成熟时爱上了隔壁镇的一个人类女孩，会飞到女孩那里去见她。这些早期经历似乎永远铭刻在了印刻洛伦茨的鹅的脑中。

我们可以在人类身上更灵活、更复杂的依恋图式（attachment schema）中看到这种印刻原理。早期的人际环境可能会印刻在人脑里，因为它会塑造儿童的神经网络，并在主司记忆、情绪、安全和生存的回路中建立一些生化设定（biochemical set points）[1]。之后，这些结构和过程最终会充当社会技能和智力技能、情感调节与自我感（sense of self）的基础设施。

儿童期的长期依赖和两个大脑半球的分化使我们发展出了一个高度复杂的新

---

1　建立生化设定指设定这些回路中的生化物质水平的常态或基线。例如，如果一个孩子的早期人际环境不安全，那么他体内的应激激素皮质醇水平会比较高，而这对他来说是标准态。

皮层，它使我们能够使用口语和书面语、产生自我意识，以及建构私人自我和社会自我。尽管这些能力创造了巨大的可能性，但脑力也有缺点。我们现在也会对永远不会发生的事情感到焦虑，为臆想中的冷落感到沮丧，为潜在的损失感到悲伤。我们的想象力可以创造出令人兴奋的新世界，但也可以制造出恐惧，从而阻止我们在这个新世界中精彩地生活。很明显，尽管我们进化出了意识和理性，但我们原始的情绪大脑及其早期发育持续对我们施加重大影响。

## 本章小结

尽管弗洛伊德在他的职业生涯之初试图创造一种基于大脑的心理学，但当时可用的理论和技术使他没能开展这个项目。思考大脑的各种方式（例如麦克莱恩的方式）虽然都有其局限性，但它们提供了诸多弥合心理学和神经病学之间隔阂的模型。复杂的大脑是进化的遗产，它容易受到各种可能破坏重要神经网络生长和整合的因素之影响。心理治疗领域得以发展起来正是由于大脑容易遭受这些发育和环境影响的风险。那么心理治疗师如何才能将心智和大脑综合起来，并将二者同时融入他们的工作呢？第二章介绍了一个神经网络模型，阐述了神经网络如何发展，以及在治疗过程中我们如何尝试去改变它们。正是从这个角度，我们将考察神经系统与我们身为临床医生的工作的相关性。

# 第二章　构建和重建大脑：心理治疗与神经科学

> 我知道没有比这更鼓舞人心的事实了——人类具备无可置疑的能力，能够通过有意识的努力来提升自己的人生。
>
> ——亨利·戴维·梭罗（Henry David Thoreau）

尽管心理治疗最初起源于神经病学，但二者在语言和世界观上的差异限制了这两个领域之间的合作。心理治疗师开发出一门丰富的隐喻语言来描述心智，而神经学家则建立了关于大脑与行为之间关系的翔实数据库。在21世纪，神经科学为我们提供了工具，使我们能够探索大脑在早期发育和后期心理治疗中发生的事情。现在我们终于要回归弗洛伊德的生物心理学项目了。

处于神经科学和心理治疗的交叉区域中心的是这样一个事实：人类经验由两个相互作用的过程来介导。第一个过程是我们的进化史通过神经系统的组织、发展和功能来进行表达——这个过程导致数十亿个神经元组织成神经网络，而每个网络的生长都有自己的时间表和要求。第二个过程是我们的神经架构在关系语境中被实时塑造。人脑是一个适应社会的器官，刺激其发展的是我们与他人的积极和消极互动。人际关系的质量和性质被编码在我们大脑的神经基础设施中。正是通过这种将经验转化为神经生物结构的过程，爱才变得鲜活，先天和后天（nature and nurture）才融为一体。

心理治疗的核心是理解相互交织的先天和后天的力量，在发展过程中哪里做对了、哪里出错了，以及如何恢复健康的神经功能。如果我们实现最佳功能所必需的一个或多个神经网络发育不良、协调不足或与其他神经网络的整合不足，我们就会发出抱怨和出现病征，而这正是人们前来寻求心理治疗的原因。我们现在可以假定，当心理治疗减轻了症状或改变了经验时，大脑在某种程度上也被改变了（Kandel, 1998）。

心理治疗如何改变大脑？记忆是如何被存储起来的？经验的质量如何才能发生改变？在解决这些问题之前，我们必须首先了解大脑的组织方式以及它如何执行其众多功能中的某些功能。我们将讨论神经网络的构建和重建、丰富环境（enriched environment）的作用，以及应激在改变大脑的过程中扮演的角色。我们还将探讨治疗关系在这一改变过程中的核心作用，以及情绪表达和语言的治疗用途之重要性。

# 神经网络

众木成林是一种令人叹为观止的奇观。

——戴维·道格拉斯（David Douglas）

到目前为止，我们都是笼统地在使用神经网络（neural network）这个术语；现在我想说得更具体一点儿。神经元是构成神经系统所有部分的微观处理单元。当我们谈论额叶皮层、杏仁核（amygdala）或海马体（hippocampus）时，我们实际上是在谈论为执行一组功能而组织起来的大量的单个神经元。这些系统中的神经元需要能够以特定的方式进行组织和重组，从而使我们在适应不同的情况时能够学习、记忆、行动。由于每个神经元只能放电或不放电，因此神经系统多样的能力源于众多单个神经元信号进行的复杂相互作用。

我们可以将这个系统与老式的广告牌进行简单类比。成千上万个灯泡排成行和列，从而组成了广告牌。尽管每个单独的灯泡都只能打开或关闭，但这些灯泡能够创建复杂的模式，从而拼出单词、形成图像，并且能够通过精确的时间安排创造出动画的错觉。数字技术使我们能够让屏幕上的数百万个单独像素做出同样的事情。以类似的方式，神经元放电的模式能够表征大脑内和整个神经系统中的特定信息。

为了达到一定的复杂程度，以便我们开展行为，神经元会组织成神经网络。一个神经网络可以由几个神经元组成，比如简单动物身上的；也可以由数百万个互联的神经元组成，比如人脑中的。神经网络编码和组织我们的所有行为，从类似将手从热炉上移开的基本反射，到同时理解毕加索（Picasso）的《格尔尼卡》（*Guernica*）的视觉、情感和政治意义。神经网络可以与多个其他网络互联，从而实现功能的交互、协调和整合。因为我在接下来的所有章节中都会提到神经网络，所以在我们继续进行讨论之前，脑海中保存一个生动的视觉图像是很重要的。

图 2.1 和图 2.2 描绘了极其简单的神经网络，每个圆圈代表一个单独的神经元。从图 2.1 开始，你会注意到，信息流从左向右穿过四列神经元。在左侧，一些输入神经元回应某些刺激而放电（1= 放电，0= 不放电）。随后，它们的放电会刺激隐藏处理层内的某些神经元组激活，从而促使一组输出神经元放电，进而引发某个特定的体验或行为反应。图 2.2 离更准确的模型更近了一步，信息在两个方向同时流动，并且神经元之间的相互作用有所增加。每个连接都会对其他神经元产生兴奋或抑制作用。这种错综复杂的放电模式，或者说这个网络的实例化（instantiation），将决定哪组输出神经元会放电。如果要让情况稍微复杂一点儿，想象一下，神经元不是只有 16 个，而是数百万个，并且每个神经元都可以连接到其他成千上万个神经元。

## 图 2.1　前馈神经网络

一个由 16 个神经元组成的简单前馈回路。

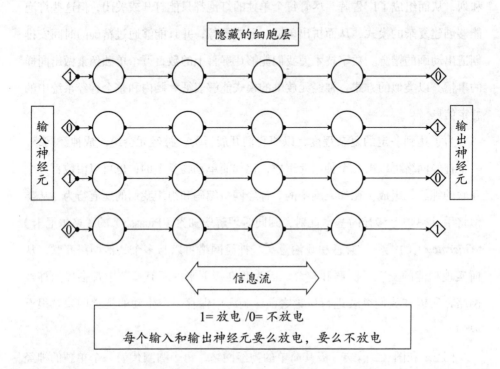

隐藏的细胞层

输入神经元

输出神经元

信息流

1= 放电 /0= 不放电
每个输入和输出神经元要么放电，要么不放电

　　实例化神经网络由经验塑造，它将我们所有的能力、情绪和经验编码进一种或多种形式的记忆。正是因为这些放电模式是一致的，所以我们才能拥有组织有序的行为和经验模式。一旦这些神经模式建立起来，新学习就会修改这些网络中神经元的关系。在其他时候，新学习可能会发生在我们塑造一个神经网络去抑制另一个神经网络的激活时。当我们谈论构建和重建大脑时，神经元是我们的基本构建块，而神经网络是我们正在塑造的结构。

　　神经网络中的学习是试错（trial and error）的结果。前馈和反馈信息的循环会在隐藏层内的神经元之间形成复杂的兴奋和抑制模式。这个过程最终会形成一致的、利于适应的输出。这体现在正蹒跚学步的孩子身上。孩子在每次尝试走路时都会反复测试和完善他的腿部力量、平衡感和协调性。他的大脑驱使他不断尝试，同时也在一些神经网络中记录他的成功和失败，而这些神经网络负责平衡、

### 图 2.2 前馈和反馈神经网络

一个稍微复杂的模型。

信息向后馈送，每个神经元都可以与相邻神经元进行通信。

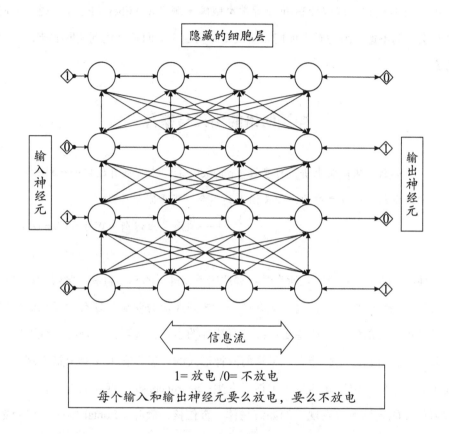

运动协调和视觉跟踪。以同样的方式，神经网络学习如何组织行为、情绪、想法和感觉。大脑最终会创建一组完善的神经激活模式，从而使走路成为我们的第二天性。

我记得，有一天，我在大学统计学教科书的附录中发现了一张随机数据表，当时我感到很惊讶。起初，我认为这是浪费纸张，因为我想当然地认为任何人都可以生成随机数据。当我与教授分享我的想法时，他向我保证，大量研究已经证明了我们无法生成随机数据。他说，我们无论怎么努力，都无法避免生成特定模式的数据。考虑到神经网络组织的原理，我最终觉得这能够讲得通了：我们无法做出随机的举动，因为我们的行为是由先前学习所建立的模式引导的，而我们会自动返回这些模式。虽然无法生成随机数据对我们的日常生活没有什么太大影响，但一次又一次地犯同样错误的倾向给人类造成了大量痛苦。我们倾向于重复思维和行为模式，这曾使精神分析学家威廉·赖希（Wilhelm Reich）说，人们往往会久病不愈，因为对于他们希望改变的问题，他们总是找到相同的错误解决方案。

## 神经网络的生长与整合

> 那么，从广义上讲，可塑性（plasticity）意味着拥有这样一个结构：它弱小到会屈服于影响，但又强大到不会一下子完全屈服。
>
> ——威廉·詹姆斯（William James）

神经元的生长和连接是所有学习和适应得以进行的基本机制。学习能以多种方式反映在神经变化中，包括现有神经元之间连接的变化、现有神经元的扩展以及新神经元的生长。这些变化都是可塑性的表现，或者说是神经系统在回应经验时进行自我改变的能力。尽管前两种形式的可塑性在人类身上被发现已经几十年了，但新神经元的生长（神经发生；neurogenesis）直到最近才在与持续学习相关的区域中被发现，例如海马体、杏仁核、额叶（frontal lobe），以及颞叶（temporal lobe）（Eriksson et al., 1998; Gould, Reeves, Graziano, & Gross, 1999; Gould, Tanapat, Hastings, & Shors, 1999; Gross, 2000）。

现有神经元通过树突（dendrite）扩展及分支，并将这些树突伸到其他神经元以回应新的经验和学习，来获得成长（Purves & Voyvodic, 1987）。这个过程反映在我们的简单示意图中神经元之间的连接上。神经元相互连接形成神经网络，而神经网络又相互整合以执行越来越复杂的任务。例如，参与语言、情绪和记忆的网络需要整合起来，这样我们才能够在回忆和讲述一个情绪上有意义的故事时使用适当的词语和情绪、讲对所有细节。

皮层内的联合区（association area）用来桥接、协调和引导它们所连接的多个神经回路。虽然这种整合的实际机制我们尚不清楚，但它可能或多或少包括如下二者——局部神经元回路彼此通信，以及大脑的功能系统相互作用（Trojan & Pokorny, 1999）。多个神经网络激活的同步性如果发生了改变，就可能影响网络活动的协调和有意识觉知的出现（Crick, 1994; Konig & Engel, 1995）。

## 基因遗传和基因表达

*进化是有机体从一种生存状态到另一种生存状态的逐渐转变。*

*——恩斯特·迈尔（Ernst Mayr）*

既然我们已经超越了先天还是后天的争论，我们可以承认大脑的生长和组织反映了基因影响和环境影响之间复杂而微妙的融合。为此，从提供模板（template）和转录（transcription）功能的角度来思考基因会更有益（Kandel, 1998）。作为模板，基因会组织大脑统一的结构，除了在怀孕期间由毒素引起的基因突变，这些结构通常不受环境的影响。这些结构和功能，例如神经系统的总体布局和基本反射，是通过我们的 DNA 遗传的，并由我们物种的所有健康成员共享。这是传统上我们认为是"先天"的基因遗传的方面。

另一方面，许多基因的表达取决于触发其转录的那些经验（Black, 1998）。转录基因控制着大脑构造中更微妙的方面，例如特定地塑造后来发展的神经网络，以及不同的大脑系统可用的特定神经递质（neurotransmitter）的水平。事实上，我们的大部分皮层是在出生后通过转录过程以依赖经验的方式形成的。因此，后天因素通过选择性激活基因（基因表达）来影响大脑发育，从而塑造我们的成长依赖经验的那些方面。

经验导致某些基因得以表达出来，从而触发用来构建神经结构的那些蛋白质的合成。通过基因转录，现有的神经元能够生长出不同种类的受体，扩展它们的树突结构，并调整它们的生化反应。例如，虽然在同一个家庭中长大的同卵双胞胎可能拥有相同的精神分裂症基因，但可能只有一人会患上这种疾病。人们相信，这是因为，每个孩子与其环境之间的相互作用是独特的，而这导致了不同的基因表达。基因的转录功能使我们能够在整个人生中拥有持续的神经可塑性（neural plasticity），并为我们能够受益于丰富的体验（如心理治疗）提供了基础。在后面的章节中，我将探讨母性养育与大脑的早期构建之间的关联，而这会导致不同层次的学习、情绪调节和依恋行为。

## 丰富环境的作用

> 早上我总是带着兴奋醒来……它是我的伙伴。
>
> ——乔纳斯·索尔克（Jonas Salk）

大脑不是一成不变的器官，它总是不断改变以应对环境挑战。正因如此，大脑的神经结构会体现塑造它的环境。你也可以将我们的神经架构视为我们学习史的一种有形表达。对神经可塑性进行的早期研究最初探索了不同类型的环境对大脑发育的影响。这些研究主要在大鼠身上进行，其中，丰富环境是更多样化、更复杂、更丰富多彩和更具刺激性的栖息地，而贫瘠环境（impoverished environment）则是相对空旷的单色围栏。研究发现，在丰富环境中长大的动物有更多的神经元，神经元之间的树突连接更多，毛细血管的数量更多，线粒体活跃度也更强（Diamond, Krech, & Rosenweig, 1964; Kempermann, Kuhn, & Gage, 1997, 1998; Kolb & Whishaw, 1998; Sirevaag & Greenough, 1988）。这些研究结果表明，受到挑战的大脑会变得更复杂、活跃和强健。随后，研究人员对受过高等教育和从事更具脑力挑战性职业的人进行了研究，得到了类似的结果。

对人类来说，丰富环境包括鼓励我们学习新技能和扩展知识的各种经历。接受更高水平的教育、练习各种技能和持续参与脑力活动都与更多的神经元和神经连接相关（Jacobs & Scheibel, 1993; Jacobs, Schall, & Scheibel, 1993）。更高水平的教育和阅读能力也被证明与晚年阿尔茨海默病的影响力减弱有关（Schmand,

Smit, Geerlings, & Lindeboom, 1997）。有趣的是，主司某些技能的脑区其实可以劫持相邻神经区域的细胞，以培养演奏乐器或使用盲文等技能（Elbert, Pantev, Wienbruch, Rockstroh, & Taub, 1995）。毫无疑问，人脑会在应对挑战和新学习时成长。心理治疗可以被认为是一种特定类型的丰富环境，它会促进社会情感发展、神经整合，以及增强处理复杂问题的能力。治疗期间大脑如何改变将取决于与症状相关的神经网络和治疗的焦点。

## 学习与应激

> 应激事件每一次都会留下不可磨灭的伤疤，生物体为挺过一个应激处境所付出的代价是变老一点儿。
>
> ——汉斯·谢耶（Hans Selye）

轻中度应激（mild to moderate stress, 后简称为 MMS）会激活支持新学习的神经生长激素（Cowan & Kandel, 2001; Gould, McEwen, Tanapat, Galea & Fuchs, 1997; Jablonska, Gierdalski, Kossut, & Skangiel-Kramska, 1999; Myers, Churchill, Muja & Garraghty, 2000; Pham, Soderstrom, Henriksson & Mohammed, 1997; Zhu & Waite, 1998）。因此，我们可以利用 MMS 来调用自然发生的神经生物学过程以便为新学习服务。虽然在动物研究中我们通常使用"应激"这个词语，但人类也会表现出唤醒，其形式通常是好奇、热情和愉悦。人类也能被激励去学习新技能和迎接新挑战，以缓解不适和应激。这些动机状态（motivational state）[1]对于心理治疗的成功非常关键，这一点已经得到了大家的认可。

分离是创伤经历所带来的高水平应激的常见结果。由于分离的特点是想法、行为、感觉和情绪之间发生断裂，所以它表明这些功能的协调和整合是一个活跃

---

1　一种生理内部状态，它在驱动和引导我们的行为以实现预期目标上扮演重要角色。它让我们优先安排和获取那些能够确保身心健康和（在极端情况下）生存的行为和资源。最常见的动机状态是饥饿和口渴。

的神经生物学过程。由于在正常的觉知状态下，这些功能全都无缝地、无意识地交织在一起，因此我们很容易忽视这样一个事实，即它们的整合是健康心理的核心组成部分。

MMS 有能力触发神经可塑性，这是心理治疗或任何需要新学习的情况取得成功的一个关键因素。与创伤经历相反，在治疗期间受控地暴露于 MMS 可以增强学习效率并增加神经整合。作为治疗师，我们会本能地努力调节应激并整合神经网络，这一过程本质上与我们所观察到的因应对创伤而产生的分离相反。健康的机能需要那些组织有意识觉知、行为、情绪和感觉的神经网络适当地发展和运作。

与早期发展一样，在心理治疗的支持性人际环境中反复暴露在应激下会让来访者能够容忍越来越高水平的唤醒。这一过程反映了皮层回路正在构建和整合，以及它们抑制和调节皮层下激活的能力不断增强。情感调节，尤其是对焦虑和恐惧的调节和抑制，让我们能够在面对强烈情绪时继续进行皮层信息加工，从而保持认知灵活性、学习和神经整合。

在这个过程中，治疗师基本上扮演着父母的角色，提供和示范社会脑的调节功能。随着情感被反复引入治疗关系并被成功管理，通过塑造那些进行情绪调节所必需的相关神经结构，来访者能够逐渐内化这些技能。就像在儿童期一样，调谐（attunement）、调谐破裂和调谐重建这一循环的过程会逐渐导致人们期待再次建立联结（Lachmann & Beebe, 1996）。来访者逐渐习得一种期待，即应激在未来能够得到缓解，而这种期待能够增强来访者在应激时刻忍受更强烈情感的能力。

作为一名心理治疗师，我的主要目标之一是转变来访者的焦虑体验，让焦虑不再触发他们无意识地进行回避，而能够提示他们有意识地去感到好奇、去探索。我有一位来访者用这样一个比喻来描述这种转变：焦虑是指南针，帮助和引导他去克服无意识的恐惧。察觉到焦虑之后，他接下来会探索并最终搞清楚他害怕的是什么，以及为什么会害怕。下一步是在理解焦虑的意义和重要性后走向焦虑。通过这种方式，焦虑被编织进有意识的叙事，有可能为我们的故事写出一个新结局。这个过程反映皮层的语言处理与皮层下的条件唤醒（conditioned arousal）

整合了起来，从而帮助来访者抑制、调节和修改不利于适应的反应。

正如我们稍后在讨论社会脑的构建时会看到的那样，儿童期的生物和环境因素可能会导致长期失调。生命早期的剥夺（deprivation）或慢性应激会增加以下情况发生的概率：大脑受损、记忆和现实检验（reality testing）的缺陷，以及延长使用原始防御机制（Brown, Henning, & Wellman, 2005; Radley et al., 2006; Sapolsky, 1985）。随着养育和支持的增加，应激激素（stress hormone）水平会降低，与照顾者舒适地待在一起并进行抚慰人心的交谈将有助于大脑整合经验。

## 情绪耐受性和情感调节

> 事情的成功极少由冲动的欲望达成，大多数都通过冷静和审慎的预谋获得。
>
> ——修昔底德（Thucydides）

尽管我们通常将皮层视为存储信息的硬盘，但皮层的另一个主要作用是抑制。以我们与生俱来的抓握反射（grasping reflex）为例，这种强大的抓握力让我们的祖先在母亲爬树和在陆地上移动时能够紧紧抓住她们。在生命的最初几个月内，这种抓握反射很快就会被下行皮层回路抑制住。对这个和其他反射的抑制允许皮层在发育过程中接管这些功能。因此，我们牺牲了抓握反射，但获得了灵巧的手指，进而能够更精准地使用手指和脚趾，也能够书写和使用工具。在生命的后期，如果我们不幸患上了阿尔茨海默病，随着大脑皮层逐渐失去抑制能力，该反射和其他早期反射会重新出现。以类似的方式，经验塑造了我们的前额叶皮层，从而让它能够抑制和控制皮层下功能的激活，而这最终会导致我们有能力调节情绪、冲动和行为。例如，早期的依恋关系会建立一些体验，这些体验能够塑造这些神经网络，并使我们能够调节情绪体验。

帮助人们体验越来越高水平的正面和负面情感是父母的养育和心理治疗的重要组成部分。逐渐增加对压力的耐受性会强健我们的大脑，扩展神经对情绪和认知整合的组织，并创建下行控制网络以帮助抑制和调节情感（Schore, 1994）。如果我们从儿童期走出来时具备体验各种情绪和承受压力的能力，这会有利于大脑发育和持续的积极适应。

在我们生命的最初几年里，我们会反复经历从舒适、有序的状态到失调状态的转变。如果感到害怕、寒冷、饥饿，或者尿了裤子，我们会通过面部表情、身体姿势、发声和哭泣来表达不满。如果父母的养育足够好，那么我们发出的信号会受到关注，我们不满的根源会得到判断，有人会帮助我们回到有条不紊的状态。在成千上万次这种短暂的情绪体验中，我们经历从有条不紊到失调再到重新调节的过程。这些经历塑造了我们的安全依恋和对积极结果的期望。这些经验会被储存在整个神经系统中，成为我们经验的感觉-运动-情绪背景。

如果我们在调节情感或理解情绪时缺乏足够的帮助，大脑就会组织出各种各样防御性的应对策略。这些防御措施会不同程度地扭曲现实以减少焦虑。这种扭曲是在控制焦虑和恐惧的无意识记忆回路中实现的（Critchley et al., 2000）。导致防御的神经连接能够塑造我们的生活，其方式是选择我们趋近或回避什么、什么会吸引我们注意力，以及我们用什么假设来组织经验。然后，皮层会合理化我们的行为，让我们相信自己的行为是对的，从而使我们继续使用这些应对策略和防御措施，有可能一生都不变。这些神经和心灵结构可能导致身心健康，不过也有可能导致疾病和残疾。

## 精神病理学和神经网络整合

> 在像人脑这样复杂的结构中，很多事情都可能出错。令人惊奇的是，大多数人的大脑都能有效运转。
>
> ——西摩·凯蒂（Seymour Kety）

如果我们所经历的一切都由神经网络内的活动来表示，那么根据定义，所有种类的精神病理现象——从最轻微的神经症症状到最严重的精神病性症状——

也必须能够表现在神经网络之内和之间。按照这一理论，精神病理反映的是神经网络的次优发展、整合和协调。在抑郁症（depression）和强迫症（obsessive-compulsive disorder, OCD）等障碍中发现的大脑激活的失调模式支持了以下理论，即我们能够基于大脑来解释精神病理症状。

早期照料的困难、遗传和生理上的脆弱性或生命中任何时候遭受的创伤都可能导致网络之间缺乏整合。未解决的创伤会导致持续的信息处理缺陷，从而扰乱整合的神经加工（neural processing）。例如，创伤后的分离症状——它们反映了行为、情绪、感觉和认知网络之间的脱节——能够预测后期的创伤后应激障碍（posttraumatic stress disorder, 后简称为 PTSD）的发展情况（Koopman, Classen, & Spiegel, 1994; McFarlane & Yehuda, 1996）。遭受过心理、身体和性虐待的儿童的大脑更有可能在对于神经网络整合至关重要的执行区域出现电生理异常（Ito et al., 1993; Teicher et al., 1997）。

一般来说，心理整合表明执行脑（executive brain）有意识的功能和认知功能可以访问感觉、行为和情绪网络中的信息。在传统谈话疗法中，神经整合的一个主要焦点在情感网络和认知网络之间。当高水平的应激抑制或破坏左右脑之间，以及皮层和边缘区域之间的整合能力时，情绪和认知网络就会发生分离。左右脑的整合可能会被破坏，而爬行动物脑和古哺乳动物脑的回路可能会与有意识的新哺乳动物皮层断开连接。正如我们将在后面的章节中看到的那样，创伤可能导致神经整合中断，从而导致我们在 PTSD 患者身上看到的一系列症状。

这种断开连接可能不是进化上的意外事件。尽管语言对人类非常有价值，但是进化似乎选择了让我们在面对威胁时关闭语言功能和减少认知处理。由此产生的信息处理中断可能是神经网络分离的最常见原因。负责记忆、语言和执行控制（形式多样）的皮层网络在应激过大时会受到抑制，并且表现不佳。正是因为大脑如是进化才能够成功应对紧急的威胁，这一点似乎也导致我们容易遭受长期的心理困扰。于是乎，心理治疗登场了。

在这个模型中，心理治疗是一种建立或恢复各种神经网络之间协调状态的方法。研究表明，成功的心理治疗与大脑中某些激活区域的改变相关，即被假定与强迫症和抑郁症等障碍有关的区域（Baxter et al., 1992; Brody, Saxena, Mandelkern et al., 2001; Brody et al., 1998; Schwartz, Stoessel, Baxter, Martin, & Phelps, 1996）。恢复到正常的激活水平以及体内平衡能够促使参与的神经网络之间重新建立积极的相互调节关系。

# 心理治疗与神经网络整合

它们（神经连接）唯一能做的就是……深化老路或开辟新路。

——威廉·詹姆斯

神经科学和心理治疗均有一个基本假设，那就是，最佳功能取决于最佳程度的生长、整合和复杂性。在神经层面上，这等同于主司情绪、认知、感觉和行为的神经网络之间能够进行整合和交流，以及能够在兴奋和抑制之间维持适当的平衡。在经验层面上，整合是一种能力，即能够以最少的防御性去感受、思考、生活、爱和工作。积极的早期环境可以优化成长和整合，这种环境里有适当的阶段性挑战、支持，并且父母有能力且愿意用语言来表达感受。这些因素会促成积极的情感调节、生理性体内平衡和安静的内部环境，从而能够巩固我们的主观性体验（experience of subjectivity）和积极的自我感。

从神经科学的角度来看，我们可以将心理治疗理解为一种特定的丰富环境，旨在增强可塑性、神经元的生长和神经网络的整合。治疗环境是为来访者量身定制的，以适应每个来访者的症状和需求，从而改变引发症状的内在神经系统。如果真是这样，那么所有形式的治疗，无论理论取向如何，其成功的程度都取决于它在多大程度上增强了适当的神经可塑性。此外，临床和神经科学研究都表明，心理治疗中的神经可塑性、成长和整合能够通过以下方式得到增强：

1. 建立安全信任的关系。
2. 轻度至中度应激。

3.同时激活情绪和认知。

4.共建新的、更利于适应的个人叙事。

　　虽然心理治疗师在思考时通常不会使用神经科学领域的术语，但刺激神经可塑性和神经整合本质上是我们工作的内容。我们以心理教育、解释或现实检验等形式向来访者表达我们对他们难处的理解。我们鼓励来访者参与行为、表达感受，并察觉自己无意识的方面。我们鼓励他们冒险。我们引导他们在想法和感受之间来回切换，以试图帮助他们在二者之间建立新的联系。我们帮助来访者改变他们对自己和世界的描述，这是通过引入新的觉知并促使他们做出更好的决策实现的。如果治疗成功，我们所使用的方法会被来访者内化，这样来访者就可以不再需要治疗，并且我们对此所做的工作都是在一个温暖的、支持性的、全心全意的、稳定可靠的关系的背景中进行。这些相同的因素也在心理动力学疗法（psychodynamic therapy）、系统疗法（systemic therapy）和认知行为疗法（cognitive behavioral therapy, CBT）中发挥作用。它们也适用于育儿、教学和工作场所，因为大脑总归是大脑。

　　这些过程得以成功发生的更广阔的背景是来访者的情感耐受性（affect tolerance）和情感调节水平不断上升，以及整合叙事（integrative narrative）从来访者与治疗师的关系中发展出来。在安全和结构化的环境中、在共情调谐的背景下，我们会鼓励来访者接纳让其害怕的经历、记忆和想法所带来的焦虑。在这个过程中，被抑制的神经网络通常能被激活并能够参与有意识的处理（Cozolino, 2015; Siegel, 1995）。心理动力学疗法中的解释（interpretation）、行为疗法中的暴露（exposure），或从系统疗法视角所进行的分化实验都专注于实现这个目标。通过激活多个认知和情绪网络，以前分离的功能能够被整合起来，并逐渐受控于皮层的执行功能。与治疗师共同构建的叙事能够为来访者提供一个想法、行为和持续整合的新模板。

# 整合途径

> 不同部分的和谐、对称以及幸福的平衡，一言以蔽之，都会引入秩
> 序，都会创造整体。
>
> ——亨利·庞加莱（Henri Poincaré）

鉴于信息在众多神经网络中朝多个方向同时流动，最佳的神经整合可能需要最大化整个神经系统能量的流动性和灵活性（Pribram, 1991）。如果我们使用这个模型，那么精神病理不仅可能由大脑内特定区域的困难引起，还可能由整个大脑和身体上的困难引起（Mayberg, 1997; Mayberg et al., 1999）。众多处理网络将情感、感觉、行为和有意识觉知结合而成一个整合的、功能性的、平衡的整体——它是弗洛伊德所谓的自我（ego）[1] 的神经基质（neural substrate）。自我本质上是一种简写，它反映的是我们如何组织自体（self），使它在人格、情感调节、应对方式和自我形象等方面被表达出来。

与心理治疗相关的信息流的主要流向是上-下流动（皮层到皮层下然后再返回）和左-右流动（穿过两侧的皮层）。请记住，这些信息循环需要相互通信并与其他诸多处理系统进行通信。自上而下或自下而上的整合包括连接麦克莱恩所说的三位一体大脑的三层，以及统一身体、情绪和有意识觉知。这被称为上-下，因为这些回路所形成的循环是从我们的头顶向下进入大脑深处然后再往上返回。上-下的整合包括皮层有能力处理、抑制和组织由脑干（brain stem）和边缘系统所产生的反射、冲动和情绪（Alexander et al., 1986; Cummings, 1993）。额叶障碍经常导致冲动和运动的去抑制，例如强迫症和注意缺陷障碍，而在正常情况下，这些冲动和运动通常在其控制之下。在这个类别中，我也纳入了所谓的背腹整合（dorsal-ventral integration），它将皮层与边缘处理连接起来（Panksepp, 1998; Tucker, Luu, & Pribram, 1995）。

---

1 在本书中，"自我"对应的英文原文通常是 self，少数时候是 ego。当二者同时出现时，self 翻译为"自体"。

从左往右或从右往左的整合需要一些左右脑皮层和偏侧化（laterality）的边缘区域都输入信号才能实现最佳功能的能力。例如，充分的语言生成需要我们整合左侧的语法功能和右侧的情绪功能。左-右整合使我们能够用语言去表达感受、在有意识觉知中思考感受，并平衡左右脑积极和消极的情感偏好（Silberman & Weingartner, 1986）。左右脑前额叶皮层之间的平衡对于维持情感和情绪的适当平衡也是必要的。述情障碍（alexithymia；无法用语言表达感受）和躯体化障碍（somatization disorder；情绪冲突转化为身体疾病）可能反映了左右脑的分离（Hoppe & Bogen, 1977）。还有证据表明，抑郁症和躁狂症与左右前额叶皮层之间的激活失衡有关（Baxter et al., 1985; Field, Healy, Goldstein, Perry & Bendell, 1988）。

右脑更紧密地联系着身体和更原始、更情绪化的功能。左脑与皮层功能的联系更紧密，而右脑与边缘系统和脑干功能的联系更紧密（Shapiro, Jamner, & Spence, 1997）。例如，应激、焦虑和恐惧状态会增加右脑皮层和右脑皮层下结构的激活（Rauch et al., 1996; Wittling, 1997）。这种偏向性也与社会-情绪的依恋模式的组织、移情（transference）和情感调节相关（Minagawa-Kawai at al., 2008）。上-下和左-右系统的大部分整合是由额顶执行系统（frontal-parietal executive system）来介导的。

由于左-右和上-下神经网络之间的互连性，单独从垂直或水平维度去考察整合未免过于简单。对病理状态下大脑特定区域代谢活动的研究显示，大脑两侧的皮层和皮层下结构均存在差异。这项研究表明，恢复神经整合需要同时在垂直和水平层面上重新调节网络。神经整合的其他维度将在后面进行讨论。目前，记住垂直和水平层面的整合就足够了。请记住，虽然我们是从神经网络的角度讨论大脑功能，但是如果我们关注药物对这些网络的调节和体内平衡的影响，这样的讨论也是同等有意义的（Coplan & Lydiard, 1998）。这一观点有助于我们理解，为什么心理治疗和药物治疗均可改变神经活动并减轻症状，以及为什么结合使用二者可能比单独使用其一效果更好（Andreasen, 2001）。

神经网络的整合还有一种实现方法，即使用更原始、情绪化、无意识的过程（下和右）来激活有意识的语言表达（上和左）。这二者之前因应激或创伤而分离了。根据治疗师的理论取向，他们会提供各种不同的挑战来促进网络的整合过程。精神分析师可能会使用解释的方法来让来访者更好地察觉到被抑制、被压抑或分离的想法和情绪。认知行为治疗师会将来访者暴露于令其害怕的刺激，同时结合放松训练，从而将通常被抑制的皮层回路与控制着恐惧的皮层下回路整合起来。所有形式的心理治疗所进行的研究都支持一种假设，即与积极的治疗结果相关的是，在联合运用思维和情感参与活动中既利用支持又给予挑战（Orlinsky & Howard, 1986）。人际联结的质量和创造合适的学习环境似乎都是必不可少的。

## 心理治疗和育儿

父母就像织布机上的梭子。他们将过去的线与未来的线交织起来，
并在前进时留下自己的生动图案。

——弗雷德·罗杰斯（Fred Rogers）

我们已经谈到了积极的育儿和成功的心理治疗二者的相似之处，这些相似之处反映了构建和重建大脑所需的共同条件。父母和孩子之间的相互注视和不断升级的、积极的情感互动会刺激孩子大脑的发育和组织。在未来，我们可能会发现科学证据，表明心理治疗的人际体验会影响大脑的神经生物环境，从而刺激神经可塑性和神经发生。尽管各种治疗流派倾向于强调它们之间的差异，但治疗关系本身可能是最强大的治疗因素。

卡尔·罗杰斯（Carl Rogers）在工作中表现出的热情、接纳和无条件的积极关注代表了利于大脑最初的发育和在以后的生活中持续发展的广阔人际环境（Rogers, 1942）。我曾是罗杰斯博士的学生，与他度过了一段短暂的时光，我可以证明他的人际风格和治疗技术的强大力量。我相信他让很多人，包括我自己，都幻想能够被他收养。

育儿的主要目标之一是为孩子提供自我安抚的能力和建立积极关系的能力。这让孩子能够直面生活的挑战，并从疗愈性的生活经历中受益。在一生中，成功

应对挑战的经历促使我们能够迎接更复杂的挑战，而这将促使神经网络的发展和整合达到越来越高的水平。如果内部或外部因素阻止个人趋近具有挑战性或压力的情境，那么他们的神经系统往往会保持在不发达或未整合的状态。

欧林斯基和霍华德（Orlinsky and Howard, 1986）回顾了数百项检验心理治疗结果的研究，其目的是寻找那些似乎与治疗成功有关的因素。他们发现，来访者和治疗师之间的情感联结（emotional connection）的质量远比治疗师的理论取向重要。有动力去改变且能够与治疗师合作的来访者治疗效果更好。治疗师的专业经验也与治疗的成功呈正相关，此外，使用解释、专注于移情、表达情绪也一样。在治疗期间，认知和情绪处理二者的持续参与似乎对积极的改变必不可少。

心理治疗就像育儿一样，既不能机械，也没有放之四海而皆准的方法。每对治疗师和来访者都会建立独特的关系，从而产生独一无二的治疗过程和独一无二的结果。通过积极参与共建孩子和来访者的新叙事，父母和治疗师的无意识过程的重要性被凸显出来。正如我们将在依恋研究中看到的那样，每一位父母的无意识在创建孩子大脑的过程中都发挥着作用，就像治疗师的无意识会影响治疗关系和治疗结果一样。这强调了对治疗师进行适当培训和充分的个人体验的重要性，因为他们将在来访者的心灵、心智和大脑中留下烙印。

# 本章小结

在本章中，根据心理治疗和神经科学这两个领域的一些共同原理，我们探索了一些把二者整合起来的初步概念。我们将心理健康与最佳的神经网络生长和整合等同起来。大脑和自我都是借由经验逐步构建起来的。神经系统由数以百亿计的神经元组成，而人类的经验则由无数的学习时刻构建起来。导致来访者寻求心理治疗的那些心理问题是这些网络内部和网络之间成长和整合不足的结果。能够促进大脑的积极发育、在心理治疗中带来积极改变的是情绪调谐、情感调节和叙事共建（narrative coconstruction）。

在第三章中，我们将把注意力转向当今我们所使用的主要心理治疗模式。通过研究这些理论和技术，我们将看到与神经网络的生长和整合相关的基本原理如何塑造了治疗策略和原则。我相信，心理治疗的发展一直受到神经科学原理的隐性指导。任何形式的治疗能够在多大程度上取得成功，都取决于它们是否成功找到了一种方法来调用那些构建和修改大脑神经结构的过程。

# 第三章　不同心理治疗模式中的神经整合

虽然行为疗法和心理治疗的技术一直依赖大脑可塑性的原理，但是近一百年来，我们基本上都没有意识到这一点。

——南希·安德烈亚森（Nancy Andreasen）

正如其他科学发现一样，心理治疗得以发展起来可以归因于试错学习、直觉和单纯的运气等因素的影响。每一个心理治疗流派都为心理健康和疾病给出了一套解释，也能够说明其策略和技术为什么有效。幸运的是，干预的有效性并不取决于用来支持它的理论的准确性。例如，曾经有一段时间精神分析师将电击疗法的成功归因于抑郁症患者需要受到惩罚。尽管我们对其作用机制缺乏深入的了解，但这种治疗方法曾对某些来访者群体有效，并且还会继续有效。

尽管每种心理治疗方法都可能被其弟子视为绝对真理，但所有治疗方法实际上都是启发法（heuristics）[1]。启发法是对经验的解释或理解现象的方式。启发法的价值在于它能够组织、解释和预测我们所观察到的事物。你可能已经注意到，每种形式的治疗方法都或多或少以不同的方式来组织和解释相同的行为、想法和症状。神经科学是另一种启发法，我们现在用它来解释心理治疗的作用机制，或者说，解释心理治疗是如何进行的以及它为何有效。

我相信，神经科学是一种有用的启发法，它将引导我们更全面地了解心理治疗过程，也可充当一种理性手段，指引我们去选择、结合和评估不同的治疗方式。在本章中，我们将粗略地考察一些主要的心理治疗方法。我提供这些概述是为了提供一个语境，以便我们在接下来的章节中更好地理解和组织神经科学概念。我选取了心理治疗中一些常见的理论方法，我们将寻找它们之间的共同要素，以及这些要素如何与神经网络的发展和改变相关联。请记住，从神经科学的角度来看，心理治疗师的工作是重建大脑。

## 精神分析疗法和心理动力学疗法

*对自己完全诚实是一项很好的练习。*

*——西格蒙德·弗洛伊德*

弗洛伊德的精神分析是心理动力学疗法最初的形式，精神分析在其长达一个世纪的存在中衍生出了无数变种。自我心理学（ego psychology）、自体心理学（self-psychology）以及与克莱因（Klein）、科恩伯格（Kernberg）和科胡特（Kohut）等名字相关的思想流派都吸引了相当多的追随者。尽管不同的心理动力学疗法之间存在差异，但它们的理论假设是一致的，例如无意识存在、童年经历具有力量，以及我们会使用扭曲现实的防御措施来减少焦虑和增强应对能力。

---

1 启发法是根据已有经验，在问题空间内进行较少的搜索以达到问题解决的方法，是我们在进化过程中学到的简单的、有效的法则。启发法可以解释人们在面对复杂问题或不完整信息时通常如何做出决定、做出判断和解决问题。

　　探索无意识及其与我们进化过程的联系可能是弗洛伊德最伟大的遗产。他探索了人类觉知的多个层次，这表明他是忠于沙尔科的；他还开发了许多技术来将无意识带入有意识觉知。创伤的力量（尤其是在儿童期）以及它影响我们大脑如何组织的能力，是弗洛伊德工作的核心内容。他提出了一个理论——早期依恋和关系上的困难、忽视或创伤会导致发育停滞或固着（fixation），从而延迟或破坏成人爱和工作的潜力。从神经生物学的角度来看，弗洛伊德的大部分工作都在处理那些进行有意识处理和无意识加工的不同网络之间的断裂和分离问题。弗洛伊德专注于研究压倒性的情绪在引发未整合的神经加工中起到的作用。

　　弗洛伊德的精神自体（psychic self）包含原始内驱力（本我，id）、文明对我们随大流以照顾群体利益的要求（超我，superego），以及试图协商这二者之间自然而起的冲突的那部分自己（自我，ego）。作为本我和超我之间斗争的外交官，自我会精心设计许多防御来应对现实。自我力量（ego strength），即我们以最低限度的防御来定向现实的能力，反映了情绪和思维的神经网络的整合，以及成熟防御的发展。防御机制越原始或不成熟，现实就越扭曲，发生的功能障碍就越多。例如，升华使我们能够将不可接受的冲动转化为建设性的、亲社会的目标。

　　成熟的防御，如升华或幽默，使我们能够缓和强烈的感受，与他人保持联系，并与共享的社会现实保持调谐。不那么成熟的防御，例如否认和分离，会导致我们更大程度地扭曲现实，并造成工作和关系上的困难。防御对其主人来说通常是不可见的，因为它们在生命早期就被组织了起来，存储在有意识觉知无法访问的神经加工的隐藏层中。弗洛伊德所说的防御可以被视为神经网络为了应对情绪压力而做出调整的诸多方式。当人们的防御机制难以招架强烈的负面情绪时，当症状变得无法忍受，或者当他们对自己的关系感到不满意时，他们会去寻求治疗。

　　尽管我们有意识地察觉到某些事情可能出错了，但神经加工的隐藏层会继续根据先前塑造了它们的经验来组织世界。正如我们将在后面的章节中所看到的那样，与恐惧有关的神经回路具有牢固的记忆，能够在一生中无形地影响有意识觉知。心理动力学疗法的一部分工作是探索和揭露这种对经验的无意识组织。弗洛伊德的**投射假设**（projective hypothesis）描述了我们的大脑如何创造并组织周围的世界。随着一个情境变得越来越模糊，大脑会自然地凭借记忆生成自己的结构并将其投射到世界上。我们组织和理解模糊刺激的方式为我们提供了线索，可以帮助我们了解神经加工的隐藏层的架构（我们的无意识如何组织世界）。从投射假设中人们发展出了罗夏墨迹测验（Rorshach's inkblots）[1] 这样的投射测验（projective testing）、自由联想，以及对于梦作为"通往无意识的康庄大道"之重要性的强调。

投射假设的一部分内容是，心理动力治疗师常常极少提供关于他们自己的信息，以便来访者把过去关系中内隐的无意识记忆投射到他们身上。这种投射也被称为移情，它促使来访者将早期关系中的期望和情绪放置在治疗师身上，从而使得来访者内隐的观点能够被他们自己亲身体验和修通（work through）。正是通过这种移情，我们无法有意识回想起的早期关系被充分带入治疗。弗洛伊德认为，唤起和解决移情是一次成功分析的核心要素。用弗洛伊德的话来说，只有移情才能提供"使被来访者掩埋和遗忘了的爱之感情变得真切实在的无价服务"（1975，第 115 页）。

**阻抗**（resistance）代表来访者呈现了某个层面的内隐记忆（implicit memory），而治疗师必须对其进行破译。早年父母的拒绝、批评或忽视会导致孩子感到羞耻，进而演变出负面的自我形象。由此产生的自我批评（超我）表现为孩子不会尊重任何向他表达爱意或尊重的人。该情况的一个例子是格劳乔·马克思（Groucho Marx）的一句话——"我永远不会加入让我成为会员的俱乐部"。在治疗中，这可能表现为来访者强烈地不信任治疗师的意图或帮助能力。

**解释**是心理动力治疗师最重要的工具之一。解释有时被称为"治疗师的手术刀"，它的目的是使无意识被意识到。基于对来访者各个层次行为的观察，治疗师会尝试让来访者注意到隐藏层对意识的加工。治疗师通过解释、**对质**（confrontation）和**澄清**（clarification）等方式来反复娴熟地关注来访者的无意识

---

1 指把墨随机泼在纸上，然后让受试者讲述他们从墨迹中看到了什么，随后精神分析师据此来分析受试者的人格特点或情绪功能。

材料，从而逐渐扩展来访者对无意识过程的觉知，并整合分离的上-下和右-左加工网络。

　　准确、成功的解释有时会让来访者感觉无序、愤怒或沮丧。这是因为当防御被意识到、其本来面目暴露出来时，它们就会失去效力，导致曾经被它们成功防御的情绪解除抑制。换句话说，包含负面情绪的网络被解除了抑制并激活了。例如，如果来访者之前使用了理智化（intellectualization）来回避与早期批评相关的羞耻感和沮丧，那么成功辨认这一防御会让这些感受和相关记忆被察觉到，从而迫使人们去体验那些痛苦的情绪。

　　情绪在心理动力学疗法的成功中起着核心作用。组织情绪的神经网络通常被塑造，以引导我们疏离那些导致我们受到惩罚或惨遭抛弃的想法和感受。无意识的焦虑信号会持续塑造我们的行为，从而指引我们继续使用屡试不爽的方法，并回避那些会使我们被触发的情境。强调唤起情绪和认知是精神分析的重要贡献，并且反映了健康和疾病的内在神经生物学过程。

　　在不同形式的心理动力学疗法中，有意识觉知会得到扩展，情绪会得到探索，来访者被鼓励去表达被压抑或抑制的情绪。感受、想法和行为在化解的过程中被反复并列、组合和重新组合。过去的假设和叙事会根据新信息被编辑，而那些关于现在和未来的假设和叙事将被重新评估。其总体目标是将情绪与有意识觉知结合起来，并重写自我故事。这些过程如果成功，它们就会提升神经网络的成长、整合和灵活性，并丰富人类经验。

## 罗杰斯式或来访者中心疗法

> 奇怪的悖论是，当我接纳自己本来的样子时，我就可以改变。
>
> ——卡尔·罗杰斯

　　在精神分析的主导背景下，卡尔·罗杰斯（1942）提出了一种他称为"以来访者为中心"的治疗形式。与对来访者进行基于理论的分析形成鲜明对比的是，罗杰斯强调建立一种关系，这种关系能够最大限度地提高个人发现自我的机会。罗杰斯的方法在非医学界迅速被接受。到了 20 世纪 60 年代，来访者中心疗法成了心理咨询的主要形式（Gilliland & James, 1998）。

在比较不同的治疗方法的有效性时，我们普遍的共识是，与所报告的治疗成功最相关的是人们所感知的来访者与治疗师关系的质量。有些人甚至说治疗的要素是治疗关系本身，而不是任何特定的技术。罗杰斯会同意这一点，因为他相信起疗愈作用的是治疗师的热情、接纳、真诚和对来访者无条件的积极关注。他强调的人际一致性（interpersonal congruence）、情感共鸣和共情调谐成为后来出现的客体关系和主体间性疗法的先声（Kohut, 1984; Stolorow & Atwood, 1979）。

在 20 世纪，罗杰斯认为治疗师应具备的特点和我们认为进行最佳育儿所需的最佳态度基本上变得完全相同。罗杰斯式的原则可以让来访者对防御及羞耻感的需求最小化，同时让他们最大限度地去表达、探索和冒险。罗杰斯在下面这段话中可能描述了心理治疗中利于大脑发育和提高神经可塑性的最佳人际环境："（来访者中心疗法）直接瞄准个人更强的独立性和更高的整合程度，而不是寄希望于如果心理咨询师协助解决问题，这样的结果会自然地产生。治疗的重点是个人而不是问题。我们的目标不是去解决某个特定的问题，而是帮助个人成长，以便他能够以更整合的方式去应对当前和以后的问题。"（1942，第 28 页）

在我接受来访者中心疗法的培训期间，我被罗杰斯方法的力量所震撼。我发现保持他的支持性立场非常困难，而且我经常需要挣扎着阻止自己去指导来访者、给他们提供建议或推动他们改变。令我惊讶的是，我发现为来访者提供支持性的关系使得他们自己能够洞察我努力压抑自己不去给出的解释。当来访者意识到他们多么渴望被倾听而不用害怕被评判和感到羞耻时，他们经常会表达混合着悲伤和感激的复杂情绪。

在进行来访者中心疗法的人脑中可能正在发生什么？在罗杰斯式的人际环境中，来访者最有可能在由共情他者所搭建的自我脚手架（ego scaffolding）中体验最广泛的情绪。情绪神经网络的激活使来访者的感受和情绪记忆可进行重组。罗杰斯非指导性的方法能够激活来访者的执行网络和他们的自我反思能力。治疗师支持性地改述和澄清来访者所说的内容也能够增强他们的执行功能。这样的关系同时激活了认知和情绪、扩展了视角，并调节了情绪，因此可能为神经的改变提供最佳环境。治疗师的支持充当了来访者的脚手架，而治疗师的话激励了来访者，因此来访者之后可以努力改写他们的故事。

我们已经知道，生命早期的社会互动会刺激神经递质和神经生长激素的分泌，而这二者均参与大脑的活跃构建。通过再次创建积极的父母式的养育关系，罗杰斯所提倡的共情联结很可能实际上会刺激大脑产生能够增强新学习能力的生化变化。例如，对鸟类的研究表明，与听录音带相比，听其他鸟类在现场唱相同的歌能够增强它们学习歌曲的能力（Baptista & Petrinovich, 1986）。还有一些鸟类实际上无法从录音中学习，这表明它们需要积极的社会互动和养育才能学习（Eales, 1985）。稍后我们将看到母性接触和养育如何保护大鼠的大脑免受应激的破坏性影响（Meaney, Aitken, Viau, Sharma, & Sarrieau, 1989; Plotsky & Meaney, 1993）。

诸如此类的研究表明，社会关系有能力增强新学习所需的神经可塑性。治疗关系的人际和情绪方面，在研究心理治疗结果的文献中被称为非特异性因素（nonspecific factor）[1]，而它们可能是治疗起作用的主要机制。正如我们将在后面的章节中看到的那样，这些非特异性因素实际上是非常具有特异性的，因为人们已经将早期母性关爱与增强的神经可塑性、情绪调节和依恋行为联系了起来。换句话说，那些被养育得最好的人在安全积极的环境中存活得最好。不幸的是，来访者的某些心理防御造成的社会隔离会强化神经组织的僵化，因为他们回避了促进疗愈所需的人际环境。在这样的情况下，治疗关系可以架起一座桥梁，让他们再次与他人进行联结。

---

1　指与治疗相关，但在疗法的理论标准和实践标准中未做具体规定的因素，通常包括治疗联盟、治疗师的能力、对治疗标准的遵守等。与之对应的是特异性因素，即疗法中引发改变的活性因素，如特定的治疗技术和方法等。

# 认知疗法

重要的不是发生在你身上的事情，而是你对它的反应。

——爱比克泰德（Epictetus）

认知疗法（cognitive therapy）强调一个人的想法、评价和信念在引导其情感和行动方面的中心地位。它强调，消极的想法、歪曲的评价和错误的信念会造成心理问题。认知疗法侧重于识别和修正功能失调的想法，其最终目标是改善情感调节（Beck, Rush, Shaw, & Emery, 1979; Ellis, 1962）。认知行为疗法的主要治疗目标是抑郁症、焦虑症、强迫症、恐惧症（phobia）和惊恐障碍（panic disorder）。

抑郁症患者倾向于过于绝对地评估他们的世界、断章取义地看待细节，以及将中性的评论和事件体验为消极的。常见的抑郁想法包括：尽管过去取得了许多成功，但仍预料失败；尽管身边有朋友和家人，但仍觉得自己孤独。在认知疗法中，治疗师会教育来访者，让他们了解这些常见的扭曲，并鼓励他们去进行现实检验和自我对话，以抵消消极的反思性叙述。

在焦虑障碍中，恐惧组织并控制着患者的生活。高水平的焦虑会抑制和扭曲理性的认知处理。对这些来访者进行的认知干预通常包括教给他们有关焦虑的生理症状，例如心跳加速、呼吸急促和手心出汗等。这些来访者将被告知，恐惧感继发于自主神经症状，不必像他们所感觉的那样被严肃对待。如果来访者专注于理解正常的生理过程，那么这通常会引导他们远离那些会增加焦虑的灾难化归因（catastrophic attribution）的方式。

对于患有恐惧症或 PTSD 的来访者，我们会结合使用心理教育与暴露和反应预防（exposure and response prevention），在此期间，来访者会直面令其害怕的刺激因素（例如，冒险外出或想到一件负面事件）而不被允许撤回安全的家中或否认的状态。随后，暴露会逐渐与放松训练结合使用，这种训练用于帮助来访者下调生理唤醒程度。这个过程会把增加的皮层信息加工（思考）与皮层下激活（情绪）结合起来，以便与皮层回路整合，进而通过下行皮层网络实现习惯化、抑制和最终消退。

这些如何在接受认知疗法期间体现在大脑中？研究表明，焦虑障碍和抑郁障碍与不同脑区代谢平衡的改变有关。例如，抑郁症的症状与前额叶皮层内的激活不平衡有关——左侧激活水平更低，右侧激活水平更高（Baxter et al., 1985; Field et al., 1988）。这支持了这样一个假设，即心理健康与神经网络的适当平衡相关。强迫症的症状与额叶皮层内侧（中间）部分和一个被称为尾状核（caudate nucleus）的皮层下结构的激活改变有关（Rauch et al., 1994）。创伤后闪回（flashback）和高唤醒状态与右侧边缘结构和内侧额叶结构内更高水平的激活相关。重要的是，高唤醒也与左脑的表达性语言（expressive language）[1]中心的新陈代谢减少有关（Rauch et al., 1996）。

在所有不同类型的治疗中，人们已发现，成功的认知行为疗法与大脑功能的改变之间存在特定联系。如第二章所述，人们发现，在成功的心理治疗后，强迫症和抑郁症患者大脑的功能和症状发生了改变（Baxter et al., 1992; Brody, Saxena, Mandelkern, et al., 2001; Brody et al., 1998; Schwartz et al., 1996）。这些发现有力地表明，治疗师可以利用认知改变神经网络之间的关系，从而影响其激活与抑制的平衡。通过有意识地控制想法和感受来努力激活皮层信息加工，这些疗法增强了左侧皮层信息加工，同时抑制和调节了右脑平衡和皮层下激活。重新建立左右脑之间和上-下脑的调节，能够增加积极的态度和安全感，以抵消右脑和皮层下结构占主导地位时带来的抑郁和恐惧效应（Ochsner & Gross, 2008）。

尽管认知行为疗法是在协作性的、支持性的人际环境中进行的，但与罗杰斯的方法和心理动力学方法相比，它对治疗关系的重视程度要低得多。这种治疗抑郁症和焦虑症患者的方法的内在智慧在于，情感障碍需要激活皮层的执行结构。鉴于情绪具有传染性，与来访者建立更深的情感联结可能会使得治疗师与来访者失调的状态共情，并分享其沮丧、焦虑和惊恐的情绪。虽然与这些感受保持情绪调谐是有帮助的，但我的经验是，在建立工作关系后，挑战来访者的想法和鼓励

---

1　指我们使用语言、文字、肢体动作、表情来表达自己的想法和感受的能力。与之相对的是接受性语言，即我们理解外界和他人的语言、文字、肢体动作、表情等的能力。

来访者进行新行为通常远比单独的共情更有益于治疗过程。认知行为疗法结构化的层面可以保护治疗师和来访者均免受负面情感的影响。

# 系统式家庭疗法

*我们绝不能让他人有限的认知来定义我们。*

*——维吉尼亚·萨提亚（Virginia Satir）*

越来越多的证据表明，我们与社会环境的互动会刺激整个大脑的神经网络的生长和组织。早期的关系会被编码在感觉、运动和情绪学习的网络中，形成心理动力治疗师所称的内在客体（inner object）。这些内在客体具有抚慰、唤醒和引起失调的能力，视我们与重要他人（significant other）的依恋经历的质量而定。当我们与他人在一起或独自一人时，这些无意识的记忆都会组织我们的内心世界。因此，我们一直在他人的情境中体验自己。

这就是系统治疗师质疑孤立地诊断和治疗来访者的可信性的原因之一。他们相信，在日常经验中，我们同时存在于两个现实中：我们现在的家庭和我们多代的家族史。这个视角在对尚未在自己和家人之间形成清晰的自我界限（ego boundary）的儿童开展工作时特别重要。一些尚未成功个体化的成年来访者也表现出自己的想法和感受与家庭成员的想法和感受之间界限不明确。然而，无论年龄大小，基本原理都是相同的。

默里·鲍恩（Murray Bowen）是系统思想的一个主要贡献者，他提出了一个模型，该模型与对心理治疗的内在神经科学的探索兼容。他的观点基于这样一种认识，即家庭既为我们提供情绪调节，又提供了一个平台让我们来实现分化（differentiation）。他将分化定义为自主性的发展——认识到需要自己的需求和他人的需求之间的平衡。分化需要调节焦虑和平衡地整合情感和认知。鲍恩会说"焦虑是分化的敌人"。这句话的意思是，人们越害怕，就越有可能分离，并且在与他人互动时就会变得更加原始和有依赖性（Bowen, 1978）。

当这种退行发生时，家庭成员会有意识或无意识地尝试影响家庭以减少自己的焦虑。酗酒者需要其他人闭口不谈他们的问题，而全家人都需要向外界装出一副一切安好的样子。像这样功能失调的家庭模式会牺牲一名或多名成员（通常是儿童）的成长和福祉，以降低全家人的整体焦虑水平。酗酒者的家庭会回避某些感受、想法和活动，以避免将他们可耻的秘密暴露给有意识觉知和外部世界，这样的做法进而塑造了整个家庭的认知、情绪和社会世界。在这样的病态体系中生存的儿童必须进行适应，而这会扭曲他们的成长。不幸的是，旨在减少焦虑的家庭职能和规则维持了一些人的病态，并在他人身上创造了新的病态。

随着时间推移，这种功能失调会逐渐扎根在每个家庭成员的人格和神经架构中。他们还会串通起来维护这个系统，因为他们需要维持现状才会感到安全。这些经历会嵌入他们的神经架构，并被带到成年后的关系中。其结果是，我们中的许多人在成年后选择伴侣和组建家庭时，会复制原生家庭的功能失调。每个家庭的问题都是由多代人无意识地对神经架构和行为的塑造导致的。大脑的运转和家庭动力的运转都反映出它们如何被组织起来。功能失调的大脑与功能失调的家庭一样，都是由人们对想法和感受的回避塑造的，而这会导致情感、认知、感觉和行为的神经系统分离，并且缺乏人际分化。

与其他形式的心理治疗一样，系统疗法的目标是整合和平衡各种皮层和皮层下、左脑和右脑的处理网络。这个过程需要将焦虑从高水平降低到低或中等水平。高水平的情感会阻断思考；中等水平的情感会促进神经可塑性过程，它反过来又会支持认知和情绪。从本质上讲，鲍恩强调了这样一个事实，即同时激活认知和情绪会促进神经整合（1978）。在一个家庭里，增加个体的分化会降低整个系统的整体僵硬程度。这个过程还能让家庭成员对他人的需求变得更加敏感，并对自己内心的冲突反应更温和。

系统疗法的第一步是对家庭进行教育，使其了解这些概念，并探索双方家庭中过去几代人的历史。在系统理论和家族史的背景下，当前的问题可以从一个新视角被审视并变得更易理解。揭开家庭秘密和对现存的迷思以及投射进行现实检验使得来访者的皮层能够去处理原始和无意识的防御。家庭疗法的过程包含一系列不断提高来访者分化水平的实验。提升沟通技巧、接受自信训练（assertiveness training），以及练习新形式的合作都可以让来访者的皮层更多地参与先前反射性的或退行的情绪和行为。通常，有症状的人需要承担更多的责任，而病态的照顾者（pathological caretaker）必须学会接受他人的滋养。家庭中的每个成员都需要在自主自立和相互依存之间取得平衡。归根结底，心理整合、人际整合和神经整合是同一过程的不同层面和表现形式。

## 赖希式、格式塔和躯体疗法

> 我活在这个世界上不是为了达到别人的期望，我也不觉得这个世界必须达到我的期望。
>
> ——弗里茨·皮尔斯（Fritz Perls）

威廉·赖希是弗洛伊德早期的门徒之一，他认为记忆和人格不仅在大脑中被塑造和储存，而且也在整个身体中被塑造和储存。正因如此，赖希不仅特别注意来访者的肌肉组织、姿势和呼吸，还鼓励他们在分析过程中用身体去表达自己。他们试图通过捶拳、跺脚、夸张的呼吸技巧去释放平常被压抑的情绪。赖希强调了治疗师对身体的非语言信息进行解释的重要性，使它们能够被我们有意识地思考。他的理论促进了罗尔夫按摩疗法（Rolfing；使用全身深度按摩来唤起和处理记忆）和格式塔疗法（Gestalt therapy；关注交流的非语言层面和更强的自我觉知）的发展。

赖希（1945）认为心理治疗的主要焦点应该是对性格的分析，他的"性格"概念与弗洛伊德的"自我"概念相似。弗洛伊德专注于语言交流，而赖希的主要贡献是让人们更多地关注治疗互动的非语言层面和情绪层面。赖希认为，人们要治疗的那些问题扎根在他们的性格盔甲（character armor）中。性格盔甲在成长过程中形成，以适应真实或想象的危险。性格盔甲因照顾者导致的不调谐、忽视或创伤形成。这种盔甲是前语言的，在生命的最初几年组织起来。根据赖希的说法，早期防御表现在神经系统的所有层次，编码在我们整个生命体中，并且就像我们呼吸的空气一样，对我们来说是完全不可见的。赖希辨识出来的防御体现的是早期前语言经验中的情绪记忆，这些记忆存储在早期记忆的感觉、运动和情绪网络中。因为性格盔甲对其主人是隐形的，所以治疗师的工作是让来访者意识到它的存在、表达和意义。当前的躯体疗法（somatic therapy）遵循了这些原则并发展出了许多技术。

格式塔疗法是赖希理论的一种独特的表现形式，与神经整合的概念尤其相关。"Gestalt"是一个德语词，意为"整体"，这个词体现了融合对有意识和无意识过程的察觉的倾向；换句话说，就是能够看到全貌。格式塔疗法的那极具魅力创始人弗里茨·皮尔斯使用术语安全紧急情况（safe emergency）来描述心理治疗师在治疗过程中努力创造的体验（Perls, Hefferline, & Goodman, 1951）。安全紧急情况是在指导性和支持性的环境里促进成长和整合的挑战。这也是描述良好养育的一个重要方面的绝妙方式。通过将来访者暴露在未整合和失调的想法和感受下，同时为他们提供能够整合他们经验的工具和关怀，治疗师制造出这种紧急情况。安全感来自支持性和协作性的治疗关系，这种关系通常存在于一个小组里。制造紧急情况的方法是揭开防御的面具，使不可接受的需求和情绪被意识到，并使与意识分离的元素被察觉到。

来访者对自身问题的说法通常被治疗师解释为一种自我欺骗，其作用是不让来访者察觉到那些与疗愈相关但不太可接受的感受。首先，无意识的手势、面部表情和动作被来访者察觉到。然后它们需要被放大并最终用语言表达出来，以便来访者能够理解和整合经验。治疗师会指出来访者一些自相矛盾的地方，例如在摇头说"不"时做了积极的陈述，或在谈论痛苦的经历时面带微笑。这些矛盾表明来访者具有情绪冲突，而这些情绪冲突主要组织在右脑和皮层下神经网络中，是自动、非语言和无意识的过程，应该被带入有意识觉知，需要被探索。

格式塔疗法强调把投射当作一种途径来发现自我某些难以接受或不可接受的方面，进而对其进行探索。在流行的空椅技术（empty-chair technique）中，来访者交替扮演不同部分的自己，以充分表达内心冲突的不同立场。格式塔治疗师认为，最大化对自我二元对立方面的察觉将提高我们的成熟度和心理健康。这个过程取决于我们负责这些功能的神经网络的整合。

## 共同因素

> 作为一名精神分析师，我的工作是帮助来访者恢复他们失去的完整
> 性，并强健他们的心理，使其能够抵抗未来的肢解。
>
> —— C. G. 荣格（C. G. Jung）

在回顾这些不同的心理治疗方法时，我们能够看到有许多原则将各种治疗流派统一了起来。首先是心理治疗重视开放、诚实和信任。每种形式的心理治疗都会创造一种个性化的体验，旨在考察来访者有意识和无意识的看法和假设，扩展他们的觉知并进行现实检验，并鼓励他们正视会引发焦虑的经历。每个视角都会探索行为、情绪、感觉和认知，以提高来访者对先前无意识的或扭曲的材料的觉察。心理治疗的主要焦点似乎是将所有形式的情感与认知和有意识觉知结合起来。

在情绪、感觉和行为之间的整合没有增加的情况下，对心理问题的理性理解似乎不会导致来访者发生改变。不管是卡尔·罗杰斯用同情心去轻微地扰乱来访者的防御，还是暴露疗法中让来访者去正视让其害怕的刺激因素，所有形式的治疗都认识到了压力的必要性。人们认识到，情绪的唤起加上有意识觉知最有可能减轻症状和促进社会情感发展。无论是被称为症状缓解、分化、自我力量还是觉知，所有形式的治疗都针对分离的神经网络，以增加它们的整合为目标。

当我们同时考虑神经科学和心理治疗的理论时，会出现一些工作假说（working hypothesis）。首先，鉴于人脑是一个社会器官，安全和支持性的关系是社会情感学习的最佳环境。治疗师对来访者的共情调谐和关怀备至提供了成长和发展得以发生的背景。通过激活安全依恋所涉及的过程，共情调谐为来访者的神经可塑性创造了最佳的生物化学环境。

其次，我们似乎会在轻度至中度唤醒或最佳压力水平的背景下体验最佳的发

展和整合。最佳压力水平将为神经可塑性和整合创造最有利的神经生物环境。尽管压力能激活与情绪有关的大脑回路，因此很重要，但轻度至中度唤醒状态是进行巩固和整合的理想选择。在高唤醒状态下，交感神经激活整合功能。治疗过程中情绪的起伏跌宕反映了内在神经生长和改变的节律。

心理动力学疗法会在支持性和抚慰性的人际环境中交替使用对质和解释（Weiner, 1998）。认知行为疗法的系统脱敏法在教练和盟友在场的情况下把来访者暴露于令其害怕的刺激，同时结合使用心理教育和放松训练（Wolpe, 1958）。鲍恩（1978）的家庭系统方法侧重于减少焦虑，同时进行实验来增加来访者的独立和分化行为的水平。所有形式的成功治疗都力求创造这样或那样的安全紧急情况，在此情况下，基于活跃的神经可塑性过程，学习得以发生。

第三个假说是，情感和认知的参与在治疗过程中似乎是必要的，以便创造出特定的环境来让极其容易分离的神经回路进行整合。有人说，在心理治疗中，"理解只是安慰奖"。如果问题最终没有改善，我们只不过为之提供了一种心理解释，或者贴了一个新标签，那么这只是一种空洞的胜利。另一方面，只有宣泄而没有认知也不会导致整合。神经整合发生的同时，我们体验和容忍先前被抑制、分离或防御的想法和情绪的能力增强。情感调节可能是不同取向的心理治疗过程最重要的结果，因为它使我们能够与生活中自然发生的有益经历保持联结。

反复地交替和同时激活网络将有助于它们进行整合。儿童的重复游戏和治疗中的"修通"一词最能反映这一过程。这个概念与"一起放电，一起连接"的神经元（neurons that fire together, wire together）的原理相似（Hebb, 1949; Shatz, 1990）。神经回路的同时激活使它们能够刺激联合区内连接的发展，以协调和整合它们的功能。

第四，父母与孩子或治疗师与来访者共建的叙事提供了一个广阔的社会矩阵，能够支持多个神经网络的整合。自传体记忆创造了自我故事，而这些故事能够支持我们在当下进行情感调节和长久地维持体内平衡功能。自传体记忆能够最大化神经网络的整合，因为它会组织起有关众多机能的大量信息。因此，语言、叙事和自传体记忆是神经和心理发展的重要工具。

# 萨姆和杰西卡

人性中最深刻的原则是渴望被欣赏。

——威廉·詹姆斯

身为人类意味着我们通过触摸、眼神接触、语气和语言来与他人交流。通过互动，我们有能力在各个层次影响彼此。我对这一真相最深刻的体验之一并不是发生在研讨会或咨询室，而是在一个朋友家中。我主动提出在他外出办事时帮他照看两个年幼的孩子几个小时。杰西卡当时 4 岁，萨姆当时 6 岁，而我从他们出生时就认识他们，处在他们世界的外围。我对他们来说既是熟悉的又陌生的，因此很有魅力，而我对即将发生的事情完全没有准备。他们父亲离开的那一刻，他们的能量迅速从低档换到中档再换到高档，而我发现自己处于兴奋的狂热之中。

各种各样的玩具开始从壁橱和储存容器中飞出，形形色色的游戏被玩了一会后又被抛到一边，不同的视频播放、暂停，然后换到下一个——屏幕上相继展示了印度王子、美人鱼、狮子王、女士和流浪汉的故事。我感觉过了几个小时，但瞥一眼手表，发现才过去了 15 分钟！还要这样过 4 个小时？我不确定我能活下来。我一直试图让萨姆和杰西卡专注于一种活动，但无济于事。当我们从卧室冲到书房再到客厅时，我一度背靠着墙瘫坐在大厅的地板上。当他们意识到我不在他们身后时，他们跑回来找我。

气喘吁吁的他们分别站在我两边，想知道我编造出了什么新游戏。我提议一起坐着说说话，但这被当成了耳边风。几秒钟后，萨姆看着他的妹妹大喊道："让路易斯叔叔看看你是怎么给娃娃拍嗝的！"他们俩都发出一声尖叫，然后很快杰西卡就带着一个可爱的娃娃回来了。正当我要伸手把娃娃拿过来欣赏时，杰西卡把娃娃脸朝下扔在地板上，然后用拳头砸它的背。我惊恐地看着杰西卡和萨姆轮流把娃娃压在地毯上，对娃娃满怀同情。我不得不克制住想把这可怜的东西从恶毒的攻击者手中拯救出来的冲动。

我很快提醒自己，我不过在为一团棉花感到难过，我应该把注意力转回到孩子们身上。我还意识到，拯救娃娃等同于责骂萨姆和杰西卡，表明他们的行为是不对的，而这是我不想做的。我努力想弄清楚这到底是怎么一回事，并问自己他们对待这个娃娃的方式是否有一些象征意义。杰西卡和萨姆小小年纪却经历了巨大的压力，包括严重的生理疾病、手术、家人吸毒，他们的支持系统（support system）已不堪重负，而这是可以理解的。他们经历的所有事都让他们感到焦虑，这些焦虑累积了起来，而我目睹的疯狂活动可能是这些焦虑的爆发，也许还有一些是因为小孩子正常的精力旺盛。但是知道这些对这两个漂亮的孩子有什么帮助呢？

当我思考这些事情时，我突然想到，这个娃娃可能代表了萨姆和杰西卡。这个娃娃需要有人帮它拍嗝。它需要成年人帮它来减轻不适感并重获舒适感和平衡感。也许萨姆和杰西卡是在向我表示，当他们需要安慰时，却遭遇了更多的痛苦，或者至少没有得到足够的理解和温暖。他们的行为会是一个信号吗？"拜托，我们需要呵护和疗愈！"他们的世界像一阵旋风，看起来混乱且不安全。在过去的半小时内他们在我心中创造了同样的感受。他们的行为会是一种交流方式吗？

他们两个人已经轮流给娃娃拍了几轮嗝，我怀疑他们的注意力很快就会转向我。我该做些什么或说些什么？我不想用他们的方式给娃娃拍嗝，我对正在发生的事情的看法也毫无意义。我能感觉到我的焦虑越来越强烈，最后他们都转向我，异口同声地喊道："轮到你了！"我犹豫着。"给娃娃拍嗝，给娃娃拍嗝"的呼声开始高涨。我看着他们两个说："我知道另一种给娃娃拍嗝的方法。我妈妈就是这样给我拍嗝的。"一阵欢呼声响起，我怀疑他们以为我是要放火烧娃娃或把它放进微波炉。

我轻轻地拿起娃娃，把它放到我的左肩上。我用右手在它的背上打圈，温柔地低头看着它，轻声说道："这样你会好受些，小家伙。"走廊里一片寂静。我抬头发现杰西卡和萨姆呆若木鸡，好像被催眠了一样。他们的目光跟随着我缓慢打圈的手，头像小狗一样歪着。他们的身体放松了下来，双手无力地垂在身侧，第一次平静了下来。

杰西卡注视我的动作大概有 30 秒后，抬头看着我，轻声问道："我可以试一下吗？""当然可以。"我告诉她。起初我以为她的意思是她想试试这样给娃娃拍嗝。但随后她小心翼翼地、几乎是恭敬地从我手中接过娃娃，把它放在地板上，让它背靠着墙。她走到我身边，爬过我交叉的双腿，把头靠在我的肩膀上，那里是之前娃娃头所在的地方。她转向我，声音低到几乎听不见地说："我准备好了。"当我轻揉杰西卡的背部时，我感觉到她变得越来越柔软，融化在我的肩膀和胸部上。我有点儿预期萨姆会把她拉下来，自己爬上来，进行一场摔跤比赛。当我看向他时，我看到，他的姿势和神情与看着我给娃娃拍嗝时一样。终于，他抬头看了我一眼，问道："轮到我了吗？"我还没来得及回答，杰西卡就微微抬起头，对他说："等一下。"

过了一会儿，杰西卡让出了我肩膀的位置。轮到我帮萨姆拍嗝了。以这种方式抱着他们并提供一些他们似乎非常需要的东西让我感觉很棒。在为他们拍了几轮嗝之后，我们走进了书房，蜷缩在沙发上，他们分别依偎在我的双臂下，我们一起看了一部电影。事实上，我自己看了电影——他们只看了几分钟就睡着了。虽然我的眼睛紧随屏幕上疯狂的动画而转动，但我与他们的呼吸却节奏一致。我分享了他们此刻感受到的平静。

我惊叹于他们传达痛苦和困惑的方式是通过在我身上创造同样的感受。情绪确实具有传染性，是人际联结的强大源泉。通过让他们设定我们游戏的初始节奏，我告诉他们，我尊重他们的应对方式。通过与娃娃的互动，他们传达出，当他们感到焦虑、需要安抚时，他们会遇到更多的焦虑。在我以关怀和充满爱意的方式给他们的娃娃拍嗝时，我向他们表示，如果他们感觉难受，我有能力安抚他们。通过请求我给他们拍嗝，他们表达出对我的信任。他们在我身边安然入睡，这似乎在说："我们感到安全，我们知道你会在我们休息时照看我们。"虽然这些都没有通过言语说出来，但这种交流是很清楚的。

我们与布娃娃的互动改变了萨姆和杰西卡的身心状态以及我自己的状态。我相信这不仅影响了他们那天下午的态度和行为，而且还可能以某种微小但也许是永久性的方式改变了他们的大脑。我可以从他们的脸上看到这一点，从他们的语气中听到这一点；一些根本性的东西发生了改变，影响了他们整个人的状态。我给他们提供了一个隐喻，通过这个隐喻，他们可以重新组织他们的经历，满足他们的需求并调节他们的情绪。我们三个共同构建了一个新的故事，供他们来安慰自己和彼此。

如果这个过程重复的次数足够多，他们的大脑就可以围绕这个养育和支持的隐喻重新组织，并加强认知和情绪处理网络之间的交流。也许萨姆和杰西卡可以内化一种自我支持和养育的模式，以帮助他们应对未来的挑战。这种互动是所有形式的心理治疗的核心所在，不管治疗的哲学或技术是怎么样的。所有形式的治疗都有自己版本的整合隐喻，用于重组神经网络并改变人类经验，希望来访者朝着更好的方向改变。

## 本章小结

在本章中，我们讨论了一些把心理治疗和神经科学之间的历史和概念连接起来的基本原则。通过回顾文献，我们看到，这两个领域中存在四个共同因素：社会关系的性质、最佳压力、情绪和认知的激活以及叙事共建。在接下来的章节中，我们将探索神经系统的组成部分和组织原则。这些基本概念将有助于我们理解大脑构建和重建的神经机制。

# 第二部分

# 大脑如何工作：进化的遗产

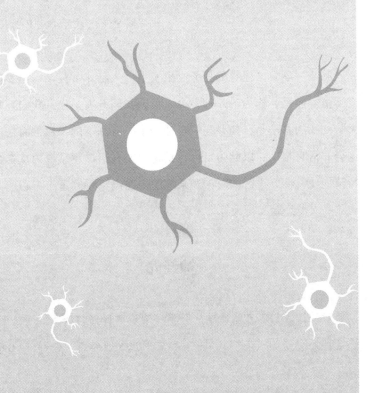

# 第四章  人体神经系统：从神经元到神经网络

心智的所有功能都反映了大脑的功能。

——埃里克·坎德尔（Eric Kandel）

研究人脑是一项令人生畏的任务。事实上，人脑非常复杂，需要数万页的内容才能讲得清。但是，作为治疗师，为了帮助我们开展工作，我们到底需要有多么了解大脑？我的看法是，如果我们对神经系统有基本的了解，而且不迷失在细节中，这会非常有帮助。以此为目标，我将简要介绍神经系统的基本结构、功能和发展。请记住，在此进行的对神经系统的快速浏览将侧重于与心理治疗相关程度最高的那些人类经验和行为。

## 神经元

原则上，我们不可能通过援引单一例子解释任何模式。

——格雷戈里·贝特森（Gregory Bateson）

神经系统的基本组成单位是神经元，它通过化学传递和电脉冲来接收、处理和传输信号。大脑中估计有 1000 亿个神经元，每个神经元有 10 ～ 100 000 个突触，从而创造了无限的联网可能性（Nolte, 2008; Post & Weiss, 1997）。神经元有被称为轴突（axon）的纤维，上面覆盖着髓鞘（myelin）。髓鞘是一种提高交流效率的绝缘体。由于神经元在发育时会生成髓鞘，因此衡量神经网络成熟度的一种方法是测量其髓鞘化（myelinization）的程度。多发性硬化症——一种破坏髓鞘的疾病——会导致神经沟通效率下降，进而对认知、情感和行动产生负面影响（Hurley, Taber, Zhang, & Hayman, 1999）。大脑白质（white matter）之所以为白色是因为髓鞘是白色的（或者至少是浅色的）。无髓鞘的灰质（gray matter）主要由神经细胞体组成。

当神经元放电时，信息随着电荷沿着轴突进行传输。神经元通过被称为神经递质的化学信使跨越突触（神经元之间的空间）来相互交流。这两个互补的过程结合起来创造了大脑的电化学系统（electrochemical system）。许多神经元会发育出精细的分支结构，即树突，它们与其他神经元的数千个树突形成突触连接。这些树突之间形成的关系组成了神经系统的复杂网络，编码了我们的记忆、情绪和行为。

# 神经胶质

复杂的、统计上不可能发生的事本质上比简单的、统计上可能发生的事更难以解释。

——理查德·道金斯（Richard Dawkins）

尽管神经科学研究的重点通常是神经元，但它们仅占大脑皮层体积的一半。另一半由大约一万亿个被称为胶质（glia）的细胞组成。我们更了解神经元的一个原因是它们比胶质细胞大接近 10 倍。然而，人们早就知道，胶质在神经系统的构建、组织和维护中起着重要的辅助作用（Frühbeis, Fröhlich, Kuo, & Krämer-

Albers, 2013; Ge et al., 2012; Sha et al., 2013; Shao et al., 2013）。最近，有一点变得明显，即胶质还与突触的组织、神经网络的通信和神经可塑性有关（Allen & Barres, 2005; Pfrieger & Barres, 1996; Sontheimer, 1995; Vernadakis, 1996）。神经可塑性是指在大脑随着时间推移而适应环境的过程中，神经元改变彼此连接方式的能力。

星形胶质细胞（astrocyte）是数量最多的一种胶质细胞，它已被证明参与调节突触传递，似乎也参与协调突触的活动并能使突触的活动同步（Fellin, Pascual & Haydon, 2006; Newman, 1982）。现在人们发现，大脑中不仅存在神经传递，也存在神经胶质传递。极为可能的是，星形胶质细胞也塑造和调节突触（Halassa, Fellin, & Hayden, 2007）。通过进化，胶质细胞与神经元之比稳步提高，导致一些人相信，我们认知复杂性的不断扩展在某种程度上与越来越多的星形胶质细胞参与信息处理有关（Frühbeis et al., 2013; Nedergaard, Ransom & Goldman, 2003; Oberheim, Wang, Goldman & Nedergaard, 2006）。在稍后的一章中我们将讨论爱因斯坦的胶质细胞和他非凡的想象能力，届时我们将回顾这一点。

# 神经发生

> 我们今天所教的内容一部分是生物学，一部分是历史学……但我们
> 并不一定知道一个在哪里结束，另一个从哪里开始。
>
> —— J. T. 邦纳（J. T. Bonner）

神经发生指细胞分裂产生新的神经元，它发生在脑室（ventricle），即我们大脑内充满液体的空腔的下部。一些鱼类和两栖动物表现出持续的神经发生，它们的神经系统的尺寸在整个生命过程中都会不断提高（Fine, 1989）。在进化过程中，灵长类动物似乎为了继续构建现有的神经网络而牺牲了大部分的神经发生能力，以保留过去学习的内容并获取专业知识。换句话说，如果神经元没有被替换，而是通过树突产生新分支被保留下来并不断被修改以对新经验进行反应，更

精细的学习就可能发生（Ming & Song, 2011; Purves & Voyvodic, 1987）。神经元似乎没有寿命，但它们会因发育过程中的神经修剪（neural pruning；细胞凋亡，apoptosis），或者因为生化环境变得不适宜它们生存而死亡。皮质醇水平高、血流不足或有害自由基积聚都可能导致神经元死亡。

我们对脊椎动物，尤其是灵长类动物的神经发生的传统观点是，在早期发育后它们不会再产生新的神经元（Michel & Moore, 1995; Rakic, 1985）。尽管存在着大量相反的证据，但这一教条在 20 世纪的大部分时间里都占据主导地位。然而，研究持续表明，新的神经元在成年鸟类（Nottebohm, 1981）、树鼩（Gould et al., 1997）、大鼠（Akers et al., 2014）、灵长类动物（Gould, Reeves, Fallah, et al., 1999）和人类（Gould, Reeves, Graziano, et al., 1999; Ernst et al., 2014; Ming & Song, 2011）大脑中继续生成。此外，神经发生由环境因素和压力及社会互动等因素调节（Eisch & Petrik, 2012; Fowler, Liu, Ouimet & Wang, 2002）。

人类保持了在与新学习相关的大脑区域内产生神经元的能力，这些区域包括海马体、杏仁核、纹状体和大脑皮层（Eriksson et al., 1998; Ernst et al., 2014; Gould, 2007; Gross, 2000）。我们不可低估这些发现和抛弃旧教条的重要性。诺贝尔奖获得者、神经科学家埃里克·坎德尔把诺特博姆（Nottebohm）有关鸟类季节性神经发生的发现称为现代生物学的重大范式转变之一（Spectre, 2001）。

## 神经系统

> 我相信上帝，只是我把它写作"自然"。
>
> ——弗兰克·劳埃德·赖特（Frank Lloyd Wright）

随着大脑发育和逐渐成熟，神经元组织成越来越复杂的网络，以执行成功的、适应性的功能。神经系统两个最基本的组成部分是中枢神经系统（central nervous system, CNS）和周围神经系统（peripheral nervous system, PNS）。中枢神经系统包括大脑和脊髓，而周围神经系统由自主神经系统（autonomic nervous system）和躯体神经系统（somatic nervous system）组成。自主神经系统和躯体神经系统参与中枢神经系统与感觉器官、腺体和身体（包括心脏、肠和肺）之间的交流。

自主神经系统有两个分支，称为交感神经系统（sympathetic nervous system）和副交感神经系统（parasympathetic nervous system）。交感神经系统控制神经系统的激活以应对威胁或其他基本内驱力。副交感神经系统通过促进身体能量保存、免疫功能提高和受损系统修复来平衡交感神经系统。第三个系统被称为智能迷走神经（smart vagus），它与自主神经系统的副交感神经分支并行运行，致力于微调身体反应，尤其是在社交情境中的反应（Porges, 2007）。在后面的章节中我们将讨论依恋以及压力和创伤的影响，届时我们将特别关注这三个系统。

尽管大多数神经科学家认为麦克莱恩对三位一体大脑的表述过于简单化，但许多人仍然认可大脑皮层、边缘系统和脑干的三分法。每个部分都被认为具有不同的职责。脑干——大脑的内核——通过调节温度、心率和基本反射来监管身体的内部环境。脑干的结构和功能是在我们的遗传史中被塑造的，它们在出生时就已完全形成并发挥作用。我们在新生儿身上看到的反射，诸如抓住母亲、吸吮她的乳房，以及在水中屏住呼吸，都是从我们居住在树上的祖先那里保留下来的遗传记忆，都由脑干控制。

大脑的外层是大脑皮层，它最初由我们的经验以及我们与世界的互动组织起来，然后再去组织我们的经验和与世界的互动。随着我们逐渐成长，皮层允许我们形成对自己、他人和环境的看法和心理表征。与脑干相反，皮层依赖经验，这意味着它是通过我们与社会世界和物理世界的无数次互动形成的。通过这种方式，我们逐渐适应出生时所处的特殊而独特的物理环境和社会环境。

大脑皮层的两半在灵长类动物进化过程中逐渐分化，直到每个半球都发展出了专业化领域，这被称为偏侧化。最容易帮助我们理解偏侧专业化的一个例子是语言。两个大脑半球主要通过胼胝体（corpus callosum）相互交流，胼胝体由长神经纤维组成，这些纤维连接着左右脑皮层。尽管胼胝体是成人大脑半球之间最主要和最有效的交流结构，但大脑的两个半球之间也存在许多较小的皮层连接和皮层下连接（Myers & Sperry, 1985; Sergent, 1986, 1990）。

神经解剖学家将皮层细分为四个叶：额叶、颞叶、顶叶（parietal lobe）和枕叶（occipital lobe）（图4.1）。每一个叶在大脑两侧各有一个，并专门执行特定的功能：枕叶皮层包括视觉处理区域；颞叶皮层用于听觉处理、感受性语言（receptive language）和记忆功能；顶叶皮层将感觉与运动能力联系起来，并让我们能够体验身体在空间中的存在感；额叶皮层负责运动行为、表达性语言和定向注意力（directed attention）。前额叶皮层这个术语通常用于指代额叶的最前部。另外，人们越来越认可扣带回（cingulate）和脑岛（insula）这两个区域对于皮层与皮层下结构之间交互的独特性和重要性。它们参与整合内在和外在体验，并将皮层的其余部分与躯体体验和情绪体验联系起来。

## 图4.1 大脑皮层的四个叶

从大脑左侧看到的大脑皮层的四个叶。

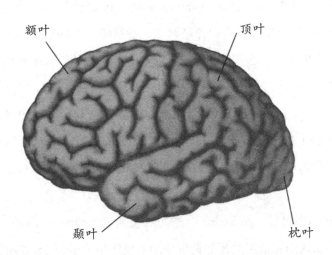

脑干和皮层之间有一个被称为边缘系统的区域，它主要与学习、动机、记忆和情绪有关。由于本书侧重于发展和心理治疗，你会注意到有两个边缘结构将被反复提及。第一个是杏仁核。在我们的一生中，杏仁核都是涉及依恋与情绪评估和表达的神经网络的关键组成部分（Cheng, Knight, Smith, & Helmstetter, 2006;

Phelps, 2006; Strange & Dolan, 2004）。第二个是海马体，它与大脑皮层合作，一起组织外显记忆并对情绪进行语境调节（contextual modulation）（Ji & Maren, 2007）。

## 神经递质和神经调质

*大脑之所以存在，是因为生存所需的资源与威胁生存的危险分布在不同的时空里。*

*——约翰·奥尔曼（John Allman）*

回想一下，在神经系统内，神经元通过被称为神经递质的化学信使相互交流。不同的神经网络倾向于使用不同的神经递质组，这就是为什么不同的精神药物会影响不同的症状。充当神经递质的化学物质包括单胺（monoamine）、神经肽（neuropeptide）和氨基酸（amino acid）。诸如睾酮、雌激素、皮质醇和其他类固醇的神经调质（neuromodulator）调节神经递质对受体神经元的影响。氨基酸是最简单和最普遍的神经调质。谷氨酸（glutamate）是大脑中主要的兴奋性氨基酸，对神经可塑性和新学习起核心作用（Cowan & Kandel, 2001; Malenka & Siegelbaum, 2001）。谷氨酸与其主要受体之———— N−甲基−D−天冬氨酸（N-methyl-D-aspartate, NMDA）的相互作用能够调节长时程增强（long-term potentiation, LTP）和长时程抑制（long-term depression, LTD），从而塑造那些人们认为负责驱动学习的神经元之间的关系（Liu et al., 2004; Massey et al., 2004; Zhao et al., 2005）。

单胺［包括多巴胺（dopamine）、去甲肾上腺素（norepinephrine）和血清素（serotonin）］在认知和情绪处理的调节中起主要作用（Ansorge, Zhou, Lira, Hen, & Gingrich, 2004）。这三者在脑干的不同区域内产生，通过上行神经网络向上运送到皮层。多巴胺在黑质（substantia nigra）和脑干的其他区域内产生，是运动活动和行为强化的关键神经递质。过多的多巴胺会导致心境变化、肌肉运动增加和额叶功能紊乱，进而导致抑郁、记忆障碍和情感淡漠。帕金森病（Parkinson disease）是黑质受损从而丧失多巴胺所致。许多人认为，过多的多巴胺使得感觉处理能力超负荷，并可能导致幻觉和妄想，而精神分裂症就是由此产生的。

去甲肾上腺素在蓝斑核（locus coeruleus）和其他脑区内产生，是大脑应急系统的关键组成部分，对于理解压力和创伤尤为重要。高水平的去甲肾上腺素会导致焦虑、警觉、惊恐症状和战斗-逃跑反应。去甲肾上腺素还有助于增强我们对压力和创伤事件的记忆。血清素在中缝核（raphe nucleus）中产生，它广泛分布于整个大脑，在唤醒、睡眠-觉醒周期以及心境和情绪的调节中发挥作用（Fisher et al., 2006）。流行的抗抑郁药物（如百优解和帕罗西汀）会导致突触中可用的血清素水平更高，并使神经发生的水平更高（Encinas, Vaahtokari, & Enikolopov, 2006）。

被称为神经肽的那组神经递质包括内啡肽（endorphin）、脑啡肽（enkephalin）、催产素（oxytocin）、加压素（vasopressin）和神经肽-Y（neuropeptide-Y）。这些化合物与神经调质协同作用，一起调节疼痛、愉悦和行为犒赏系统。内啡肽倾向于调节单胺的活性，这使得它与我们理解精神疾病高度相关。内源性内啡肽（endogenous endorphin；由身体产生的内啡肽）在身体疼痛状态下充当镇痛剂。正如我们将在第十六章中讨论的，它还与分离和自虐行为有关。单胺和神经肽之间的关系对大脑的生长和组织至关重要。

## 糖皮质激素／皮质醇

> 当我们正常的应对机制不起作用，我们很难感知到这一点。我们的
> 反应通常是再多做五次，而不是去思考"也许是时候尝试新的东西了"。
> ——罗伯特·萨波尔斯基（Robert Sapolsky）

皮质醇是最重要的糖皮质激素，通常被称为"应激激素"。它在肾上腺中产生，以应对危险情况及各种日常挑战。糖皮质激素叫这个名字是因为它最初被关注是因它在葡萄糖代谢中发挥着作用。然而，随着进一步研究，我们发现了皮质

醇的其他功能。糖皮质激素受体（glucocorticoid receptor, 后简称为 GR）几乎存在于我们体内的所有组织中。在正常水平下和在短期内，皮质醇可增强记忆力、调动能量，并帮助我们在应激情况过后恢复体内平衡。糖皮质激素会刺激糖异生（gluconeogenesis）并促进脂质和蛋白质的分解，从而为我们提供紧急情况所需的能量。

皮质醇的特点是在应对短期的应激时有用。当应激解决了，皮质醇会允许糖皮质激素受体向肾上腺发出信号以停止皮质醇的生产。另一方面，长时间的皮质醇释放会通过阻止 T 细胞增殖来削弱免疫系统。事实上，人工合成的皮质醇被称为氢化可的松（hydrocortisone），它被用来治疗炎症和过敏，因为它能够抑制自然的免疫反应。持续高水平的皮质醇会破坏蛋白质合成，终止神经生长，并扰乱钠钾平衡直到神经死亡。早期和长期的应激与记忆缺陷、情感调节问题以及包括海马体和杏仁核在内的脑区的体积缩小有关（Buchanan, Tranel, & Adolphs, 2004）。

人们认为，生命早期持续高水平的糖皮质激素会对大脑发育产生负面影响，并使儿童更容易受到后续应激的影响。大鼠的母性行为会刺激幼崽大脑中糖皮质激素受体的发育，从而增强对肾上腺的反馈，让其停止生产皮质醇。这是将更多的母性关注与生命后期的心理韧性和积极应对能力联系起来的内在神经生物学关联因素之一。这些神经化学物质的生产和可用性会塑造我们所有的经验，从形成情感纽带到认知处理再到我们的幸福感。调节这些神经化学物质以控制精神症状是精神药理学领域的重点（Gitlin, 2007; Stahl, 2008）。

## 遗传学和表观遗传学

> 我相信用不了多久，全世界都会承认我的工作成果。
>
> ——格雷戈尔·孟德尔（Gregor Mendel）

走在遗传学前沿的是修道院院长格雷戈尔·孟德尔。在古老修道院的花园里，他发现了许多至今仍然被认为正确的遗传原则。事实证明，他从豌豆植株中得到的发现也适用于动物和人类，因为遗传的内在机制对于所有复杂的生命形式都是相似的。你可能还记得，他的诸多发现包括显性基因（dominant gene）和隐性基因（recessive gene），以及分离（segregation）和自由组合（independent assortment）的原则。

得益于现代技术，后来我们明白，孟德尔在自然界中观察到的现象产生是因为受到了模板基因的影响，也就是说，基因和染色体结合将性状从上一代传给下一代。我们现在已经知道，我们的遗传信息编码在四种碱基里［腺嘌呤（adenine）、胸腺嘧啶（thymine）、鸟嘌呤（guanine）和胞嘧啶（cytosine）］，这些碱基从 DNA 流动到信使 RNA（mRNA）再到蛋白质。尽管这一理解是我们对基因传递内在过程的了解的巨大进步，但它仅能解释 2% 左右的基因表达。过去科学界将另外 98% 的基因物质当作"垃圾"，认为它们是自然选择过程中积累起来的废弃物。然而，事实证明，这些垃圾中的一些东西实际上在引导内含子（intron）和外显子（exon）方面发挥着重要作用，而这有助于决定遗传密码的某些特定元素会得到表达还是处于休眠状态。

生物学家 C. H. 沃丁顿（C. H. Waddington）把"genetics"（遗传学）和"epi"（希腊语，意为上面或表面）结合起来创造了"epigenetics"（表观遗传学）这个词。后成说（epigenesis）描述了细胞在胚胎发育的过程中从最初未分化状态转变为特定类型细胞的过程。因此，表观遗传学研究我们的基因型如何编排成表现型。了解表观遗传学的要素可以帮助我们理解，为什么具有相同基因的同卵双胞胎可能在表现型上有所不同，例如为什么一个会患上精神分裂症而另一个不会。

这让我们回到了老生常谈的先天还是后天的争论：什么是我们继承的，什么是我们从经验中学到的？我们最好的猜测是，几乎一切都涉及二者的互动。虽然我们继承了遗传物质的模板（基因型），但哪些基因被表达出来（表现型）则是由经验引导的。经验可以包括从暴露在有毒物质下到接受良好教育，从持续承受高水平的应激到身处温暖和充满爱的环境，以及从盛宴到饥荒的任何事情。因此，参与调控什么被表达出来的基因比直接合成蛋白质的基因多得多。因此，虽然胎儿大脑在母亲妊娠期间的最初形成可能主要由模板基因指导，但经验对基因表达的持续调节能够长期指导其在不断适应社会世界和物理世界的过程中发展。表观遗传是一个术语，用于描述在 DNA 模板没有变化的情况下，基因在表达上发生的改变。

早期应激对成人大脑的影响体现了这个过程，且与情绪发展和心理治疗相关度特别高。米尼（Meaney）及其同事（1991）表明，早期环境对神经系统的设定对下丘脑-垂体-肾上腺轴（hypothalamic-pituitary-adrenal axis, 后简称为 HPA 轴）具有深远而持久的影响，该轴调节个人对应激的反应能力。对大鼠的研究表明，早期母性关怀被剥夺所造成的应激会下调大鼠成年期神经发生的程度和对应激的反应（Mirescu, Peters, & Gould, 2004; Karten, Olariu, & Cameron, 2005）。对临床医生同样重要的是，这些过程在生命后期是可逆的。作为治疗师，我们会凭借建立支持性关系和在治疗过程中使用不同的技术，尝试对这些神经系统进行重新设定。换句话说，我们利用表观遗传学改变大脑，以提高来访者的心理健康水平。

## 观看大脑

> 当我们细想大脑的能力和复杂性时，灰质和白质所表现出的难以置信的效率和壮丽让人震撼。
>
> ——朱利安·保罗·基南（Julian Paul Keenan）

在神经病学的大部分历史中，几乎只有在人受伤或死亡后，研究人员才能对其大脑进行检查。人们会把尸检中发现的脑损伤位置与患者生前临床症状的性质和严重程度关联起来。人们通过检查和比较不同年龄段人脑的大小，神经元、突触和树突的数量，髓鞘生成的程度和神经成熟的其他方面来研究大脑的发育。

更新的技术使我们能够检查活体受试者的大脑结构。通过使用计算机断层（computerized tomography, 后简称为 CT）扫描和磁共振成像（magnetic resonance imaging, 后简称为 MRI），我们能够看到活体大脑的二维和三维图像。这两种技术都为我们提供了一系列大脑各层横截面的图像。CT 扫描通过多次 X 射线扫描来达到这个目标，MRI 扫描则利用无线电波和磁场来研究不同大脑结构中的水里氢原子的磁共振情况。在判断大脑与行为的关系时，我们需要评估这些测量结果以判断它们是所研究疾病的原因还是相关因素（Davidson, 1999）。在它们目前的实际应用中，放射科医师需要学会阅读这些图像以了解肿瘤或病变是否存在及其所在位置，以协助外科医生的工作。这些扫描已成为神经病学中不可或缺的工具。

大脑的功能还可用多种方式进行测量。临床的精神状态检查、力量和反射测试，以及神经心理学评估（neuropsychological assessment）都需要患者执行一些身体或心理活动，而这些活动都与我们已知的神经生物系统相关。除了这些临床测试，许多测量大脑功能不同方面的实验室测试也起到辅助作用。脑电图（electroencephalograph, 后简称为 EEG）测量整个大脑皮层的电活动模式。在不同的唤醒状态和睡眠阶段，我们的大脑存在特征性的脑电波模式。癫痫或肿瘤的存在会导致正常电功能发生特征性改变，从而使 EEG 成为一个诊断工具。EEG 也可用于测量大脑发育，因为神经网络组织的特点是用更广泛和恒定的波模式代替局部不稳定的放电（Barry et al., 2004; Field & Diego, 2008b; Forbes et al., 2008）。

神经科学中最令人兴奋的新工具是各种大脑扫描技术，它们为我们提供了一个了解大脑活动的窗口。正电子发射体层成像（positron emission tomography, PET）、单光子发射计算机体层摄影（single-photon emission computed tomography, SPECT）和功能性磁共振成像（functional magnetic resonance imaging, fMRI）均能够测量血流、氧代谢和葡萄糖利用等方面的变化，而这些会告诉我们不同脑区相对的活跃性。使用这些技术，神经科学家们现在可以在执行各种认知、情绪和行为任务的受试者身上探索脑部活动复杂的激活-去激活模式（Drevets, 1998）。这些更新的扫描技术大多数仍处于试验阶段，关于如何使用和解释它们的方法论标准仍在不断发展之中。这些方法，以及那些有待开发的方法，将极大地促进我们对大脑的理解。随着它们变得越来越准确和具体，我们对神经网络功能的了解也将变得越来越准确和具体。

# 大脑发育和神经可塑性

> 大脑很快就变成了一台被施了魔法的织布机，数百万个闪烁的梭子编织出一种会消融的图案——总是很有意义的图案——尽管从来不会持久。
>
> ——查尔斯·谢林顿爵士（Sir Charles Sherrington）

经验会有选择性地刺激神经元，以此来塑造功能性神经网络，进而塑造大脑。矛盾的是，随着年龄增长，大脑中神经元的数量会减少，而大脑的尺寸却在增加。存活下来的神经元会继续发育，从看起来像小芽的东西长成微观的橡树。这种生长和联结过程有时被称为树突形成（arborization）。

神经元如果要存活和生长，必须与其他神经元连接起来，以形成越来越复杂的互连。正如我们需要与他人建立关系才能生存和发展一样，神经元的生存和成长也取决于它们的连接程度。通过一种被称为神经达尔文主义（neural Darwinism）的竞争过程，在神经网络的创建过程中细胞会努力提高与其他细胞的联结（Edelman, 1987）。细胞会连接起来，学习得以发生，这是因为在回应刺激时，神经元之间突触的强度发生了变化。两个相邻神经元的反复放电会导致这两个细胞均发生代谢变化，从而提高它们联合激活的效率。这个过程被称为长时程增强或赫布型学习（Hebbian learning）。在这个过程中，细胞之间的兴奋状态被延长了，从而使它们的放电模式和联合有效性变得同步起来（Hebb, 1949）。长时程增强被认为是神经可塑性学习的基本原理。长时程增强的内在过程是树突的一小部分不断伸出，试图与相邻的神经元连接。当这些连接建立起来，神经元会合成新的蛋白质以在它们之间建立更永久的桥梁。

通过长时程增强，细胞集群（cell assembly）[1]会组织成功能性神经网络，这些网络通过试错学习得到刺激。中枢神经系统中有数十亿个互连神经元，它们彼此

---

1　细胞集群是赫布创造的术语，它指一组神经元在某个心理活动期间反复被激活，从而导致神经元之间树突连接强度增强。

进行极其复杂的相互作用，包括连接、时序和组织放电等，这些只是其中一小部分（Malenka & Siegelbaum, 2001）。在发育早期，神经元初始生产过剩，之后通过细胞凋亡过程数量逐渐减少。如果已形成的突触变得失活或低效，那么它们随后就可能会被清除（Purves & Lichtman, 1980）。事实上，在我们的一生中，皮层会持续清除突触连接来塑造神经回路（Cozolino, 2008; Huttenlocher, 1994）。

　　与脑干和边缘系统相反，皮层在出生时不成熟，而且会在整个成年期继续发育。由于发育有时间顺序，脑干反射组织了婴儿的大部分早期行为，并且新生儿的行为由皮层下活动主导。新生儿会追踪母亲的气味、寻找乳头、凝视她的眼睛、抓住她的头发。脑干反射的一个很好的例子是莫罗反射（Moro reflex）。婴儿会因为这种反射伸出双臂，张开双手，伸直双腿，形成一个有利于抓握和抱持的姿势（Eliot, 1999）。婴儿的眼睛会反射性地朝向母亲的眼睛和脸，并且婴儿的第一个微笑由脑干反射控制以吸引照顾者。事实上，出生时只有脑干的畸形婴儿仍会微笑（Herschkowitz, Kegan, & Zilles, 1997）。这些反射把父母和孩子联结起来并增强他们的情感纽带，从而增强婴儿生存的概率并助推启动依恋过程。

　　任何怀过孕的人都可以告诉你，婴儿在出生前就已经能够自发地进行手臂和腿部活动。当婴儿练习使用手臂和腿时，随着这些活动迹象的频率和强度逐渐提高，准父母会变得越来越兴奋。出生后，新生儿会继续活动身体的各个部位，这使他们能够在自己的手和脚经过脸前时发现它们。尽管这些动作可能看起来是随机的，但它们是大脑对最终我们会需要哪些动作进行的最佳猜测。这些反射性动作助力启动了运动网络的组织，以培养孩子日后所需的技能（Katz & Shatz, 1996）。

　　通过日积月累的试错学习，这些最佳猜测被塑造成有目的和意图的行为，而这些行为反映在内在神经网络的组织中（Shatz, 1990）。随着感觉系统的发展，它们能提供越来越精确的输入，以指导神经网络的形成，从而让我们能够进行更复杂的行为。随着积极和消极的价值与某些感觉和动作关联起来，例如感到母亲出现和向她伸手，情绪网络将与感觉和运动系统整合起来。在这些系统和其他系统的发展过程中，我们发现反射性过程和自发过程按照一定顺序被激活，从而启动神经发育，而这由持续的经验来塑造。

## 皮层抑制和有意识的控制

胜人者有力，自胜者强。

——老子

新生儿的反射和自发行为的逐渐减弱与皮层活动和有意图行为的增加相对应。随着皮层发育，大量自上而下的神经网络将其与皮层下区域连接起来。这些自上而下的网络提供了一些途径，让我们能够抑制反射并使身体和情绪越来越受皮层控制。这个情况的一个例子是，为了握住勺子，拇指和食指之间发展出了精细运动。原始的抓握反射只允许我们用紧握的拳头握住勺子，但这让勺子变成了一个无用的工具。发育中的皮层能够抑制抓握反射，与此同时专门负责手指敏感性和手眼协调的皮层网络变得成熟。因此，皮层发育的一个重要方面是抑制——首先抑制反射，然后是自发运动，在后期则是情绪和不适当的社会行为。

只有通过反复的试错学习，早期笨拙的动作才能慢慢变成功能性技能。儿童（和他们的大脑）凭直觉知道这一点，因此他们会抗拒别人阻碍他们或过多地帮他们。当我们试图帮忙时，孩子会不耐烦地抗议："让我自己来！"这反映了儿童拥有本能的智慧，知道试错学习在神经网络发展中的重要性。而这造成了多年的混乱不堪和低级错误不断出现。另一个例子也能够很好地体现大脑变成熟的过程，即我们的游泳能力。新生儿掉入水中时会屏住呼吸和拍打，这是一种脑干反射，在出生后几周内就会消失（被高级脑回路抑制）。游泳所需的技能需要我们在未来重新学习，而这些技能由皮层组织；运动网络需要学习如何运用我们的身体，与此同时，呼吸与划水逐渐协调起来。

皮层抑制和下行控制对于情绪调节也是至关重要的。非常年幼的儿童会表现出善变和压倒性的情绪正是因为缺乏这种控制。随着额叶皮层的中部不断扩展并将纤维向下延伸到边缘系统和脑干，儿童调节情绪和自我安抚的能力会逐渐变强。当这些系统受损或发育迟缓时，我们会看到与注意力、情绪调节和冲动控制等缺陷有关的症状。

随着婴儿成长，我们能够看到他们在运动控制和姿势上的变化。婴儿在约 6 个月大时可以在没有帮助的情况下坐直，到约 9 个月大时学会爬行，在大约 1 岁时不需帮助也能行走。儿童在 2 岁时会上下楼梯，3 岁时会踩三轮车。随着这些技能形成，控制它们的大脑系统也在形成，而这些系统专门负责平衡、运动控制、视觉空间协调、学习和动力。神经网络的生长、发展和整合持续受到环境要求的塑造。反过来，神经元的塑造也反映在日益复杂的行为模式和内在体验中。

## 敏感期

大脑的主要活动是自我改变。

——马文·L. 明斯基（Marvin L. Minsky）

只要我们继续学习，大脑就会继续生长，基本上直到我们死的那一天都是如此。早期大脑发育的突出特点是它会经历一些神经生长和连接非常旺盛的时期。这被称为敏感期（sensitive period），它由基因和经验的相互作用触发。这些敏感期是快速学习的时期，在此期间人脑中每秒会形成数千个突触连接（Greenough, 1987; ten Cate, 1989）。敏感期的时间因人而异，这就是为什么不同的能力会出现在不同的年龄段。

最广为人知的敏感期涉及语言的发展。在 24 个月大时，一个普通儿童能理解和使用大约 50 个单词，到 36 个月大时这个数字会增加到 1000（Dunbar, 1996）。敏感期内的神经生长和学习导致早期经验对我们的大脑、心智和经验的影响非常强。在我们了解到在整个生命过程中大脑都有能力创造新神经元并保有可塑性时，敏感期的重要性便有了新的意义。治疗师面对的问题是：这些既定的结构在多大程度上能被修改？我们将在后面的章节中反复讨论这一问题。

神经元的生长和日益复杂的神经网络的发展需要大量的能量。在生命第一年里，葡萄糖代谢增加的模式按系统发生（phylogenic）的顺序进行，这意味着更原始大脑结构的发展要早于那些后进化出来的结构（Chugani, 1998; Chugani & Phelps, 1991）。早期敏感期的存在能够解释为什么婴儿大脑中的新陈代谢水平比成人高。你是否注意过婴儿的头部有多热？据估计，大鼠在出生后的第一个月内，其大脑中每秒形成 250 000 个突触连接（Schuz, 1978）。想象一下对于人类这个数字将会是多少。

专门负责单种感觉的网络在联合区之前发展起来，而联合区将它们相互连接起来（Chugani, Phelps, & Mazziotta, 1987）。在不同感觉发展和协调起来的同时，我们能看到一些行为变化，例如手眼协调和抑制不正确动作的能力发展（Bell & Fox, 1992; Fischer, 1987）。随着大脑皮层成熟，8 个月大的婴儿能够区分面孔并将它与对其他面孔的记忆进行比较。正是在这个时期，陌生人焦虑（stranger anxiety）和分离焦虑（separation anxiety）开始发展。随着大脑发育成熟，我们能够见证皮层激活变多、更高效的神经回路建立，而其放电模式也越来越同步。

尽管左脑和右脑在生命的早期都发育得非常快，但在最早的几年，右脑的活跃性和生长速度似乎相对更高（Chiron et al., 1997）。在这段时间里，依恋、情绪调节和自尊等领域内的重要学习是在偏向右脑的神经网络中组织的。在约 18 个月大时，这种不对称生长模式会转移到左脑。

## 本章小结

我们大部分的皮层在出生后日益成熟和被塑造，这让我们能够适应非常独特的环境。物理环境和文化环境主要通过与照顾者的关系被传达给婴儿。正是在这些亲密关系的背景下，我们形成了专门负责安全感和危险感、依恋和核心自我感的网络。生命的最初几年似乎是这些网络形成的特别敏感期。因为如此大量的神经生长和组织发生在敏感期，所以早期的人际经历可能比后来的影响大得多。这些经历是前意识和非语言的，这一事实使它们很难被发现并且更难被改变。因为这些神经网络是在早期互动中形成的，所以我们后期形成的自我觉知是预设定的，而对我们进行预设定的是无意识地组织起来的神经加工的隐藏层。这些神经网络的结构组织了我们自我经验（experience of self）的核心结构。

# 第五章　心理治疗中的多重记忆系统

"做记忆"本质上是从事一种文化实践。

——肯尼斯·格根（Kenneth Gergen）

心理治疗的过程完全依赖记忆。从我们对来访者过去和现在生活的了解，到他们将治疗会面中所学的内容付诸实践的能力，一切都取决于他们的学习和记忆能力（Kandel, Dudai, & Mayford, 2014）。然而，尽管记忆在我们的工作中发挥着核心作用，但大多数心理治疗师很少或根本没有接受过相关培训，甚至几乎没有去了解过记忆如何运转和我们为什么有记忆。在本章中，我们将探讨记忆的各个方面及其在精神疾病和心理治疗中的作用。

心理治疗师传统上宽泛地将记忆分为有意识的、前意识的和无意识的。有意识的记忆表现为能够回忆起的过去和先前治疗会面的内容，以及报告现在的日常生活。前意识包含的记忆不是当前注意力的焦点，但被带入有意识觉知的难度最小。无意识记忆则是有意识的思考无法获得的内容，可以通过行为、态度和感受表现出来，也可以通过防御、自尊和移情等更复杂的形式表现出来。心理动力治疗师所接受的大部分培训涉及识别和解读无意识记忆，使之变成来访者可以接受的形式。

弗洛伊德认为，治疗的一个基本目标是使无意识的变成有意识的。从重建大脑的角度来看，这个目标可以表述为增加主司无意识记忆和有意识记忆的神经网络的互连和整合。这个过程使得理解各种记忆系统的进化、发展和功能对于概念化和治疗心理困扰与精神疾病至关重要。它还有助于向来访者解释他们所体验的一些悖论和困惑，其基础是他们大脑处理信息的多种方式。

## 治疗阻抗还是记忆缺陷？

> 我们的价值感、幸福感，甚至神智正常都取决于我们的记忆。但是，唉，我们的价值感、幸福感和神智正常也取决于我们的遗忘。
>
> ——乔伊斯·阿普尔比（Joyce Appleby）

我曾在将近一年的时间里，对一位名叫索菲娅的女士进行治疗。她从童年早期就开始经历反复的创伤和慢性压力。我们在一起的时候，她讨论了家庭冲突、早期性虐待和现在关系上的问题。索菲娅长期抱怨她有严重的记忆困难，尤其记不住姓名、日期和预约。在高中时，她的老师告诉她，她很愚蠢，因为她第二天就记不起前一天课堂上说过的话。索菲娅因无法记住名字而感到非常尴尬，以至于除了必要的工作聚会，她避免参加其他所有活动。另一方面，对于那些高度情绪化的经历，她的记忆力却非常敏锐，而这不断地唤起她的恐惧和悲伤。索菲娅确信，她大脑中负责记住羞耻的部位与回想名字的部位是截然不同的。

索菲娅成年后看过许多治疗师，她因为多次错过预约，所以被告知她对治疗有阻抗。索菲娅觉得这令她十分沮丧，但她自己也无法解释。根据她的病史，这些治疗师都认为她的记忆问题是由否认、回避或压抑引起的，所以鼓励她去直面恐惧。虽然每位治疗师都对她对治疗的防御提出了自己的解释，但没有一个是对的，所以她通常在几次会面后就终止了治疗。由于索菲娅确定这是她的错，所以治疗失败使她感到越来越绝望，让她觉得找不到能够帮自己的人。治疗师表达出的烦恼和对她的批评也增加了她的羞耻感。虽然她担心我们的合作会遭遇同样的命运，但她愿意再试一次。

在了解了她的历史后，我分享了一些神经科学知识，以帮助她更好地理解她的记忆问题。我的小型讲座着重探讨了早期和长期压力如何扰乱负责外显记忆的海马体和相关神经网络的发育和健康。我建议我们首先一起学习记忆并摸索改善记忆的实用方法。在此过程中，我们试着使用了认知康复领域内的记忆辅助工具。计时器、带闹钟的手表和个人数字助理后来都被证明是有用的。现在的智能手机使我们能够在一个设备中拥有上述所有功能，这对许多来访者来说是真正的福音。

在最初的两个月里，我和索菲娅安排每隔一天电话联系几分钟。在这些通话中，我们锻炼了她的记忆力，检查了我们在上一次会面中制定的各种策略，并巩固了她的成功。最初，索菲娅需要帮助才能记得去使用那些旨在帮她提升记忆力的策略。随后，索菲娅逐渐开始自动地使用记忆辅助工具并定期查看它们，就算当时她忘记了为什么她要检查她的书或打电话给我也一样。

六周后，索菲娅能够持续地记住预约了。这一成功激发了她对自己和治疗的信心。她开始明白，她记忆力的问题绝不意味着她愚蠢或有深层次的心理问题。相反，我们的讨论逐渐帮她意识到，尽管她有创伤史并且要与记忆力做斗争，但她在生活中取得了很大的成就，而这提升了她的自尊心。当记忆问题不再阻碍她继续保持联系，我们将治疗的重点转移到她的生活经历如何影响了她的关系和事业上。在最初的治疗中，我们重点从神经科学和认知康复的角度着手，结果证明，这是建立持久和成功的治疗关系必要的第一步。从这以后，我们的治疗转向了更传统的心理动力学方法，并定期检查她的记忆和调整她的策略。

许多心理障碍都以各种各样的记忆缺陷为表现。任何导致长期唤醒并触发应激激素皮质醇分泌的疾病都会损害外显记忆的神经网络。事实上，大多数精神疾病都涉及高水平的皮质醇和更小的海马体，而这二者都与记忆障碍有关。除了导致我们难以记住事情，一些疾病还会扭曲学习和记忆。例如，抑郁症会导致患者在回想和解释过去、现在和未来事件时产生负面偏见（Beck, 1976）。它还促使我们有选择性地扫视环境，进而强化我们的负面看法。抑郁症令人信服地证明了情绪状态能够影响有意识记忆的组织，这有时被称为依赖状态的记忆（state-dependent memory）。来访者报告说，如果他们早上醒来时感到沮丧，那么一切都会看起来比前一天更糟糕，尽管从理性的角度他们知道什么都没有改变也一样。

在我们察觉到自己的看法几微秒之前，快速且无意识的情绪网络就已经塑造了我们对世界的理解。通过类似的机制，我们过去的经历创造了我们对未来的期望。我们多年前在功能失调的情况下产生的无意识内隐记忆会反复引导我们复制不成功但熟悉的思维、情绪和行为模式。因此，我们对世界的感知是基于过去经验创造的。

## 多重记忆系统

回忆……是我们随身携带的日记。

——奥斯卡·王尔德（Oscar Wilde）

研究和临床经验都表明，我们拥有多重记忆系统，而每个系统都有自己的学习领域、神经架构和发展时间表（Tulving, 1985）。所有记忆系统内的学习都依赖我们已经讨论过的赫布所说的突触的长时程增强过程，以及树突的重塑和神经元之间关系的改变（Hebb, 1949; Kandel, 1998）。记忆可以大致分为外显记忆和内隐记忆两个类别。外显记忆和内隐记忆的概念虽然在某些方面与弗洛伊德的意识和无意识概念相似，但并不完全重叠。

外显记忆指有意识的学习和记忆，包含语义、感觉和运动等形式。这些记忆系统使我们能够背诵字母表、识别椰子的气味或打网球。其中一些记忆能力处于意识水平之下，直到我们将注意力转向它们。内隐记忆反映了无意识的学习模式，它被存储在神经加工的隐藏层中，有意识觉知在很大程度上无法访问它。这一类别包括被压抑的创伤、骑自行车，以及在闻到曾经让我们作呕的食物时感到不安。外显记忆只是我们经验的冰山一角，内隐记忆才是表面之下的巨大结构

（Kandel et al., 2014）。

我们的许多日常经验都清楚地表明，我们拥有多个外显和内隐记忆系统。例如，在假想的电话键盘上移动手指有时可以帮你回想起某个电话号码。这个过程表明，内隐的运动和视觉记忆系统可以帮助我们想起数字。另一个例子是老年人很难学习新信息，但很容易回忆起年轻时的故事，这在老年人中是普遍存在的现象。这可能是因为参与存储长期外显记忆的网络分布在整个皮层，并且比负责短期和中期记忆的系统更能抵抗衰老的影响（Schacter, 1996）。

回想一下，三位一体大脑理论中，大脑的每一层都参与记忆功能的不同方面。爬行动物脑包含本能记忆、从过去数代人那里继承的对反射的控制（遗传记忆），以及内部身体功能。古哺乳动物脑（边缘系统）有助于情绪记忆和条件学习——它是原始冲动和由经验塑造的生存程序这二者的混合物。这两个系统都是非语言的，包含弗洛伊德所称的无意识的一些方面。新哺乳动物脑虽然在处理过程中基本上是无意识的，但它包含侧重于左脑的、负责外显语言记忆的网络。

由于它们发展的先后顺序，内隐和外显记忆（详见表 5.1）也被称为早期记忆和后期记忆。内隐记忆系统甚至在人出生前就处于活跃状态，新生儿能够本能地追踪母亲的声音就证明了这一点（de Casper & Fifer, 1980）。在生命的最初几个月里，基本的感觉记忆会与身体和情绪关联起来（Stern, 1985）。这些网络使我们在看到父亲时伸出双臂、微笑并感觉很开心。躯体、感觉、运动和情绪经验有助于我们在生命最初几年将神经网络塑造成一种对身体自我（physical self）的感知。

### 表 5.1　多重记忆系统

内隐和外显记忆系统之间的一些基本区别。

| 内隐记忆 | 外显记忆 |
| --- | --- |
| 先发展 | 后发展 |
| 出生时功能完备 | 后期随着海马体和皮层的发育而成熟 |

续　表

| 内隐记忆 | 外显记忆 |
| --- | --- |
| 偏向皮层下 / 杏仁核 | 偏向皮层 / 海马体 |
| 非陈述性 | 陈述性 |
| 情绪的 | 以语言进行组织 |
| 内脏的[1]/ 感觉–运动的 | 视觉影像 |
| 与情境无关 | 在事件和叙事中组织呈现 |
| 程序性学习 | 对经验的有意识组织 |
| 行为模式与指引 | 叙事自我[2] 的构建 |

在生命的最初几年里，有意识记忆的发展与海马体和高级皮层结构的成熟同步进行（Fuster, 1996; Jacobs, van Praag, & Gage, 2000; LeDoux, 1996; McCarthy, 1995）。儿童期遗忘（childhood amnesia）或缺乏对早年生活的外显记忆可能是因为这种成熟过程被延迟，以及在发育过程中大脑处理信息的方式发生了改变（Bauer, 2015）。然而，在没有外显记忆的情况下，我们学会了走路、说话、依恋他人，并意识到这个世界是安全的还是危险的。这些我们在早年学到的重要内容被存储在整个大脑的网络中，它缺乏来源归因（source attribution）；也就是说，我们不记得自己是如何学会它们的了。虽然我们中的许多人认为我们在生命的最初几年有外显记忆，但这些记忆很可能是后来根据从别人那里听来的故事建构起来的，然后被我们融入有关早年生活的个人记忆。

外显记忆可以同时是感官的和语言的，因为我们会结合词语记住景象、声音和气味，并把它们组织进有意识的记忆。对于大多数人来说，词语和视觉图像是

---

1　指发生在内脏中的，通常是直觉的、情绪化的、不可控的、强烈的，例如对于老鼠的厌恶感，深夜走在僻静小巷中的恐惧感，喜欢某人时心里七上八下的紧张感等。

2　叙事自我也称叙事身份，指"个人通过将他们的生活经历整合成一个内化了的、不断发展的自我故事形成自己的身份，从而为人生提供统一感和目标感"。

有意识记忆的关键。语义记忆包括情景式的、叙事性的和自传体的等类型，它们都可以按顺序组织起来。自传体记忆使叙述者的视角一直处在故事的中心。关于自我的故事会把情景记忆、语义记忆和情绪记忆与最大程度的神经网络整合所需的自我觉知结合起来（Cabeza & St. Jacques, 2007）。这种形式的记忆对于情绪调节、自我认同和文化传承的形成和维持尤为重要。

总的来说，从不同记忆系统的发展情况我们可以看出，对于早期感觉、运动和情绪网络中的学习来说，内隐记忆占据首要地位。这些早期形成的神经网络依赖更原始的大脑结构，例如杏仁核、丘脑和额叶皮层的中间部分（图 5.1）。随着皮层和海马体在生命的最初几年继续发育，外显记忆网络逐渐变得成熟。这些系统提供有意识的、情境化的学习和记忆，随着时间推移，这些学习和记忆会变得更加一致和稳定。各种记忆系统分布在整个大脑中，特定记忆的存储位置取决于记忆的类型及其编码方式（McCarthy, 1995; Alberini & Ledoux, 2013）。

#### 图 5.1 杏仁核和海马体

从大脑左侧看到的大脑的右半球。海马体和杏仁核位于颞叶的下方和内侧。

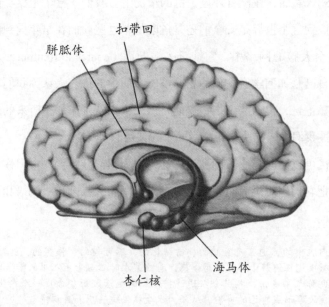

以下这个实验能够很好地体现记忆是如何分布的。这项实验要求受试者在看到动物或手工工具的图片时说出它们的名称，与此同时实验员会测量他们的脑血流量（Martin, Wiggs, Ungerleider, & Haxby, 1996）。说出动物和工具的名称均导致受试者颞叶和布洛卡区的活动增加。这一结果是合理的，因为众所周知，颞叶对于记忆的组织很重要，而布洛卡区则负责组织语言的表达。更具体地说，说出工具的名称激活了受试者左侧运动皮层中参与手部运动的区域，而这些手部运动被用来控制这些工具（Martin et al., 1996）。这表明我们的一部分工具记忆存储在负责使用工具的神经网络中。受试者说出图片里事物名称时与真正接触该事物时大脑的激活区域有所重叠，这说明视觉图像会触发与所描绘内容相关的脑区。因此，记忆是对于被提取回忆的一种内部重演。

由动物图片激活的那部分视觉系统参与极早期阶段的视觉处理。这可能反映了进化塑造了视觉大脑的原始区域以便我们能够识别潜在捕食者的威胁并快速行动（该研究选择的动物碰巧是熊和猿，在进化过程中这两种动物都对我们造成过威胁）。研究一致表明，当我们看到某物并在后来想象该物时，枕叶会被激活。即使我们的记忆是想象出来的，前额叶区域也会被激活，这反映出它在处理指令、坚持执行任务和取得想象内容等方面扮演的角色。我们尚不清楚，前额叶皮层中的神经网络如何知道该这样做（Ungerleider, 1995）。

尽管这些研究主要关注皮层活动，但心理治疗通常需要恢复皮层下的情绪记忆。情绪记忆依赖皮层下结构，例如杏仁核和海马体。在我们接下来要探讨的精神疾病以及童年经历、压力和创伤对成人功能的影响中，它们处于核心地位。

## 杏仁核记忆网络

*没有什么比想要忘记一件事更能把它牢固在记忆里了。*

*——米歇尔·德·蒙田（Michel de Montaigne）*

杏仁核是处理恐惧的中枢，它位于边缘系统内和颞叶下方，大脑两侧各有一个。到母亲怀孕的第八个月时，胎儿的杏仁核就发育完全了。因此甚至在出生前，我们就已经能够体验到强烈的生理恐惧。在生命的最初几年里，我们依赖照顾者对杏仁核进行外部调节，直到我们自己能够调节它。从某些角度来说，杏仁核是我们的第一皮层，在参与情绪学习的网络中发挥着重要作用（Brodal, 1992）。杏仁核的一些部位（基底外侧区域）伴随大脑皮层的增长以及我们评估和评价环境的能力发展进化出来（Stephan & Andy, 1977; Roozendaal & McGaugh, 2011）。

杏仁核的神经连接支持其参与整合我们不同的感觉，但它尤其注重视觉（van Hoesen, 1981）。在趋近/回避情境（approach-avoidance situation）中，它充当评估危险、安全和熟悉程度的器官（Berntson et al., 2007; Elliott et al., 2008; Sarter & Markowitsch, 1985）。与额叶皮层的内侧区域一起，它会依据本能和学习史赋予感觉对象不同的情绪价值，并将这些评估结果转化为身体状态（Davis, 1992; LeDoux, 1986）。我们会把有意识和无意识的危险迹象与准备好做出生存反应关联起来，而在这个过程中，它是核心的神经参与者（Ohman et al., 2007）。对于心理治疗最重要的一点是，杏仁核就像一个幕后使者，会别有用心地诠释我们的经验，从而在我们有意识的处理中创造情绪偏见，例如使我们将玻璃杯看作半空或半满的（Kukolja et al., 2008）。

成人大脑中有两个感觉输入回路通向杏仁核。第一个直接来自丘脑，另一个先经过皮层和海马体然后到达杏仁核（LeDoux, 1994）。第一个系统允许我们依据最少的信息快速做出生存决策，较慢的第二个系统则增加了皮层信息加工（语境和抑制）以评估我们正在进行的感知和行为。杏仁核与下丘脑、边缘-运动回路，以及许多脑干核之间存在着直接的神经连接，这使其能够触发迅速的生存反应。这种直接的连接能够激活强烈的躯体唤醒，从而大大增强恐惧症和闪回的情绪力量。

因此，杏仁核是情感记忆的关键组成部分之一，不仅在婴儿期而且在整个生命过程中都是如此（Chavez, McGaugh, & Weinberger, 2009; Ross, Homan, & Buck, 1994）。在发育完全的大脑中，杏仁核会刺激去甲肾上腺素和糖皮质激素的释放来促进海马体对情绪记忆的处理（McGaugh, 2004; McGaugh et al., 1993）。通过这些化学信息，海马体被提醒：记住我们正在经历的事情是很重要的——这是新学习的一个关键组成部分。交感神经系统的激活会改变神经元内部和之间的化学环境，从而刺激长时程增强和神经可塑性。在后面的章节中我们将会讨论压力和创伤对大脑的影响，届时我们会更详细地讨论这个话题。

## 杏仁核和不寻常的经历

当被压抑的童年情结被某种印象唤醒时，或者当已被"超越"的原始信念似乎再次得到证实时，我们从经验中得知的"离奇"元素就会浮现出来。

——西格蒙德·弗洛伊德

鉴于杏仁核发育较早，并且它在学习和记忆中扮演着独特角色，如果杏仁核功能异常，那么我们就可能会因此出现一些不寻常的经历（Brázdil et al., 2012）。对杏仁核的电刺激已被证明会导致我们出现多种身体感觉，以及焦虑感、似曾相识的感觉和类似记忆的幻觉（Chapman, Walter, Markham, Rand, & Crandall, 1967; Halgren, Walter, Cherlow, & Crandall, 1978; Penfield & Perot, 1963; Weingarten, Cherlow, & Holmgren, 1977）。由于杏仁核容易受癫痫发作影响，所以轻微的癫痫发作就可能触发杏仁核激活那些通常被抑制的感觉和情绪记忆，让其闯入有意识觉知（Sarter & Markowitsch, 1985）。这些原始记忆也可能被对旧恐惧的感觉暗示触发，并能解释创伤后的侵入性记忆（van der Kolk & Greenberg, 1987）。处于压力之下的个体可能特别容易遭受强烈但有意识的记忆的侵入（intrusion），甚至是非常年幼时的记忆（Cozolino, 1997）。

在语境线索减少的情况下，例如快要睡着时或感觉被剥夺的情况下，初级思维过程（primary process thinking）和梦幻般的体验更有可能与有意识觉知融合（Schacter, 1976）。减少语境线索会降低皮层–海马体系统利用过去的学习来理解现在经验的能力，并降低该系统抑制杏仁核向有意识觉知输入信息的能力。这可能是投射测验能够成功调用无意识处理机制的原因。在试图理解不明确的情况时，皮层下回路更有可能引导有意识觉知。

患有颞叶癫痫（temporal lobe epilepsy, TLE）的人经常会有极端的宗教信仰，这表明刺激杏仁核能够为我们的日常经验注入一种深刻的意义感。换句话说，它有能力通知大脑的其他部位"我正在经历一些意义非凡的事情"，而这种能力可能会被大脑以不适当的方式应用，进而导致我们产生荒诞离奇的思维。杏仁核的中央核也有密集的阿片受体（opiod receptor），它们是我们形成情感纽带和依恋关系的生化机制，而这二者也与意识的改变有关（Goodman, Snyder, Kuhar, & Young, 1980; Herman & Panksepp, 1978; Kalin, Shelton, & Lynn, 1995; Kalin, Shelton, & Snowdon, 1993）。这表明，杏仁核不受调节的激活可能是某些颞叶癫痫患者出现宗教狂热的一个神经生物性触发因素。过度书写（hypergraphia）可能也是颞叶癫痫的一个症状。这一事实导致许多人推测，有些宗教文本被创作出来可能是因为作者脑部的癫痫活动刺激了杏仁核，使其异常激活。

## 海马体记忆网络

> 记忆是事情发生过的痕迹，并且不可能完全被消除。
>
> ——爱德华·德博诺（Edward de Bono）

海马体这个结构的形状像海马，它位于人脑的两侧，是编码和存储外显记忆和学习的基本结构（Zola-Morgan & Squire, 1990），在组织时空信息方面发挥核心作用（Edelman, 1989; Kalisch et al., 2006; O'Keefe & Nadel, 1978; Selden, Everitt, Jarrard & Robbins, 1991; Sherry, Jacobs & Gaulin, 1992）。海马体还负责我们比较不同记忆的能力，以及在新情况下根据以前的学习进行推断的能力（Eichenbaum, 1992）。如果海马体被损坏了，那么它有可能阻止新学习的发生，迫使受害者在经历了一件事几秒钟后就把它忘得一干二净（Squire, 1987）。

海马体以晚熟著称，皮层-海马体回路的髓鞘生成一直持续到成年早期

（Benes, 1989; Geuze, Vermetten & Bramner, 2005）。海马体及其与皮层的连接发育晚，这使其功能可用性延迟，并且使海马体长期对发育上的干扰和创伤非常敏感。海马体在整个生命过程中都特别容易遭受缺氧的影响。研究已经证实，经常经历缺氧情况的登山者和深海潜水员的海马体会遭受损伤，这使他们存在短期记忆缺陷。海马体逐渐萎缩似乎是衰老的自然结果，它相应地伴随着外显记忆能力的下降（Gartside, Leitch, McQuade, & Swarbrick, 2003; Golomb et al., 1993）。

　　研究表明，持久的压力会导致海马体过度暴露在糖皮质激素（皮质醇）下，而后者是我们在应对急性压力时释放出来的激素（Sapolsky, 1987）。长期高水平的糖皮质激素会导致树突变性、细胞死亡、更容易在未来遭受神经损伤，以及海马体功能被抑制（Kim & Diamond, 2002; Watanabe, Gould & McEwen, 1992）。人们也已证明，童年创伤或战争创伤所导致的 PTSD、长期抑郁症、颞叶癫痫（de Lanerolle, Kim, Robbins, & Spencer, 1989）和精神分裂症（Falkai & Bogerts, 1986; Nelson, Saykin, Flashman, & Riordan, 1998）会导致我们损失海马体细胞。海马体体积的减少已被证明与将短期记忆编码为长期记忆方面的缺陷以及更易遭受心理创伤有关（Bremner, Scott et al., 1993; Gilbertson et al., 2002）。考虑到慢性压力与海马体体积缩小有关，而且许多心理治疗的来访者都经历过慢性压力，因此我们可以合理地假定，许多来访者（如索菲娅）在依赖海马体运作的功能方面存在困难。

## 杏仁核与海马体的相互作用

> 人对抗权力的斗争，就是记忆对抗忘记的斗争。
>
> ——米兰·昆德拉（Milan Kundera）

　　杏仁核与海马体的关系对于人类经验极其重要，而且对上下层和左右脑的整合贡献重大。杏仁核的活动偏向右脑和下层系统，而海马体则在左脑和上层处理中起着重要作用。换句话说，杏仁核在组织情绪和躯体经验中起着核心作用，

而海马体则对有意识的、逻辑性的和合作性的社会功能至关重要（Tsoory et al.,
2008）。它们的关系会影响情感调节、现实检验、静息状态下的唤醒和焦虑水平，
以及我们学习情绪信息和更中性信息的能力。杏仁核和海马体的功能连接水平和
质量受到个体气质类型、生活压力和表观遗传因素的影响（Canli et al., 2006）。

道格拉斯和普里布拉姆（Douglas and Pribram, 1966）提出，杏仁核和海马体
在指引注意的过程中扮演着相反的角色。通过强调输入信号之间细微的差异，杏
仁核会增强我们对环境中特定方面的觉察（注意），而海马体则会抑制我们的反
应、注意力和刺激的输入（习惯化）（Douglas, 1967; Kimble, 1968; Marr, 1971）。
杏仁核与泛化有关，海马体则与分辨有关（Sherry & Schacter, 1987）。换句话说，
杏仁核会让我们在看到蜘蛛时跳起来，而海马体则会帮助我们记住这只蜘蛛是
无毒的，所以不必担心。它们之间适当的平衡让我们因他人感到不安时也能与之
亲近。

我们不难看出这两个系统与心理治疗的相关性。杏仁核记忆系统组织了我们
早年的羞耻体验，它使边缘型人格障碍（borderline personality disorder, 后简称为
BPD）患者在感觉自己要被遗弃，而实际上几乎没有或根本不存在遗弃情况时做
出反应。治疗该类患者需要他们调用海马体–皮层系统来检验这些由杏仁核触发
的遗弃信号是否真实，从而抑制不当反应。这种现实检验帮助我们区分真正的遗
弃和无辜的触发因素（例如某人约会迟到几分钟）并抑制不适当的情绪反应。请
记住，对于年幼的灵长类动物来说，被遗弃意味着死亡。边缘型人格障碍患者之
所以会在感觉被遗弃时做出灾难性反应，是因为在他们的体验中这是危及生命的
事实。

闪回，即对创伤经历的侵入性回忆，可能存在于由杏仁核驱动的记忆网络
中。在 PTSD 患者的描述中，闪回力量强大且是多感官的，通常由压力引发。并
且，在他们的体验中，闪回就好像发生在当下（Gloor, 1978; LeDoux, Romanski &
Xagoraris, 1989; van der Kolk & Greenberg, 1987; Brewin, 2015）。闪回的特征还包
括刻板和重复（van der Kolk, Blitz, Burr, Sherry, & Hartmann, 1984），这可能表明
它们没有被皮层和海马体所同化和情境化。有学者提出一种双重记忆处理模型，

它与此处所做的杏仁核/海马体的区分类似。这个模型可能是导致PTSD（Brewin, Dalgleish & Joseph, 1996）和过去的恐惧及恐惧症重新出现（Jacobs & Nadel, 1985）的内在机制。

鉴于杏仁核与海马体回路相互影响，海马体受损会导致杏仁核在指导记忆、情绪和行为方面的影响力增加。这种侧重于杏仁核的失衡也会扰乱情感调节。抑郁症患者被负面情绪淹没，无法进行充分的现实检验。事实上，希莱（Sheline）及其同事注意到，抑郁症患者的海马体和杏仁核体积均有所减少（Sheline, Wang, Gado, Csernansky, & Vannier, 1996; Sheline, Gado, & Price, 1998）。海马体-杏仁核回路的失调可能与抑郁症状的产生和现实检验被扰乱有关（Pittenger & Duman, 2008）。对大鼠的研究发现，血清素水平升高会增强海马体内的神经发生（Jacobs et al., 2000）。这表明，百优解和帕罗西汀能够有效治疗抑郁症，也许是因为它们可以增加海马体体积并增强其调节杏仁核激活程度的能力。

## 早期内隐记忆侵入成人意识

*我们所有的知识都源自我们的感觉。*

*——列奥纳多·达·芬奇（Leonardo da Vinci）*

储存在杏仁核和右脑回路中的早期记忆可以通过多种方式侵入成人意识。如果这些早期记忆是创伤的结果并影响我们爱和工作的能力，它们就变得与心理治疗特别相关。幼年遭受过虐待的儿童可能会在进入学龄期时变得焦躁不安、有攻击性和破坏性。他们可能会打架、破坏财产、放火或伤害动物，从而导致他们受到批评、惩罚和排挤。虽然这些行为是在表达被虐待的记忆，但他人会对其进行批评和报复。这种反馈与虐待所造成的情绪伤害结合起来，逐渐演变成一种不断深化的负面自我形象。

由于这些儿童不记得早年的创伤，所以在他们的感觉中，这些行为不是在应对过去的消极事件，而是证实了他们内心深处的感受——他们本质上就很坏。因为这些经历可以追溯到前语言的感觉、运动和情感记忆系统的形成期，所以受害者经常报告说感觉"自己的邪恶深入骨髓"。对于在邪教影响下长大的儿童，或者其父母高度专制或有虐待性的儿童，这种情况很常见。士兵、警察和牧师的孩子似乎尤其容易内化负面的自我形象。如果父母患有强迫症，那孩子也可能对自己持有极其消极的看法。患有这种障碍的父母需要秩序、清洁和控制，但新生儿恰恰给他们的生活造成了相反的情况。这些孩子早年的内隐记忆可能主要围绕自己是父母烦恼、焦虑和厌恶之根源的感觉展开。

依恋图式（内隐记忆的一种关键形式）的形成会在一生中指导和塑造我们的关系。由于非常多的来访者因为关系问题前来接受治疗，这种内隐记忆系统可能是心理治疗中最重要的探索对象之一。随着这些记忆在来访者和治疗师之间重演，这些社会记忆网络会引发移情现象，而这个过程把早年的无意识记忆带入咨询室。心理治疗中的活现（enactment）涉及来访者和治疗师的无意识元素之间的相互作用，这也激活了这些内隐记忆。

我们都经历过被别人激怒的情况。很多怒气的导火索都是存储在内隐记忆系统中的个人经历的情绪遗迹。对某事反应过度意味着，我们实际的反应与适当的反应之间存在差异。这种差异可归因于我们的敏感性，而这种敏感源自我们过去的学习经历。最常见的由早年记忆输入造成的扭曲是羞耻感，它是一种主要的社会化情感，大约从我们 12 个月大时开始出现（Schore, 1994）。"羞耻感很重"（Bradshaw, 1990）的个体在每一次互动中都能感知到被批评和拒绝，导致他们一生都焦虑不堪、追求完美和抑郁不振。

沉默是一种模棱两可的刺激，可以激活内隐记忆系统。沉默可能是金，但在治疗中，它会唤起各种各样的内隐记忆。来访者对沉默的反应能够让我们了解他们的情绪史。在沉默期间，许多来访者认为治疗师头脑中正对自己进行批判。他们想象治疗师认为他们无聊、愚蠢、浪费时间或是糟糕的来访者。这些感受通常与他们在与父母一方或双方的问题性关系中的感受相仿。此外，这些感受是根深蒂固的，往往需要多年的时间去觉察、审视和修正。另一方面，一些来访者认为沉默表明被接受，并且缓解了表达和沟通的压力。每位来访者都会对一个相似的情况做出截然不同的反应，这有力地体现了内隐记忆的运作及其对有意识经验的影响。

类似的现象还发生在那些试着不受干扰地放松，但会变得不自在的人身上。在低刺激（或没有分心之事）的条件下出现的情绪、意象和想法可能为我们提供线索去了解大脑的运作和早期学习的后效。采取防御的方式去逃避消极情绪需要我们不停地做事和分心，以防止我们受到惊吓或不知所措。

## 记忆的可塑性

唯一的天堂是失落了的天堂。

——马塞尔·普鲁斯特（Marcel Proust）

过去几年有关虚假记忆[1]（false memory）的辩论凸显了我们对情景记忆认知的局限性。我们知道一些知名度很高的、关于临床医生如何插手构建虚假记忆的案例，这些案例促使行业内增加了关注记忆过程的培训。大多数治疗师现在都意识到了，有意识的记忆容易被来访者和治疗师的暗示、扭曲和捏造所影响（Loftus, 1988; Paz-Alonso & Goodman, 2008）。那些拥有出色自传体记忆的人也同样容易创造虚假记忆（Patihis et al, 2013）。事实上，通过操纵海马体中的神经元，小鼠也会产生虚假记忆（Ramirez et al., 2013）。

研究表明，我们可以在实验环境中给受试者植入记忆，而且受试者很快就会确信，虚假记忆中的事情的确发生了（Ceci & Bruch, 1993; Loftus, Milo & Paddock, 1995）。如果治疗师认为来访者受到虐待，这可能会影响来访者，使其无意识地编造出这样的记忆，而他们两人之后都会相信那是真的。我们会给自己试图记住的内容一个连贯解释，这种欲望也会扭曲记忆（Chrobak & Zaragoza, 2013）。这个过程清楚地证明了记忆的可塑性，以及叙事共建和回顾式创新

---

1　又译作"错误记忆"等，指一个人会回忆起没有发生过的事情，或其记忆会将事物的真实情况扭曲的一种心理现象。这些人对自己的记忆坚信不疑，甚至会对大脑编造的谎言信以为真。

（retrospective creativity）具有强大的力量来塑造我们的经验记忆（Alberini, 2005; Anderson, Wais, & Gabrieli, 2006; Dudai, 2006; Nielson, Yee, & Erickson, 2005）。

鉴于记忆编码在神经元之间和神经网络内，记忆的可塑性直观地体现了这些神经系统的可塑性。这种可塑性无疑是我们司法系统的绊脚石，必然引导我们去重新思考目击证人的证词是否值得信赖（Peterson, 2012）。成百上千个被DNA证据推翻的定罪判决都证明了，我们目前采信证词的标准存在不足，并且证人的观点中存在着隐形偏见。另一方面，这种可塑性也提供了一种途径，让我们能够在心理治疗中改变破坏性记忆。从成人的角度去重新审视和评估童年经历通常能够让我们创造性地、积极地改写历史。将新信息或新场景引入过去的经历可以改变记忆的性质并修改我们对当前情况的情感反应。

# 魔法三轮车

> 对抗压力最强大的武器是，有能力选择一种想法而不是另一种想法。
>
> ——威廉·詹姆斯

谢尔顿是一名年近七旬的男子，他因为被大量焦虑和恐惧困扰而前来接受心理治疗。在他还是一个孩子的时候，为了躲避纳粹分子，他的父母将他隐藏在朋友家后面的储藏室里。一天，谢尔顿的母亲在发现她和丈夫很快就会被带到集中营后，告诉谢尔顿要做个好孩子，向他说了"再见"后就离开了。虽然谢尔顿父母的朋友对这个小男孩很好，但他总是与一些玩具、他的小三轮车和残羹剩饭独自度过一天。描述这些日子时，谢尔顿回忆起恐惧和无聊交替的状态。那时，他要么坐着摇晃，要么骑着他的三轮车慢慢地绕着小圈子转。一点点声响都会吓到他，他害怕附近响起的每一声警笛都会带来找他的警察。每天，只有在被恐惧消耗得筋疲力尽后，他才会最终入睡。

随后的几十年中，战争期间的经历对他的影响并没有减少。60年后，当他受到惊吓时，他仍然会反射性地摇晃或缓慢地绕圈行走。他感觉自己的人生就像漫长的充满恐惧的一天。在治疗过程中反复回忆这些经历时，他有时会提到他多么希望自己当时能够离开藏身的房子，沿着狭窄的街道去祖母家。谢尔顿记得战前他在那里度过了很多个漫长的下午，听祖母讲述童年时在她父亲的农场里发生的故事。谢尔顿的祖母和父母均在战争中丧生，他再也没有见过他们。

有一天，我请求他允许我稍微改变一下他的回忆。他疑惑地看了我几眼后，同意闭上眼睛，再把整个故事讲一遍。其间我会打断他，提出一些建议。当他讲到骑自行车绕圈子的那部分时，我问他："如果这是一辆神奇的三轮车，它可以带你毫发无伤地穿过墙壁，你会怎么做？"我觉得谢尔顿有足够的自我力量，可以参与角色扮演，同时与现实保持充分的联系。

犹豫了一会儿后，谢尔顿说："我会骑车直接穿过房子，来到人行道上。"

"好吧，"我说，"我们走吧！"在这之前，谢尔顿已经为我们想象性的治疗戏剧做好了准备，因为他已经花了很多时间愉快地和孙子们讲故事、依偎和欢笑。我觉得像这样富有想象力的任务不仅对他来说是可行的，而且还有助于将孙辈的积极影响带入他童年时的孤独恐惧经历。想象他正在为孙子们编故事也可以帮助他应对与另一个成年人一起做这件事的尴尬。

稍微犹豫了一下后，他骑着脚踏车穿过了房子。然而，当他靠近门口时，他说："他们会看到我并把我杀了。"

"如果魔法三轮车能够让你隐形呢？"我问。

"我想那样就没问题了。"谢尔顿说，然后他踩着车子穿过房子的前部，来到人行道上。一出家门，他就知道该怎么做了。在他骑着脚踏车往祖母家的方向前进时，他向我描述了这条街。店主、邻居、公园、他的拉比[1]，甚至年轻时的一些朋友都在他的记忆中复活了。果然，当他终于到达祖母家时，她在家，并且一如既往地很高兴见到他。他告诉了祖母他有魔法三轮车，以及他躲在藏身之处时有多害怕。他还告诉她战争末期的情景、他的旅行经历和他如何养家糊口。最后，就像祈祷一样，谢尔顿告诉她，多年后，她将拥有最美丽的玄孙。后辈们自由自

---

1　犹太教经师或神职人员。

在地生活着，弥补着她的痛苦。

在接下来的几个月里，每当谢尔顿经历童年时的恐惧和焦虑时，我们都会重温他的故事并修改不同的细节。在他的脑海中，这些改变似乎逐渐变得更加细致、更加生动。他的想象力给予了他克服过去的许多恐惧的力量。因为每次回想都改变了回忆，谢尔顿的大脑能够用他现在的安全和快乐去逐渐感染他痛苦的童年。他甚至开始给孙子们讲故事，讲一个小男孩骑着神奇的三轮车，用他的勇气和智慧成就了伟大的事业。谢尔顿是一个非常特别的人，他利用记忆的可塑性让内心世界变得更安全了。他的童年没有任何改变，只是现在，当他回想起自己的藏身之处时，他也想起了他的魔法三轮车。

重构记忆的一个重要部分是被弗洛伊德称为延后性（Nachträglichkeit）的东西，这是根据不断发展的成熟度将记忆重新概念化的能力。这个过程需要我们能够把记忆放在脑海中而不被情绪压倒，同时将其带入当下，从我们今天的身份和知识视角去想象它。弗洛伊德的想法和谢尔顿的经历都强调了一个事实，即记忆是一个不断发展的过程，也会受到积极的影响。

自传体叙事的构建和重构需要我们结合左脑的语义加工与右脑的情绪网络。讲故事也会唤起身体的参与，这发生在我们打手势和将我们所描述的事件表演出来时。因此，叙事是组织和整合易于分离的神经网络的宝贵工具。因为我们可以编辑和重写自己的故事，所以新故事有可能为我们提供了体验它们的新颖方式。在编辑叙事时，我们改变了记忆的组织和性质，从而重组了大脑。这是多种形式的心理治疗的核心努力方向。

## 本章小结

20世纪60年代初时，我还是个小男孩。我记得当时我痴迷于一些新闻故事，它们讲的是日本士兵会袭击那些登陆南太平洋小岛的游客。我了解到，在"二战"期间，日本海军将许多士兵抛弃在太平洋岛屿上，并且在战争结束后未将其带回。几十年后，无辜的游客登陆这些岛屿，却遭到这些认为战争仍在进行的士兵袭击。

几十年来，他们会给枪支上油并时刻保持警觉，准备好对抗美国的袭击。

　　像这些士兵一样，基于杏仁核的早期记忆系统保留了我们在形成有意识的记忆之前的挣扎、压力和创伤。我们可能会成长并开始新的生活，但我们的内隐记忆系统仍保留旧的恐惧。虽然我们会保持警觉，密切关注那些可能会触碰早期依恋疼痛的信号，但逐渐变亲密的过程可能会触发所有危险信号。治疗师接受了训练去成为杏仁核耳语者，他们在"海滩"上登陆，试图说服内隐记忆系统中的"忠诚士兵"战争已经结束了。

# 第六章　偏侧化：一个大脑还是两个大脑？

虽然人脑被封闭在一个头骨中，但它实际上由两个独立的团块组成……其设定使二者互不同意。

——乔纳·莱勒（Jonah Lehrer）

我们现在将注意力从多种多样的记忆系统转移到神经复杂性的另一领域——半球偏侧化。众所周知，人类的大脑皮层分为左右脑，每个半球控制着身体相反方向的一侧。偏侧化指大脑的一侧或另一侧专门执行某些任务。偏侧化还反映在每个半球有不同的组织、处理策略和神经连接上。请记住，偏侧化因人而异，左利手的人和右利手的人、男性和女性、年轻人和老年人都不同。

尽管大多数神经加工都需要两个半球的共同参与（Calvo & Bettran, 2014; Shobe, 2014），但在某些情况下，两个半球不仅思维方式不同，而且还相互竞争。这可能就是我们会"举棋不定"的原因。19 世纪著名的神经学家约翰·休林斯·杰克逊（John Hughlings Jackson）认为，对于大多数人来说，大脑的左半球是"领先"的一侧。考虑到布洛卡发现左脑负责我们使用语义语言（semantic language）[1] 的能力，这似乎是合乎逻辑的。杰克逊后来提出右脑主导视觉空间能力。

这些年来，有一点已经变得很明显了，那就是，孤立地对待大脑两个半球的方法并不是最好的。鉴于大多数神经系统都整合了大脑左右两侧的回路，试图将功能定位在一个半球或另一个半球的研究通常会导致"不规整"的结果（Christman, 1994）。当我们谈到右脑或左脑的功能时，更准确地说，我们说的是一个半球比另一个半球参与更充分，或者能更有效执行的功能。在过去的 40 年里，人们发表了很多关于艺术型右脑和逻辑型左脑的内容。尽管这种观点可能会吸引我们的想象力，但它过于简单化。将特定功能指定给大脑的特定区域这件事需要我们谨慎行事，并认识到我们的知识仍在不断发展之中。

## 进化与发展

科学真理取得胜利不是通过说服反对者，并使他们看到光明，而是因为它的反对者最终会逝去，熟悉它的新生代成长了起来。

——马克斯·普朗克（Max Planck）

偏侧专业化是一个并非在所有动物中都存在的进化选择。例如，许多鸟类和鱼类的大脑左右半球相同。这些动物能够一次只让一个半球入睡，从而使自己在长途迁徙期间持续游泳或飞行以躲避捕食者、继续进食或休息。尽管冗余半球在另一半球受伤时提供了备用系统，但半球专业化能够提供更广阔的神经空间和更高的复杂性以便执行不同的任务。在人类进化的过程中，大脑左右半球变得越来越不同（Geschwind & Galaburda, 1985）。哪侧将拥有偏侧主导性似乎取决于具体的功能领域（Cutting, 1992; Goldberg & Costa, 1981; Semmes, 1968）。例如，左侧和右侧皮层的某些区域已经变得专门用来组织意识语言的自我或身体情绪的自我。

---

1　即表达意义的语言，语义语言能力包括理解和正确地使用词语、句子的含义等。

在生命的头两年，右半球的生长突增与感觉运动、情绪和关系能力的快速发展同步进行（Casey, Galvan, & Hare, 2005; Chiron et al., 1997; Thatcher, Walker, & Giudice, 1987）。儿童会学习手眼协调、爬行、走路以及如何依恋照顾者。在包含着丘脑、小脑和顶叶皮层的皮层下和皮层网络中，我们形成了一种组织有序的空间中的身体感和具身的自我。与此同时，前额叶皮层的中间部分逐渐成熟并与皮层下结构整合起来，以形成依恋和情绪调节的基本结构。在此期间，左半球的发育略有放缓，以便给尚未发展起来的功能预留空间（Gould, 1977）。

在生命第二年中期，左半球会经历生长突增，而语言和运动的爆炸式发展会推动儿童进入更广阔的世界，包括物理层面的与社会层面的。额叶的发展向背外侧区域转移，与其他皮层区域连接，从而塑造了语言网络（Tucker, 1992），同时将手眼运动与视觉刺激和词语联系起来。胼胝体在生命第一年末开始发育，在儿童 4 岁时具有相当多的连接，并在 10 岁之后继续发育成熟。因为胼胝体成熟缓慢，两个半球最初相对自主地发挥作用，随后在整个儿童期逐渐增加彼此的互连和协调（Galin, Johnstone, Nakell, & Herron, 1979）。

我们目前已知的关于大脑左右半球功能的许多知识都是斯佩里及其同事（Sperry, Gazzaniga, & Bogen, 1969）所进行的裂脑研究（split-brain research）的结果。传统上，裂脑人是抗药性癫痫患者，他们接受了胼胝体切除手术以阻止癫痫蔓延。通过将信息分别呈现给他们的两个半球，我们了解到，觉知在不同的半球中有分工，并且左右脑在一系列认知和情绪任务中的专业化程度不同（LeDoux, Wilson, & Gazzaniga, 1977; Ross et al., 1994; Sperry, 1968）。

## 双侧不对称性

动物的所有器官形成一个系统……任何一个部分的修改都会导致其余部分的相应修改。

——乔治·居维叶（George Cuvier）

语言最早的形式很可能是手势，这或许可以解释为什么惯用手和语言功能在大脑中的关联如此紧密（Corbalus, 2003; Hopkins & Cantero, 2003）。我们大多数人都是右利手（由左脑控制），并且语义语言偏侧化在左半球。对于大多数成人来说，参与口语和手语的神经网络都位于左半球，这些区域的损伤通常会导致语言障碍，例如失语症（aphasia）（Corina, Vaid, & Bellugi, 1992）。对于左利手或双手通用的人，语言的偏侧化则没有那么明显。随着大脑皮层的语义功能在进化过程中逐渐扩展，语言变得更具描述性和更实用。于是，词语变得越来越重要，逐渐取代了手势。现在我们会使用手势来辅助口语表达，这可能背叛了这条进化路径。我们甚至在打电话时也倾向于使用手势，这表明它也有助于组织和支持我们的思考。

左半球似乎比右半球更多地参与有意识觉知、应对和问题解决。这很可能是左半球的语言技能和亲社会取向在起作用。左半球在中度的情感范围内表现最佳，并且侧重于积极的情绪、向他人表达愤怒和趋近行为（Grimshaw & Carmel, 2014; Silberman & Weingartner, 1986）。强烈的个人情感，尤其是焦虑和恐惧，会导致右半球高度激活，并似乎会抑制左半球和语言功能——因此，个人可能经历怯场和无言恐惧（speechless terror）。

左颞叶的威尔尼克区（Wernicke's area）被认为是负责语言理解的中心区域，有人提出，它也可以计算其他形式行为和语言的可能性（Bischoff-Grethe, Proper, Mao, Daniels, & Berns, 2000）。鉴于我们处理语言的速度极快，威尔尼克区不仅会根据他人实际所说的内容，还可能会同等地根据它期望听到的内容对我们实际听到的内容进行处理。这肯定有助于解释为什么人类的交流如此问题百出、误解如此普遍。布洛卡区可能具有类似的预测功能，这使得我们说话的速度比思考的速度快，甚至有时会在听到自己说的话时感到惊讶（Nishitani, Schürmann, Amunts, & Hari, 2004）。事实上，被认为是"美国心理学之父"的威廉·詹姆斯说，他需要听到自己说的话才能知道自己在想什么。

对于大多数人来说，右半球以整体性的方式处理信息，并与边缘系统和内脏紧密相连（Nebes, 1971）。另一方面，左半球以线性、有顺序的方式处理信息，与身体的联系较少。右半球与边缘系统紧密相连，并且比左半球更直接地参与内分泌和自主神经系统的调节（Wittling & Pfluger, 1990）。右脑顶叶内有一些控制中心，其中可能包含着整个身体的表征[1]。

右半球通常负责评估他人是安全的还是危险的，并组织对身体自我和情绪自我的感知（Devinsky, 2000）。简单地说，评估意味着给予刺激物积极或消极的关联，而情绪是这种评估过程的有意识表现（Fischer, Shaver, & Carnochan, 1990; Fox, 1991）。绝大多数评估发生在无意识层次。这就是右半球更多地与无意识心理联系在一起的原因。无意识心理即我们未能察觉的引导我们想法和行为的东西。

许多文化都对左利手存在偏见，这可能反映出我们直觉性地觉得左手（右脑）与我们本性中黑暗、原始的方面有关。这些偏见可能可以追溯到史前时期，当时左半球对右半球施加的抑制性控制可能较少。思考一下这一点吧：法语中表示左边的词"gauche"和意大利语中表示左边的词"sinistra"均包含了"无品位"和"邪恶"的含义。对于早期人类来说，伸出右手打招呼似乎更文明，而不太可能表现出自私或暴力的冲动。对欧洲南部洞穴壁画的研究表明，至少在过去 5000 年里，我们一直倾向于惯用右手（Cashmore et al., 2008; Coren & Porac, 1977）。

虽然左半球一般产生语义语言，但我们尚不清楚它在语言理解上是否具备优势。事实上，右半球可能更擅长理解语言的情绪方面，例如语气或说话的态度（Searleman, 1977）。社会情感处理、评估面部表情的能力以及视觉空间和音乐能力主要由右半球负责（Ahern et al., 1991; De Pisapia et al., 2014）。右半球受损不仅会损坏我们评估面部表情的能力，还会阻碍我们理解非语言层面的交流，例如手势和语气（Blonder, Bowers, & Heilman, 1991）。

---

1 即一幅身体的地图，它让大脑知道身体的不同部位如何布局以及与其他部位的关系。

# 偏侧化和情绪

生气时，数到四；非常生气时，咒骂几声。

——马克·吐温（Mark Twain）

我们最先在前额叶皮层受损的病例中观察到偏侧化和情绪性之间可能存在关联。左半球受损的患者似乎远比右半球受损的患者容易出现抑郁反应（Gainotti, 1972; Goldstein, 1939; Sackheim et al., 1982）。后来人们发现，这些病变越靠近前额叶区域，抑郁症的症状就越严重（Robinson et al., 1984）。人们还发现，右脑损伤患者在描述经历时的情绪强度低于左脑损伤患者或正常的对照组（Borod et al., 1998）。

影像学研究表明，没有脑损伤的抑郁症患者左侧前额叶皮层的葡萄糖代谢和脑血流量水平更低（Galynker et al., 1998; Kalia, 2005; Mathew et al., 1980）。这可能主要适用于惯用右手、左脑主导的人（Costanzo et al., 2015）。此外，在没有脑损伤的情况下经历躁狂的人表现出右侧前额叶活跃度降低（Al-Mousawi et al., 1996）。这些研究将偏侧化和情绪之间的关联扩展到了一般人群。审视表 6.1，我们可以看到，左半球侧重积极的情感、安全，积极的社会倾向，以及针对他人的愤怒和攻击性。总体而言，大脑的左半球似乎负责让我们成功适应社会生活的规则。

## 表 6.1　偏侧化和情绪

| 面对以下情况，左半球激活区域增加： | 面对以下情况，右半球激活区域增加： |
| --- | --- |
| 快乐的刺激[1] | 厌恶的面部表情[13] |
| 积极的图片[2] | 令人厌恶的味道[14] |
| 以积极情感回应积极电影[3] | 消极的照片[15] |

续　表

| 面对以下情况，左半球激活区域增加： | 面对以下情况，右半球激活区域增加： |
|---|---|
| 与趋近相关的性格倾向 [4] | 回避行为 [16] |
| 更积极的性格 [5] | 负面情感 [17] |
| 微笑和享受的面部表情 [6] | 与威胁相关的警觉 [18] |
| 主观幸福感 [7] | 陌生人靠近 [19] |
| 母亲靠近时婴儿的微笑 [8] | 与母亲分离 [20] |
| 特质愤怒（trait anger）[19] | 抑郁 [21] |
| 状态愤怒（state anger）[10] | |
| 状态性攻击 [11] | |
| 对负面生活事件的韧性 [12] | |

　　许多偏侧化研究已经证明了情绪和认知之间存在密切联系。例如，与右侧相比，悲伤的面孔如果呈现在左侧视野中会被评价为更悲伤的（Sackheim et al., 1988）。负面刺激在呈现给右半球时更可能被有意识地感知到（Smith & Bulman-Fleming, 2004）。研究表明，麻醉左半球会导致我们表达更多的负面情绪和不那么亲社会地解释自身经历（Dimond & Farrington, 1977; Ross et al., 1994）。眼睛注视左侧（刺激右半球）会降低乐观情绪，而注视右侧则相反（Drake, 1984; Thayer & Cohen, 1985）。此外，侧重于右半球的神经加工与低自尊相关（Persinger & Makarec, 1991）。

　　更高水平的左前额叶激活与有韧性的情感风格、更快地从负面事件中恢复过来，以及更低水平的应激激素皮质醇有关（Davidson, 2004; Jackson et al., 2003;

---

1　特质愤怒是指一个人容易愤怒的总体倾向，即使非常轻微的刺激也能让其"一点就着"，它是一种长期的、稳定的性格维度。状态愤怒则是短期的、临时的愤怒状态，通常由具体事件引起，而这种愤怒状态通常也是正常反应，除非愤怒程度与事件性质非常不成比例。

Kalin, Larson, Shelton, & Davidson, 1998）。虽然我们似乎存在左半球积极、右半球消极的总体偏见，但实际情况更为复杂。左右半球也在社会 / 个人和趋近 / 回避行为（左 / 右）上发生了偏侧化。这些左 / 右半球激活的模式表明，健康和幸福可能与偏侧化的总体平衡有关，而且与偏向左半球的、表现攻击性和表达愤怒的能力，以及偏向右半球的、表达悲伤和羞耻感的能力有关。

## 右半球中的身体整合

身体从不说谎。

——玛莎·格雷厄姆（Martha Graham）

顶叶位于我们耳朵上方接近头顶的位置，它处在负责视觉、听觉和感觉的众多神经网络的交叉路口。它是协调和整合这些功能的高级联合区。顶叶的前部组织我们的触觉感知，后部则整合感觉和运动经验（Joseph, 1996）。相应地，顶叶中的细胞对手的位置、眼球运动、词语、动机相关性（motivational relevance）[1]、身体位置和其他与经验整合相关的因素均有反应。

把这些高阶处理（high-order processing）[2] 网络关联起来的目的是为我们提供对自己身体及其与外部环境关系的协调且整合的觉知（Ropper & Brown, 2005）。这是有道理的，因为顶叶是从海马体进化而来的，而在低等哺乳动物的脑中，海马体充当着外部空间的认知地图（O'Keefe & Nadel, 1978）。顶叶的一部分工作是组织一幅我们的身体在空间中相对关系的综合地图，以便我们进行有意识的反思。因此，顶叶（尤其是右侧顶叶）受损，会导致我们对自我和周围世界的经验受到各种各样的干扰。

尽管左半球似乎包含一个网络来监控我们对右侧身体的关注，但右利手者的右半球具有一种特殊能力，可以将注意力引导到双侧的"体外空间"（Mesulam,

---

1　指某个动作在多大程度上与你想要做的事情相关。

2　指需要运用更高层次的认知功能的处理。

1981）。偏侧忽略（hemineglect），或者说察觉不到左侧身体的存在，可能是右侧顶叶的病变引起的。当忽略症状严重时，患者表现得好像世界的左半部分已经不复存在。偏侧忽略患者只会给右侧身体穿衣和化妆，同时否认自己有左臂或左腿。被要求画钟面时，他们可能会将 1 到 12 的所有个数字都放在右侧，或者只画到 6 点钟。

偏侧忽略现象已被证明也存在于想象性的空间中。比夏克和卢扎蒂（Bisiach and Luzzatti, 1978）检查了两名患有右顶叶损伤和左侧忽略的患者，要求他们描述米兰大教堂广场。两个病人都对广场非常熟悉。但是当被要求从广场的一端想象广场时，他们只能回想和描述想象中右侧的细节，不能回想和描述想象中左侧的细节。后来，他们被要求从另一端重新想象广场，看向之前的想象中自己坐着的地方。他们现在能够准确地描述现在的想象中位于右侧而不是左侧的事物。换句话说，一旦他们想象自己转身 180 度，他们就可以访问不久前无法记起的记忆。此外，他们之前提供的信息不再可以访问。这个非凡的演示表明，负责组织和关注空间中的身体的神经网络也在想象中被使用。

在后来的研究中，比夏克及其同事（Bisiach, Rusconi, & Vallar, 1991; Cappa, Sterzi, Vallar, & Bisiach, 1987; Vallar, Sterzi, Bottini, Cappa, & Rusconi, 1990）发现，用冷水冲洗右顶叶病变患者的左耳［冷热试验（caloric test）[1]］来刺激前庭可暂时缓解其偏侧忽略症状。将冷水注入左内耳会刺激右颞叶内的区域，从而使患者转向左侧（Friberg, Olsen, Roland, Paulsen, & Lassen, 1985）。尽管其作用机制尚不明确，但一种可能的解释是，右颞叶的激活重新整合了左右半球的注意力过程，从而使世界暂时成了一个组织有序的整体（Rubens, 1985）。这一理论得到了以下事实的支持：向这些患者展示可怕的面孔似乎也能使这些病人克服注意力忽略（Tamietto et al., 2007）。这些面孔的生存价值（survival value）[2]可能超过了偏侧忽略现象中建立的较高阈值。

---

1  指对外耳道进行冷或热的刺激来诊断前庭功能。
2  一个行为、生理或身体特征对繁殖成功的贡献程度。在某个给定的环境中可以增加繁殖成功概率的特质具有很高的生存价值。

# 语言网络和左脑解释者

> 人都是骗子。唯一的区别在于有些人承认这一点。我自己是否
> 认的。
>
> ——H. L. 门肯（H. L. Mencken）

左半球的语言网络依赖来自颞叶、枕叶和顶叶的听觉、视觉和感觉信息的汇聚。颞叶中的威尔尼克区接收来自初级听觉区的输入，然后将其组织成有意义的信息片段。汇聚区把声音、景象和触摸连接起来，因此可以进行跨模式的连接，从而使我们能够在没有视觉线索的情况下知道我们触摸到的和听到的是什么。它对手语的发展也是必要的。在手语中，文字以手势的形式表达出来。这种复杂且高度加工过的信息会传送到布洛卡区，在那里，表达性语言被组织起来。

将语言区与额叶的其余部分连接起来的神经网络允许口语和内部语言指导行为和调节情感。尽管语言的语义方面通常偏侧化至左半球，但右半球贡献了言语的情绪和韵律元素。语言的综合性特质可能是大脑的任何其他功能都无法比拟的。创作和回忆一个故事需要我们融合多感官的情绪、时间和记忆等能力，而这些能力能够将神经网络的所有向量桥接起来。通过这种方式，语言得以整合、组织并调节大脑，因此我们可以用语言助力日常讲故事和心理治疗。

我们在各种各样的背景中得到了一些一致的研究结果，这些结果导致人们普遍接受如下观点——语言新皮层（verbal neocortex）能组织有意识的经验，并使社会自我具体化，充当规则、期望和社会呈现（social presentation）[1] 的判决者（Nasrallah, 1985; Ross et al., 1994）。加扎尼加、勒杜和威尔逊（Gazzaniga, LeDoux, and Wilson, 1977）对裂脑人进行的研究发现，当右半球的信息不可得时，左半球可以创出对经验的解释。加扎尼加（1989）后来发展出了左脑解释者（left-hemisphere interpreter）的概念，认为它综合可得信息并为有意识的社会自我

---

1　社会呈现指在社会交往过程中如何呈现自己，包括行为举止、穿衣打扮、个人卫生等。

生成连贯叙事。

我们会通过揣测，找到一种解释来填补经验和记忆之间的缺口，这种策略类似于我们在精神疾病、阿尔茨海默病和其他形式的脑损伤患者身上看到的虚构过程。虚构（confabulation）似乎是左脑解释者的一种反射性功能，因为它试图理解无稽之谈、组织我们的经验，并尽可能地展示最好的自己。这种现象很可能与弗洛伊德提出的防御机制有关，这些机制会扭曲现实以减少焦虑。

有一个很好的例子能够说明这种虚构行为。M女士77岁，她大脑右半球的顶叶和颞叶都萎缩了，这让她饱受折磨。有一天，她的儿子看到她在卧室的镜子前使用手语（Feinberg & Shapiro, 1989）。当被问及她在做什么时，M女士告诉他，她正在与"另一个M"交流。她还告诉儿子，有一个和她长相、年龄、背景和学历都一样的M总是在镜子里。她和另一个M曾就读于同一所学校，但那时彼此并不认识。另一个M也有一个儿子，那个男孩和她的儿子长得一模一样，名字也一样。

M和她的替身在各方面都相同，只是另一个M有话多的倾向，并且使用手语进行交流的能力没她那么好。如果她通过镜子看到儿子或一个检查者出现在身后，她会正确地指出，镜子中的对方是镜像。因此，替身的体验只适用于她自己的形象。当有人指出这是她自己的镜像时，她会回答说："哦，当然了，你是这么想的。"（Feinberg & Shapiro, 1989）虽然M对她自己和世界的理解和认同已经被她大脑右半球的损伤扰乱了，但她的左脑解释者仍然完好无损。想想她觉得镜中的那个人话太多，而且手语的熟练程度不如自己，这有点儿好笑。也许左脑解释者可以解释为什么所有人心目中的自己都高于平均水平。

M女士对她的镜像持有这种虚构的、积极的自我偏见是左脑解释者在工作的一个完美例子。它还反映了人脑有一种本能要去解释无法理解的事物。在过去，类似的解释者概念曾被用来解释我们为什么会发展出超自然信仰（Cozolino, 1997）、精神分裂的妄想（Maher, 1974）和宗教信仰（Gazzaniga, 1995）。这个概念与心理治疗尤其相关，因为在性格障碍患者的世界观中、神经症患者的防御机制中，以及健康个体的日常现实中，构建现实这一行为都在运作。左脑解释者是自我的内部新闻代理人，它会积极地诠释和宣传我们的经历以及它们如何呈现给他人。如果解释者不能充分发挥其作用，例如在左半球受损或左额叶皮层激活减少的情况下，我们可能会变得过于现实、悲观和抑郁。

## 左右脑之间的沟通和协调

> 大脑明显拥有双重结构，它是双重器官，还是"看似分离，却合二为一"？
>
> ——H. 莫兹利（H. Maudsley）

随着我们的左右半球在进化过程中发生分化，每个半球最终主导了不同的功能，而这肯定发生在跨皮层的民主实验屡次失败后（Levy, Trevarthen, & Sperry, 1972）。随着时间推移，每个半球的新兴优势相互融合，使我们能够不断整合认知和情绪功能。当我们醒着时，右半球默默地向左半球提供信息，而我们在体验中将其当作直觉、感受、幻想和视觉图像（Nasrallah, 1985）。感受或图像瞬间涌现，然后很快消失了，这可能反映了右半球的处理侵入左半球有意识觉知流的一个方面（Gainotti, 2011）。右半球进行的过滤可能是必要的，以便我们专注于手头的任务，尽管右半球不一定会注意、理解某些信息，或允许它进入觉知。

当大脑左右半球发现它们彼此断开时会发生什么？杰森和帕茹尔科娃（Jason and Pajurkova, 1992）报告了一名41岁右利手男子的病例。该男子的胼胝体前部和额叶皮层的内侧部分受损了。受伤后他的行为最突出的特点是他的身体两侧似乎会相互冲突。在神经心理测试期间，该患者的右手会尝试执行一个任务，但左手会伸过来破坏已完成的部分。当他试图下楼梯时，他的右脚会先迈出，但他的左手会抓住门框，不让他继续前行。他发现自己无法做需要双手合作的事情。

这名患者表示，"我的左脚和左手总是想做与右侧相反的事情"（Jason & Pajurkova, 1992）。在另一个场合，他说"我的左手不去我想让它去的地方"。在每种情况下，右手和右侧（由左脑控制）都试图执行患者有意识的意愿。但是左侧

（由右脑控制）却不愿意。作者报告说，患者的右半球好像一个心怀恶意的兄弟姐妹，在争夺注意力和控制权（Jason & Pajurkova, 1992）。虽然这种冲突行为随着时间推移有所减少，但在他受伤六个月后仍然很明显。类似的左右冲突在裂脑人身上也可见到，通常在手术后的最初几周内能够消退。

很明显，在这些病例中，左半球在组织有意识自我上起主导作用，而右半球的行为则被体验为一股自我之外的力量（自我疏离的）。这些患者的经历和行为表明，每个半球不仅处理信息的方式不同，而且具有的意愿也不同。该来访者右半球的行为是无意识的和对立的，这些特点表明，左手可能一直都在把右脑中组织起来的无意识情绪反应付诸行动。

## 右-左整合与精神病理学

> 我们使用大脑太少了，而使用它也不过是为了给我们的反射和本能找借口。

> ——马丁·费舍尔（Martin Fischer）

我之前假设，神经网络整合应该与心理健康相关，而神经网络之间的分离或失衡应该与心理疾病相关。如果这是真的，那我们可以假定左右半球之间的整合是大脑实现最佳功能的一个要素。事实证明，焦虑症、情感障碍、精神病性障碍（psychosis）、述情障碍和心身疾病都与左右脑的整合以及平衡的缺陷有关。

### 焦虑症和抑郁症

> 焦虑是爱的头号杀手。

> ——安娜伊斯·宁（Anaïs Nin）

如前所述，每个半球都有情绪偏见，因此右-左激活的适当平衡似乎能使我们拥有适量的积极和消极情绪体验，并调节和管理焦虑症（Silberman & Weingartner, 1986）。左半球偏向积极的情感、亲社会的行为和自信，这些都有助于我们与他人联结并在群体中感到安全，而右半球则偏向多疑和消极，因此能够让我们对危险保持警觉和警惕（Harmon-Jones et al., 2010）。

当额叶和杏仁核的激活偏向右半球时，它会与焦虑症和抑郁症的体征和症状呈正相关（Nikolaenko, Egorov, & Freiman, 1997; Perlman et al., 2012）。与额叶活动偏向左半球的灵长类动物相比，右侧额叶过于活跃的灵长类动物更容易害怕，防御性也更强，并且具有更高水平的应激激素（Kalin et al., 1998）。当人们请求有童年创伤史的成人回想不愉快的记忆时，他们会更显著地转换到右半球处理（Schiffer, Teicher, & Papanicolaou, 1995）。右半球中许多结构的激活在 PTSD 患者身上也很明显（Engdahl et al., 2010; Rauch et al., 1996）。

如果焦虑症和抑郁症在一定程度上是偏向右半球处理的结果，那么任何形式的成功治疗都会增强这些系统的重新平衡。针对焦虑症和抑郁症的认知疗法利用了人脑的理性思维，可能会通过激活左半球过程来恢复偏侧平衡。人们也可以通过放松训练来下调右半球处理，从而缓解症状。

偏侧化的进化所产生的一个不幸的遗留物可能是右半球侧重于负面情绪，同时主宰着情绪化的自我觉知（Keenan et al., 1999）。此外，由于早期的、无意识的右半球情绪学习太多，早期的负面经历对我们的自尊、态度和人格有长期但隐蔽的影响。偏侧化的这些方面可能也导致我们更偏向羞耻感、内疚和悲观，同时可能也解释了尼采"人是唯一必须被鼓励才能活下去的动物"的论断背后的神经生物学机制。正如我们将在后面的章节中探讨的那样，这可能并非偶然。进化可能利用了我们有意识体验到的羞耻感，以便使我们更容易被他人控制，从而实现组织集体的目的。

# 述情障碍和心身疾病

> 正因为孩子的情感非常强烈，所以要压抑这些情感不可能不产生严重的后果。

> ——爱丽丝·米勒（Alice Miller）

述情障碍（无法有意识地体验和描述感受）的特征是患者无法充分地察觉和整合右半球的功能。这类患者不易患抑郁症或躁狂症，而是缺乏情绪的表达和体验。他们能够认识到其他人有感受，但报告说无法在自己内心找到任何感受。

从心理动力学的角度来看，这些来访者似乎陷入了次级过程思维（secondary process thinking），与他们内心的生理世界和情绪世界脱节了。述情障碍患者的特点是，他们的认知风格是具体的或受刺激约束的、想象力有限，以及无法回忆起自己做过的梦（Bagby & Taylor, 1997）。他们难以从传统的谈话疗法中受益，因为他们无法将情绪带入治疗，也无法使用想象力或角色扮演来扩展对自己的思考。尽管与这种疾病有关的神经系统因素仍然未知，但述情障碍已被描述为"左右脑之间双向转移缺陷"（Taylor, 2000）。因此产生的情感和认知整合的失败导致左半球的有意识自我几乎得不到来自情绪化的、直觉的、充满想象力的右半球的输入。

患有其他精神疾病的患者也会表现出与述情障碍患者相似的模式。霍普（Hoppe, 1977）发现，心身障碍患者具有与述情障碍患者相似的特征，如梦境贫乏、缺乏象征思维，以及难以使用语言来表达感受。我们在大屠杀幸存者、裂脑人和创伤性脑损伤患者身上也发现了类似的困难。霍普和博让（Hoppe and Bogen, 1977）提出假设，如果我们在发育或内在的遗传过程中出了问题，那么这可能导致每个半球自主地组织和运作。左右脑之转移缺陷的理论得到了对 PTSD 和述情障碍患者的研究的支持。该研究发现，这些患者在左右脑之间传递感觉运动信息方面存在缺陷（Zeitlin, Lane, O'Leary, & Schrift, 1989）。

# 精神病性障碍

现实只是一种错觉，只不过是一种非常持久的错觉。

——阿尔伯特·爱因斯坦

正常的觉知状态需要左右半球处理的整合和平衡，而精神病性障碍可能是右半球的功能侵入有意识觉知的结果。右半球的过度激活或左半球抑制能力的降低可能会削弱大脑过滤来自右半球的初级过程输入的能力。这种左右偏向的转变可能有多种诱因，其中包括重要神经化学物质（如多巴胺）水平的变化、神经解剖上的异常，或皮层下脑区（如丘脑）的激活发生了改变。精神分裂症患者及其近亲表现出左半球的海马体和杏仁核体积缩小，而这已被证明与思维障碍相关（Seidman et al., 1999; Shenton et al., 1992）。

幻听，或是听到一个或多个声音在说话，是精神分裂症的核心症状。事实上，schizophrenia（精神分裂症）这个词的意思是"分裂的心智"。这些异常的、侵入性的、自我矛盾的经历可能反映了右半球语言（与初级思维过程和/或内隐记忆相关）闯入了左半球意识（Mitchell & Crow, 2005）。患者听到的这些声音通常在说一些具有强烈情绪价值的单个词语。在患者的体验中，这些词语来自自我之外。例如，患者身边有人走过时，他们报告说听到了脏话或批评性的词语（混蛋、白痴）。那些命令患者去伤害自己或他人，或者从事危险行为的幻觉具有相同的特点。精神分裂症患者似乎公开与他们内心世界中可耻的方面（可能存储在右半球里）斗争，而其他人则能更好地抑制、压抑和否认这些方面。

在精神病性障碍中，初级思维过程会闯进正常的觉知状态，造成现实检验缺陷和思维障碍。患者将其描述为在清醒时做梦，并且努力想要理解叠加在一起的初级和次级过程经验。这种去理解混乱事物的尝试激起了左脑解释者的兴趣，导致它对奇思妄想进行详细解释（Maher, 1974）。尽管用以解释精神病性障碍的半球模型仍是推测性的，但偏侧主导性测试（通过听力任务来测量）表明，这些患者的偏侧优势降低与更严重的精神病性症状相关（Wexler & Heninger, 1979）。

受现代科学和古代文本的启发，神经心理学家朱利安·杰恩斯（Julian Jaynes, 1976）根据左半球抑制右半球输入的能力不断增强提出了人类意识的进化论。杰恩斯认为，在公元前 1000 年以前，人脑的两个半球是独立运作的：右半球无意识地控制着身体，而左半球见证和描述社会环境和身体动作。这种偏侧化模型可能反映了进化的一个中间阶段，该阶段处在拥有两种模式的有意识觉知和目前右半球受到抑制的倾向之间。

杰恩斯提出，当我们的祖先处于极端压力情境中，例如进行战斗时，右半球会向左半球下听觉命令，而这些命令在左半球的体验中来源于自我之外。这可能反映了，部落首领和战士的听觉记忆被内化了，这些命令类似于现代精神分裂症患者所报告的自己听到的命令。随着胼胝体扩展和左半球的支配地位日益增强，扎根于左半球的更统一的自我感占据了主导地位，能够抑制这些内心的声音。杰恩斯认为，现代患者出现精神疾病性症状可能是因为左半球抑制右半球信息的能力崩溃了。

## 偏侧化与心理治疗

> 幸福不是强度的问题，而是平衡、秩序、节奏与和谐的问题。
>
> ——托马斯·默顿（Thomas Merton）

左右半球的适当平衡和整合似乎并不是发展过程的必然结果。我强烈怀疑，左右整合是一个依赖经验的过程，它取决于安全型依恋是否充分帮助我们进行情感调节。它还依赖叙事的共同构建。在共建叙事的过程中，我们找到了一个模式来识别和标记感受，并将其整合到经验中。心理治疗可以充当重新整合来访者断开的左右半球的手段，因为来访者可以在一个关怀备至的关系背景下进行现实检验、表达情绪，以及将感受用语言表达出来（Schore, 2011, 2014）。

精神病学和神经病学的多个例子强烈表明，心理健康与那些分别偏向左右半球的系统的激活、抑制和整合之间的适当平衡有关。遗传因素和神经解剖结构因素可能与早期忽视或创伤协同作用，进而干扰最佳神经网络整合和调节的发展。心理治疗师并没有忘记半球专业化与弗洛伊德的有意识的和无意识心理概念之间的相似性。右半球功能类似于弗洛伊德的无意识模型，因为这些功能先发展起来并且是情绪化的、非语言的、感觉运动的（Galin, 1974）。这种非线性处理模式允许右半球包含多个重叠的现实，类似于弗洛伊德的初级思维过程，这种思维最清楚地体现在梦中。左半球对有意识思维的线性加工与弗洛伊德的次级思维过程概念相似，它受时间、地点和社会期望的约束。

当来访者前来接受治疗时，左脑解释者会讲述它的故事。但通常有些事情不对劲：这个故事并不能完全解释他们生活中发生的事情。组织着他们身份的那些叙事并不能充分解释他们的经历、感受和行为。右脑通过面部表情、肢体语言、情绪和态度说话。因此，我们聆听着两个故事，以寻求语言叙事与非语言和情绪的交流的一致性。在这个过程中，我们会分析左-右和上-下神经网络的整合和连贯性。所有形式的心理治疗都会编辑和扩展左脑的自我叙事，以此为主要工具纳入右脑无声的智慧。

我们希望，在一段治疗关系中，治疗师比来访者的整合程度更高。这使治疗师能够感情充沛地回应来访者所说的话、与来访者的情绪产生共鸣，然后与来访者分享他们对这些情绪的看法。因此，治疗师越过自己左右半球之间巨大桥梁的能力可以成为来访者的榜样和指南。

从偏侧化角度，我们还可以用另一种方式描述心理治疗：我们教会来访者一种方法，让他们通过该方法学会关注右半球的处理并将其翻译成左半球的语言。我们告诉他们，左脑解释者呈现给他们的有意识的信念是有局限性的和扭曲了的。许多来访者需要去质疑他们的左半球给他们提供的想法。这就是为什么现实检验对于治疗的成功非常重要。治疗师有义务去倾听来访者没有说出口的内容，与来访者无法有意识体验的东西产生共鸣，并以一种能够使其整合的方式将其传达给来访者。这个人性化的过程能够为大脑半球的整合服务。

# 本章小结

对分离的处理系统进行整合通常是治疗的中心焦点。渐渐地，来访者最终能够学会治疗师收集和解释他们所提供信息的方法（Gedo, 1991）。这个过程与在儿童期同父母积极互动的过程非常相似。如果在儿童期学会的方法不利于适应，那么它会让孩子（以及他们在成年后）处于自我觉知受限和神经网络分离的状态。在心理治疗中，来访者在情绪和认知整合的背景下学习这些技能，并且这种学习需要两个半球、反思性语言、感受、感觉和行为的共同参与。用神经科学的语言来说，我们正在教授来访者一些整合理性信息和情绪信息的新策略，以便整合他们分离的记忆系统和处理系统。这些过程有助于他们构建更具包容性的自我叙事，而后者又可以充当持续进行的神经整合的蓝图。

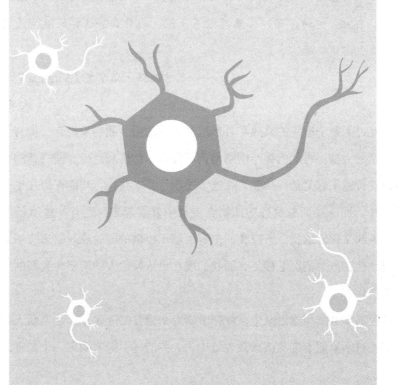

第三部分

执行功能与神经整合

# 第七章　执行脑：定向行动和抑制

> 我自己的大脑是我最无法理解的机器——它总是嗡嗡作响、轻声低吟，翱翔、咆哮、俯冲，然后埋入土里。为什么？这样的激情是为了什么？
>
> ——弗吉尼亚·伍尔夫（Virginia Woolf）

在经过无数个适应的挑战和自然选择周期之后，我们发现自己拥有了极其精细和复杂的大脑。古老的神经网络得到了保存、扩展和重组，同时新的神经网络出现以执行越来越复杂的功能。在这个过程中，一些执行功能保留在了脑干和边缘系统中，而一些新的执行功能则在皮层中发展起来。还有一些执行功能由语言、关系和文化来承担。所以我们仍有由脑干控制的原始反射，边缘系统中的杏仁核仍然会在危急情况下接手，而我们现在也依赖他人的期望为我们的思考和行为提供指导。

神经病学从颅相学中诞生，颅相学研究头盖骨的隆起并以此判断人格。这个基础促使科学家们本能地试图在大脑中为人类的每个行为确定一个位置。从布洛卡将左额叶皮层的某个区域指定为"语言中心"到如今，人们曾经认为智慧和勇气等性格特征所在的区域现在被认为支持着视觉、记忆和接受性语言等功能。这当然是朝着正确方向迈出了一步，但仍然过于简单化。事实证明，大脑的每个区域都是一个复杂系统的一部分，无法被孤立。

我们对绝大多数身心功能的控制都处在自动驾驶模式中。在正常情况下，我们几乎完全不会注意到呼吸、行走、说话和其他数千个复杂过程。我们可以在听音乐或打电话的同时安全地（并且不动脑子地）开几个小时的车。这种自动性促使我们在任何特定时刻都能将有意识的注意力集中在我们内心和周围所发生的极小一部分事情上。

## 执行功能的中心法则

身体的主要功能是随身携带大脑。

——托马斯·爱迪生（Thomas Edison）

毫无疑问，"控制执行功能的脑区"的名称是一个由两个字组成的词语——额叶。然而，近年来，神经科学已经更广泛更深入地去寻找答案了。一方面，我们意识到执行功能由许多相互交织的技能和能力组成，它们需要躯体认知、情绪和社会功能（Koziol et al., 2011）。例如，智力的概念已经从认知功能（问题解决的能力和记忆能力）扩展到涵盖人际能力和情绪能力，例如读心、调谐、共情和情感调节。

将功能定位到大脑某一区域的冲动正在演变成一些更为复杂的策略，这些策略旨在探索分布在整个大脑和神经系统中的交互网络（Takeuchi et al., 2012）。随着我们逐渐理解执行功能的复杂性，如此多维的举动肯定需要众多神经网络的贡献这一点已经变得很明显了。虽然额叶是核心参与者，但事实证明，执行功能是集体努力的结果。

# 寻找 CEO

*有效的领导是把最重要的事放在第一位。*

——斯蒂芬·柯维（Stephen Covey）

现在让我们花一点儿时间，想象一家大公司。CEO 位于该公司行政层级的顶端。公司雇用专门从事特定业务的更低级别的管理人员来负责数千种不同职能。雇用多位更低级别的管理人员可以让 CEO 腾出时间来监控市场力量、关注竞争和规划未来。以同样的方式，大脑皮层的多个执行区域也不再关注基本的身体功能和熟练的运动行为。只有在新情况下或有问题的情况下，执行脑才会参与更基本的功能（Bermpohl et al., 2008）。

尽管人们传统上认为，大脑的执行区域只负责我们的理性能力，但这些区域实际上会结合感觉、运动、记忆和情绪信息来塑造我们的观点、计划和行动。我们之所以能够更全面地理解执行功能，一部分原因是我们日益重视情绪和直觉在决策中的贡献。因为大脑的很多功能都是隐蔽的，无法进行有意识的观察，所以执行脑受到了无意识过程的强烈影响。心理治疗会利用执行脑来更新和重组有意识网络和无意识网络的关系，从而为身心健康服务。

执行脑包含诸多控制机制，这些机制使我们能够专注于某项特定的活动、过滤干扰、做出决定，并有序、有目标地行事。如果这些功能成功执行，我们就会感到足够安全，从而能够将注意力转向内部，关注执行功能的其他方面，例如沉思、想象和自我觉知。这些能力于是使从事艺术、宗教、哲学和其他独特的人类活动成为可能。随着在成年生活、育儿和隔代教养中遇到的挑战要求我们承担新的角色和接受更复杂的挑战，执行系统在整个生命周期中也会不断改变。大脑的功能和组织在一生中都不断发展，从而使我们提高洞察力、同情心和智慧。

# 额 叶

*道德文化的最高阶段出现在我们认识到应该控制自己的想法时。*

*——查尔斯·达尔文（Charles Darwin）*

额叶皮层和前额叶皮层对灵长类动物和人类认知的、行为的和情绪的执行功能至关重要。它们的组织和连接使它们能够整合来自整个大脑的输入（Fuster, 1997）。因为额叶皮层没有初级感觉区，所以它们完全致力于将其他脑区已经处理过的感觉信息关联起来（Nauta, 1971）。例如，顶叶区域发送的投射[1]包含整合了的视觉、运动和前庭信息，而颞叶发送的投射则传递社会情感评估过程已经综合过的感觉信息。

尽管人类的额叶最初进化出来是为了组织复杂的运动行为，但前额叶的扩展为我们增加了规划、决策和工作记忆（working memory）[2]等能力。大脑两个半球的网络均向额叶和顶叶皮层提供信息。依次穿过皮层、边缘系统和脑干的分级网络（hierarchical network）为额叶皮层提供躯体和情绪信息，但这些网络都汇聚在额叶和前额叶内，从而使它们能够综合各种信息，以便把我们的注意力、情绪和认知与行动整合起来（Alexander et al., 1986; Marien, Custers, Hassin, & Aarts, 2012）。额叶皮层内的神经元和神经网络通过记住我们即将执行的行为可能在未来产生的后果来组织我们有意识的时间感（Dolan, 1999; Fuster, Bonder, & Kroger, 2000; Grinband et al., 2011; Ingvar, 1985; Watanabe, 1996）。而且，当执行网络从事不同的任务时，它们会重新整合，形成不同的布局以处理手头的特定任务（Braun et al., 2015）。

由于运动行为和认知在进化上存在关联，所以一些理论家认为认知是运动行为的衍生物（Wilson, 1998）。支持这一想法的证据可能是，我们的象征思维和

---

1　指神经冲动从一个区域或器官传递到另一个区域或器官。
2　临时存储和操作信息的认知结构和过程。可从外界接受或从长时记忆中提取信息并对其进行操作。

抽象思维是由渗透在语言里的众多内脏隐喻、感觉隐喻和运动隐喻组织起来的（Goldman & de Vignemont, 2009; Johnson, 1987）。理解某事被表达为"掌握"一个想法或"吃透"一个概念。位于左额叶皮层的布洛卡区控制着表达性语言，该区靠近专门负责嘴唇和舌头的运动皮层区。二者靠得这么近可能反映出口语和精细运动控制是共同进化和相互依赖的。

前额叶皮层还参与构建我们对他人的信念、意图和视角的看法，这一极度异质性的过程被称为心理理论（theory of mind, TOM）（Goel, Grafman, Sadato, & Hallett, 1995; Herrick, Brown, & Concepcion, 2014; Schaafsma, Pfaff, Spunt, & Adolphs, 2015; Stuss, Gallup, & Alexander, 2001）。在童年早期前额叶皮层受损通常会导致我们在心理理论掌握、社会角色的学习、换位思考和移情能力等方面有缺陷（Balconi, Bortolotti, & Gonzaga, 2011; Dolan, 1999; Koenigs, 2012）。如果这些区域在生命后期受损，这有时也会导致一系列类似的缺陷。这种情况被称为伪精神病态（pseudopsychopathy）（Meyers, Berman, Scheibel, & Hayman, 1992）。

## 皮层和抑制

> 人的头脑能创造什么，人的性格就能控制什么。
>
> ——托马斯·爱迪生

当我们想到人类大脑皮层的进化时，我们往往会想到音乐、艺术和文化领域的成就。尽管我们会关注人脑所创造出的这些肉眼可见且令人震撼的产物，但皮层在抑制自身和其他脑部结构方面的隐蔽作用同样重要。思考一下这个例子：我们出生时就具备一系列原始脑干反射，它们是从我们灵长类祖先那里保存下来的。其中之一是抓握反射，它使我们成人能够将食指放在婴儿的手掌，然后将他们提起来。在生命的最初几个月里，婴儿的手可以负担自己的体重，但之后就无法做到了。

人们相信，这种抓握反射是一种历史遗留物，以前，新生的灵长类动物必须抓住母亲的皮毛，好让母亲腾出手来在树枝中穿行、收集食物和保护孩子。尽管这种行为已不再是人类生存所必需的，但它因为进化保守性（evolutionary conservation）保留在了我们的基因蓝图中（Jeannerod et al., 2005）。它可能会继续在增强新生儿与父母之间的情感纽带方面发挥作用，因为父母会在身体上和感情上被婴儿的抓握所"吸引"。

在生命的最初几个月里，随着来自大脑皮层的下行纤维与控制该反射的脑干区域连接起来，这种反射会逐渐减弱。但是为什么皮层这么早就会优先抑制该过程呢？毕竟，我们要学习东西非常多。最可能的原因是，在皮层运动区开始塑造手和手指的灵巧性之前，我们的手需要摆脱该原始脑干反射的控制。换句话说，在我们能够独立运动每根手指和协调多个手指以进行复杂动作之前，它们需要摆脱目的单一的、作为一个整体而行动的冲动。

现在让我们快进到生命晚期，刚才提到的那个孩子现在已经 70 或 80 岁高龄了。她的孩子们注意到她好像很健忘，做事也没有条理，所以担心她可能出了什么问题，于是带她去看神经科医生。医生会对她进行一系列临床测试。在其中一项测试中，医生会要求她将双臂伸直放在面前，双手张开，手掌朝下。医生则将手臂伸到她手臂的下方，手掌向上，然后将手指在她的手臂下边从肘部滑向她的手掌。

当医生够到她的手腕时，医生会微微弯曲自己手指并保持该手势。当医生的手指在她的手掌下滑动时，他是想看看自己触摸是否会触发她的手指向内弯曲并抓住他的手指。如果她的手指这样做了，医生会告诉她不要抓住他的手指，然后再试一次。如果她再次这样做了，那很可能是因为医生手指的触摸触发了她的脑干抓握反射。这与她在生命早期所具有的反射是相同的。但是为什么这在临床上有意义呢？

原来，早期反射在整个生命过程中一直嵌入在脑干中，并不断被来自皮层的下行纤维抑制。在阿尔茨海默病这类疾病中，大脑皮层的额叶和颞叶区域内专门负责下行抑制的神经元会逐渐死亡，从而释放抓握反射。那位医生正在寻找她的皮层抑制功能受损的迹象，而这些迹象表明她可能患脑卒中、存在肿瘤，或阿尔茨海默病发作了。在大脑受损后早期反射在成年期重新出现这一现象被称为皮层释放体征（cortical release signs）（Chugani et al., 1987; Walterfang & Velakoulis, 2005）。

皮层的这种抑制性功能不局限于原始反射。安全型依恋的一个主要神经生物要素是我们会构建从前额叶皮层向下到达杏仁核和其他调节性结构的下行纤维。这些抑制过程允许孩子们通过将父母当作情绪支架来发展自己的情绪控制，随着他们学习通过自我对话、记住积极的结果和主动解决问题来调节自己的恐惧情绪（Ghashghaei, Hilgetag, & Barbas, 2007）。因为共情需要我们具有理解概念、调整情绪和调节情感的能力，因此前额叶皮层受损通常会导致共情能力受损（Eslinger, 1998）。

共情思维需要情感调节和认知灵活性，以便我们从环境中抽身，把自己的需求放在一边，并考虑他人的感受。犯谋杀罪是缺乏共情的终极表现。谋杀罪犯人的额叶背侧和眼眶部分的葡萄糖代谢显著更低。该结果是在没有脑损伤或其他脑区的新陈代谢没有减少的情况下发现的（Raine et al., 1994）。尽管反社会行为是一种复杂的现象，但这些人常常在情感调节、冲动控制和心理理论方面表现出缺陷。

菲尼亚斯·盖奇（Phineas Gage）是眶内侧前额叶皮层（orbitomedial prefrontal cortex, 后简称为OMPFC）受损的经典案例（Harlow, 1868; Damasio, 1994）。盖奇先生是新罕布什尔州一位备受尊敬的铁路工头，以成熟和"平衡"的头脑著称。工作中的一次爆炸使一根直径约3.2厘米的铁棒穿过他的脸颊和头部，摧毁了他大脑的大部分OMPFC。尽管事故并没有给他造成任何"神经行为"方面的缺陷（例如失语症、瘫痪或感觉缺失），但他的同事们都说，盖奇已"不再是盖奇了"。事故发生后，他无法控制自己的情绪，无法持续进行以目标为导向的行为，无法遵守社会习俗，因此符合前面提到的伪精神疾病的诊断条件。盖奇从一个前途无量的年轻人变成了一个漫无目的、不成功的、苦恼不堪的流浪汉，他余生再也没有恢复以前的功能水平。

# 前额叶皮层

动物行为最非凡的一个方面是通过学习来改变行为的能力，而这种能力在人类身上达到了极致。

——埃里克·坎德尔

前额叶皮层一般分为两个功能相关的区域；第一个由眶内侧区域组成，第二个由背外侧前额叶皮层（dorsolateral prefrontal cortex，后简称为 DLPFC）组成。尽管眶内侧和背外侧前额叶区域是相邻的，但它们在连接、神经结构、生化物质和功能职责方面都有所不同（Wilson, O'scalaidhe, & Goldman-Rakic, 1993）。虽然这两个区域都在行动和抑制中发挥作用，但背外侧和眶内侧分别专注于注意力任务和社会情感任务。

OMPFC 在儿童期先进化、先发育，它位于边缘系统的顶端，与参与学习、记忆和情绪的杏仁核与其他皮层下区域有密集的连接（Barbas, 1995; Murray, O'Dougherty, & Schoenbaum, 2007）。这些连接及其对右脑的偏向与处理社会信息和情绪体验有关（Bertouz et al., 2012）。就像与它们相连的左右半球一样，OMPFC 和 DLPFC 也表现出不同程度的整合和分离。表 7.1 列出了前额叶区域的一些关键功能。

### 表 7.1　前额叶的功能

| 眼眶和内侧区域 | 背侧和外侧区域 |
| --- | --- |
| 依恋 [1] | 认知控制 [14] |
| 社会认知 [2] | 引导注意力 [15] |
| 思考相近他人的观点 [3] | 组织时间体验 [16] |
| 自指称的心理活动 [4] | 组织工作记忆 [17] |

| 眼眶和内侧区域 | 背侧和外侧区域 |
| --- | --- |
| 欣赏幽默 [5] | 组织情景记忆（右）[18] |
| 编码新信息 [6] | 自主压抑悲伤 [19] |
| 感觉–内脏–运动信息的关联 [7] | 学习动作程序 [20] |
| 估算奖励的价值和重要性 [8] | 基于复杂信息的决策 [21] |
| 对未来后果的敏感性 [9] | 思考非相近他人的观点 [22] |
| 实现目标 [10] | 情绪和认知的整合 [23] |
| 独立于刺激的思维 [11] | |
| 情绪处理中的抑制性控制 [12] | |
| 基于情感信息的决策 [13] | |

DLPFC 和 OMPFC 专管的认知智力和情绪智力具有不同的发育敏感期，而且需要不同的学习环境。甚至在出生之前，眼内侧前额叶区域就开始在人际关系的背景下进行组织。在生命的前 18 个月里，OMPFC 与右半球共享一个发育敏感期。然后，背外侧区域会与左半球一起经历一次生长突增，这与直到第五个年头语言的发展以及我们对物理和社会世界的探索有关。

我们的前额叶皮层有两个关乎全局且相互交织的功能领域，一个是情感和依恋的调节，另一个是认知和运动过程的综合和协调。尽管这两个任务看起来完全不同，但每个任务都相互依赖。抽象思维和问题解决尤其依赖充分的情绪调节。反过来，理性思维和有意识的问题解决能够增强情绪调节。前额叶皮层似乎也是对思考进行思考（元认知，metacognition）所必需的，这包括观察我们的想法、重访记忆和改变我们的想法（Jenkins & Mitchell, 2011）。

通过检查前额叶受损时我们会出现什么类型的问题，我们可以观察到前额叶的一系列功能（见表 7.2）。如果人的大脑的大部分区域都受到损伤，例如你很快就会听说的路易斯所遭受的脑损伤，所有的功能领域都会受到负面影响。另一方面，菲尼亚斯·盖奇的这种更集中于局部的病变则可能会导致某些症状，而不会导致其他症状。每种精神疾病也表现出特定的认知扭曲、情绪调节困难以及自我觉知缺陷，它们都反映了额叶不同的参与模式。

问题解决是一种核心的执行功能，需要情绪调节、持续的注意力和认知灵活性，它可能会因前额叶损伤而受损。一些来访者会被困在某个特定的思维方式中［持续症（perseveration）］，而另一些来访者则难以运用抽象概念（具体思维）。他们可能难以记住过去行为的结果，并反复将同一个失败的解决方案应用于新问题。额叶有缺陷的来访者通常难以监控社会互动，例如记住倾听者的视角和遵守社交规则。

### 表 7.2　前额叶受损的表现

| 眼眶和内侧区域受损 | 背侧和外侧区域受损 |
| --- | --- |
| **社交和情绪的去抑制，具体表现为：** | **无法专注和计划，具体表现为：** |
| 笨拙或愚蠢的态度 | 健忘 |
| 社交关注减少 | 注意力分散 |
| 露阴癖和下流谈话 | 对后果的担忧减少 |
| 浮夸 | 减少期望 |
| 突发愤怒和易激惹 | 计划能力差 |
| 焦躁不安 | 工作质量下降 |
| **情感淡漠，具体表现为：** | **丧失抽象态度，具体表现为：** |
| 注意力下降 | 具体性 |
| 丧失主动性 | 受刺激限制 |
| 缺乏随意性 | 审美意识丧失 |

| | |
|---|---|
| 漠不关心 | 持续症 |
| 抑郁 | 感觉一成不变 |

## 路易斯的案例

> 本能的本质是它独立于理性而被遵循。
>
> ——查尔斯·达尔文

路易斯在他 20 岁生日几天后遭遇了一场严重的交通事故。他的神经内科医师提议让他和他的父母接受家庭治疗，所以他们来找我。第一次会面的时间到了，我打开门，发现我的小候诊室里挤了八个人。当路易斯、他的父母和五个弟弟妹妹一起涌入我的办公室时，我注意到路易斯额头上有伤疤和凹痕，我想象了它们下面可能存在什么样的损伤。在与他的神经内科医师交谈后，我得知，他的前额叶皮层受了重伤，他变得冲动、易怒，有时还有暴力倾向。路易斯现在的抑制能力、推理能力和辨认社会期望的能力都非常有限。

当我们都在我的办公室里安顿好了后，我转向父亲，问他我如何能帮他帮助他的家人。他流下了眼泪，慢慢地左右摇头，双手搓在一起，轻声说："他开车开得太快了。""我没有！"路易斯叫道，"除了那一次！"一家人都看向别处，一脸尴尬。很明显，与父亲顶嘴是问题的一部分。虽然他一直都有些冲动鲁莽，但他的父母声称他的行为比事故发生前要糟糕得多。我怀疑，无论路易斯在事故发生前多么容易冲动，这种程度的无礼行为都是新出现的。

随着家人讨论他们的情况，我得知，路易斯的父母在他出生前不久从墨西哥搬到了美国，并且已经很好地适应了他们的新家。尽管他们成功地适应了这里的文化，但他们仍然忠于墨西哥传统的价值观，如忠于家庭和尊重长辈等。在这种情况下，路易斯不假思索地大声与父亲顶嘴让所有人都感到羞耻，除了路易斯。

他受的伤破坏了他的大脑网络，使他不能监控和控制自己的行为，也不能考虑家人的期望。事故发生一年后，他重返汽车维修工作，但无法专心工作，也无法与同事和客户相处。对路易斯来说，用来进行皮层抑制的下行网络由于失去了大量前额叶神经元而受损了。

路易斯对这个事故一点儿都记不起来，事实上，对于事故发生之前的几周他都没有任何记忆。阅读了警方的报告后，他才了解，他在街头赛车时因失去了对汽车的控制而撞上了一根杆子。由于他没有系安全带，并且之前安装了一个没有安全气囊的钢制方向盘，这加重了他的伤势。我们无法判断这是青春期的愚蠢还是他在事故前就已经缺乏判断力的证据。

他的母亲报告说，路易斯现在大部分时间都在家里陪她。他行为古怪，有时甚至令人恐惧。有时他会无缘无故地哭，对她和其他人大喊大叫，或者跳进她的车里快速开走。有几次，他大发雷霆，在房子里扔家具。他还在节日期间发表了性言论，并带着耶稣之名骂脏话，这让家里的每个人都感到不安。家人爱着路易斯，但又厌恶他的行为，所以左右为难。

汽车、工业和娱乐事故，以及社区和家庭暴力，都导致越来越多的人遭受创伤性脑损伤。由于前额区域位于额头正后方，因此也最有可能在打架和事故中受损。尽管脑损伤患者来自各行各业，但其中年轻男性的比例很高。青春期的冲动、冒险和缺乏判断力使他们更容易破坏理解后果和抑制冲动所需的那些区域。

青春期前额叶脑区的大规模重组以及生化变化和激素变化都可能引发这些危险行为（Spear, 2000）。这些年轻男性中的许多人可能在事故发生之前就已经存在额叶缺陷或额叶发育迟缓的情况，而这加剧了更典型的青少年冒险行为。这样，额叶损伤通常会加重先前就已存在的冲动控制缺陷和判断缺陷，从而使治疗和恢复变得更为复杂。

针对路易斯及其家人的治疗方案是多角度的。我首先教导这家人了解关于人脑和路易斯的特定脑损伤的知识。与学习具体的信息相比，更重要的是将他的行为看作脑损伤的症状而不是道德缺陷。我特别关注他的咒骂和性言论。在这家人眼中，这些行为与路易斯的性格和精神健康有关。通过与他们分享其他人的病例，我向他们说明，路易斯的症状出现是因为他的脑损伤导致了病理性的抑制受损，而不是品格不良或教养不佳的结果。

我还采取了一些更具体的干预措施，包括让路易斯参加一个作业治疗（occupational therapy）[1]项目，以帮助他培养一些工具技能和人际技能，而这些技能都是他找到工作并干得长久所必需的。对路易斯和他的家人来说，他作为长子能够卓有成效地生活并重新获得自我价值感是很重要的。我的目标之一是减少他对服药的抵触，这些药物可以帮助他缓解处境改变引发的焦虑和抑郁。我还与路易斯和他的家人一起开发了与减压和愤怒管理相关的技能。我们把这些练习变成了他们一家人的角色扮演游戏，缓解了紧张气氛，并让每个人都参与到帮助路易斯的过程中。

随着时间推移，路易斯开始能够将他的汽车知识应用于他在汽车零部件商店的兼职工作。他的作业治疗师帮助他建立了一些日常惯例，这样他能够成功使用电脑。事实证明，抗抑郁药对他的心境和易激惹都有帮助，角色扮演游戏也成了家人日常互动的一部分。这些改善使他偶尔的爆发变得更容易忍受，他们也更容易将其视为疾病的后果。路易斯很幸运，有一个强大的、关心他的家庭无条件地爱着他、支持着他。来访者支持系统的质量在其康复中起着重要作用。

## 眶内侧前额叶皮层

*意见最终由感受决定，而不由智力决定。*

——赫伯特·斯宾塞（Herbert Spencer）

OMPFC 位于两侧额叶的下方和中间，眼睛正上方，与前扣带回、杏仁核和基底前脑（basal forebrain）的其他结构紧密相连（Heimer, Van Hoesen, Trimble, & Zahm, 2008; Zahm, 2006）。心理治疗师对这些网络特别感兴趣，因为它们会

---

[1] 指帮助受伤、生病或残疾的人增强或恢复日常生活所需的技能，例如教瘫痪的人如何穿衣、进出轮椅等等。

生成和调节情绪、依恋和偏好（Chaudhry et al., 2009; Kern et al., 2008; Lévesque et al., 2004; Rogers et al., 2004; Wager et al., 2008; Walton, Bannerman, Alterescu, & Rushworth, 2003）。

前扣带回参与注意力、基于奖励的学习和自主神经唤醒，它在进化过程中首次出现在那些表现出了母性行为、喂养和玩耍的动物身上（Devinsky, Morrell, & Vogt, 1995; MacLean, 1985; Nair et al., 2001; Shima & Tanji, 1998）。因此，OMPFC或前扣带回受损会导致母性行为、情绪功能和共情等方面出现缺陷（Etkin, Egner, & Kalisch, 2011）。如前所述，情绪控制障碍（emotional dyscontrol）也与这些区域受损有关，包括不适当的社会行为、冲动、性抑制受损和运动活动增加（Lewis et al., 2011; Price, Daffner, Stowe, & Mesulam, 1990）。前扣带回和前脑岛（anterior insula, AI）一起充当突显网络（salience network），以便将我们的注意力引导到新的以及与生存相关的刺激上。

OMPFC对评估至关重要。评估是通过其与杏仁核和其他皮层下结构的联系，解释复杂的社交事件并将它们与情绪价值关联起来（Iidaka et al., 2011）。一个很好的例子是，OMPFC能够根据面孔出现时的情境来调节杏仁核对可怕面孔的反应（Hariri, Bookheimer, & Mazziotta, 2000）。因此，虽然杏仁核会让我们警觉地注意到一个愤怒面孔出现了，但OMPFC会根据过往的学习添加相关的环境变量和信息。

如果OMPFC将这张脸识别为捕食者那可怕的脸，那么已经被杏仁核激活的战斗–逃跑反应将保持原状。如果OMPFC将这张脸评估为婴儿苦恼的脸，那么它将抑制战斗–逃跑反应，以便我们接近孩子以找出问题所在，并看看自己能否帮忙。在生命中的任何时候，杏仁核或OMPFC受损都可能使我们无法以有用的方式组织重要的社会信息，从而导致我们在沟通和与人交往方面出现缺陷，以及社会地位受到影响（Adolphs, 2010; Cristinzio et al., 2010）。

研究表明，OMPFC与杏仁核一起计算我们行为的犒赏或惩罚价值的高低，例如接近他人以寻求帮助和在赌博时赢钱或输钱的可能结果。这种分析大部分发生在有意识觉知之外，通常被称为直觉（intuition）。擅长"读心术"的人可能只会感觉到他们对某事有一种本能或直觉。实际上，基底前脑和躯体感觉区会协同工作来评估大量信息，以便为我们提供一种感觉，让我们知道该做什么，即便它有时会与理性背道而驰（Damasio, 1994）。

# 背外侧前额叶皮层

有两种东西控制着人性：本能和经验。

——布莱斯·帕斯卡（Blaise Pascal）

DLPFC 会整合来自感觉、身体和记忆的信息来组织和指导行为。它执行多种功能，包括引导注意力、协调工作记忆、学习运动序列和组织时间体验（Fuster, 2004）。DLPFC 是皮层最后发展出的区域，直到生命的第三个十年它还在成熟过程中。神经网络的逐渐成熟对于注意力和判断力至关重要。要跟踪它们的发展，我们可以观察学校日益复杂的课程，以及汽车保险费率针对青春期到三十几岁人群缓慢下降的趋势。DLPFC 能与环境互动和应对环境。当它受损时，我们的自发性会降低，情感会变得扁平化，这更凸显了它的上述角色。

上-下处理、皮层信息加工和边缘处理的整合所需的一个要素是 OMPFC 和 DLPFC 进行通信。这些区域各自偏向右半球和左半球，使它们能够支持左右大脑皮层的整合。此外，额叶皮层的背侧和外侧区域与海马体联网，而内侧区域则与杏仁核紧密地交织在一起。因此，前额叶区域之间的通信为之前描述的海马体和杏仁核记忆系统提供了整合途径（Gray, Braver, & Raichle, 2002）。

就像网球双打队一样，OMPFC 和 DLPFC 依赖对方的表现以实现最佳功能。如果 OMPFC 在调节杏仁核激活方面做得不够好，那么自主神经唤醒水平的提高将干扰 DLPFC 所引导的认知过程（Dolcos & McCarthy, 2006）。这就是为什么当我们受到惊吓或心烦意乱时，我们在理解和解决问题方面往往会遭遇困难。另一方面，如果 DLPFC 没有正确管理环境要求，那由此产生的焦虑就会扰乱情绪调节。从本质上讲，内部世界和外部世界都需要平衡和整合才能实现最佳功能。

# 突显网络和注意力的焦点

要注意，这是我们永无止境的正当工作。

——玛丽·奥利弗（Mary Oliver）

在选择和保持我们注意力的焦点时，扣带回前部和脑岛皮层前部会携手帮助前额叶皮层，这被称为突显网络。扣带回皮层充当环境中新奇事物的探测器，它会在我们面对新事物时变得活跃。扣带回和脑岛也在如下领域协同工作：（1）躯体和认知处理的整合，（2）有意识地体验主观感受，（3）选择适当的行为反应来回应外部世界，（4）模拟他人的内部状态（Medford & Critchley, 2010）。换句话说，突显网络的作用是将我们注意力的焦点引导至内部世界或外部世界、他人的或我们自己的体验。请参阅表 7.3 以获取该系统所监管的一些活动的列表。

### 表 7.3　前扣带回和前脑岛联合激活影响的方面

**身体意识和身体控制，包括：**

| | |
|---|---|
| 察觉自己的心跳 [1] | 对哮喘症状的情绪反应 [4] |
| 呼吸困难或缺氧 [2] | 压抑自然冲动（例如眨眼）[5] |
| 表现监控 [3] | 厌恶自己和他人 [6] |

**社会情绪，包括：**

| | |
|---|---|
| 怨恨 [7] | 欺骗 [14] |
| 尴尬 [8] | 内疚 [15] |
| 幽默 [9] | 幸福地恋爱 [16] |
| 悲伤 [10] | 女性在分手后的悲伤 [17] |
| 感知到的不愉快 [11] | 感知到的不公平 [18] |

续　表

| | |
|---|---|
| 对可怕面孔的反应[12] | 感知他人的痛苦[19] |
| 对疼痛的共情[13] | |

**认知处理，包括：**

| | |
|---|---|
| 洞察问题的解决方案[20] | 跨时间持续关注任务[22] |
| 做出基于情绪的决策[21] | 做出基于风险的决策[23] |

通过结合这些功能，前扣带回皮层（anterior cingulate cortex, ACC）和前脑岛似乎可以隔离信息并将注意力引导到最相关的内部和外部刺激上，以指导我们对他人做出情绪反应和人际反应（Allman et al., 2006; Menon & Uddin, 2010; Wiech et al., 2010）。它们似乎还组织可用的内省信息，以便根据我们的主观偏好做出判断（Chaudhry et al., 2009）。相比之下，前扣带回皮层和脑岛之间的负连接（negative connectivity）已被证明与成人的孤独症特质相关（Di Martino et al., 2009b）。

随着我们的大脑逐渐成熟，负责认知智力和情绪智力的回路会增加彼此间的整合。前扣带回皮层和前脑岛的激活由认知指令、期望或结果的影响调节，而这表明前额叶皮层对这些结构产生了影响（Lamm et al., 2007; Lutz et al., 2009; Newman-Norlund et al., 2009; Sawamoto et al., 2000）。虽然在幼年期，个体在执行功能期间主要表现出额叶和顶叶的激活，但在青春期，前扣带回皮层和前脑岛会越来越多地参与进来（Houde et al., 2010）。根据突显网络的功能和发展轨迹，我们可以假设，突显网络的健康成熟与我们讨论过的前额叶皮层区域一起，能够共同助力自我调节和注意能力的发展。

## 注意缺陷多动障碍

思考是对无关紧要信息的暂时摒弃。

——巴克敏斯特·富勒（Buckminster Fuller）

古灵精怪的吉米 8 岁，他被人转介到我这里，接受注意缺陷多动障碍（attention-deficit/hyperactivity disorder, 后简称为 ADHD）的评估。在见他之前，我阅读了他父母、老师和足球教练的笔记，这些笔记描述了他的行为。所有人都认为他比同龄孩子更容易分心，精力也更充沛。教练注意到吉米无法长时间专注于比赛；一位老师形容他是一个"能量球"；他的父亲则写了几个大字——"让人精疲力竭"。吉米的躁动不安和容易冲动让其他孩子很难与他互动。他的母亲觉得，随着同龄人寻找更平静的伙伴，他慢慢被孤立了。

我走进测试房，惊讶地发现吉米的妈妈瘫坐在椅子上，脸埋在双手之间。我进房间时她没有反应，我不知道她是否在哭。我扫视房间，看了看椅子和小沙发后面，但都不见吉米。我还没来得及说话，吉米就喊道："我在这儿！"我吓了一跳，抬头看到他坐在一个接近两米高的储物柜上。我看到他妈妈立刻抬起头，翻了个白眼，然后又把头埋进手中。她没有哭，只是不知所措。很明显，为他做出诊断可能不会有挨过这一次治疗会面那么难。

吉米确实患有 ADHD，其症状与他父亲小时候的症状相同。ADHD 有时确实会在家族中遗传。显然，他的父亲仍然受困于注意力分散和烦躁不安，而这给他的工作和人际关系带来了困难。在经历了多次失败的职业尝试之后，吉米的父亲在房地产领域取得了相当大的成功。他的精力和个性让他能够很好地应付不停地运动和短暂的关系，而他选择的商业伙伴擅长处理销售的细节，使他免受注意力缺陷的影响。然而，如何做一个沉稳的丈夫和父亲，对他来说问题更大。

我对吉米的治疗包括一些帮助他改善注意力和社会技能的行为疗法、武术课和兴奋剂类药品。这些和其他干预措施旨在通过生化和行为干预来提高他的额叶功能，并让他把旺盛的精力用到正事上。

像吉米这样患有 ADHD 的人的特点是无法保持持久的注意力，也无法抑制不必要的冲动、想法和行为。这些人很容易迷失在白日梦中，也可能一直动个不停。他们也有做事不经大脑的危险。事实上，吉米在一年前受过伤，当时他冲进邻居的后院并跳进游泳池，却没有注意到游泳池已经排干了水，在进行维修。

自从萨特菲尔德和道森（Satterfield and Dawson, 1971）首次指出额叶-边缘回路功能障碍，ADHD 就被认为是一种下行抑制和执行控制障碍。精神科医生给家长的常见解释是，他们的孩子额叶发育滞后，因此孩子对冲动抑制不足且难以进行需要持久注意力的任务。父母还被告知，随着额叶的成熟，他们的孩子很有可能就不再患病了。与此同时，兴奋剂类药物将加速这些滞后的额叶区域的发育，从而让他们行为的功能性更强。虽然这是一个很好的坊间解释，但 ADHD 的内在机制和病因可能要复杂得多。

有功能显像研究比较了患 ADHD 与未患 ADHD 的被试，揭示出患病被试整个大脑中存在着多样化的更高和更低水平的激活模式。因此，与大多数精神障碍一样，ADHD 是异质性的，由一系列遗传、生物和人际关系因素引起（Sun et al., 2005）。对 ADHD 的病因和治疗方法的解释很可能存在于额叶和顶叶皮层的注意力回路和抑制性回路，以及纹状体和小脑中触发和组织运动行为的皮层下网络之间的分级网络中。因此，仅将这些缺陷定位在额叶是不明智的，因为这些复杂的行为依赖通向其他脑区的回路，无论病变的具体位置如何，人们都会表现出类似的缺陷（Rubia et al., 2005; Seidman, Valera, & Makris, 2005; Willcutt et al., 2005）。

兴奋剂类药物（如哌醋甲酯）可能对额叶、纹状体（Vaidya et al, 1998）、小脑（Anderson et al., 2002）起作用，或通过提高多巴胺和去甲肾上腺素的总体水平更加系统性地起作用（Arnsten, 2000; Arnsten & Li, 2005）。我们可以肯定的是，当这些药物起作用时，它们会重新平衡这一分级回路，从而减少运动性激越（motor agitation）[1]，同时增强注意力。因为大脑在交互网络中工作，所以目前我们最安全的工作假设是，问题存在于激活和调节行为和注意力的分级神经网络中（Durston et al., 2003; Lee et al., 2005; Rubia et al., 1999）。

想象一局"西蒙说"（Simon Says）[2] 游戏。"西蒙说"可以测试我们对命令做

---

1　诸多心境障碍都会使患者表现出运动性激越。运动性激越指由于压力、坐立不安、焦虑或躁狂等原因而进行一些没有目的、无意义、重复性的活动，如踱步等。

2　西蒙说是一款为小孩设计的游戏。一个小孩当"西蒙"，负责发出指令。如果指令的开头包含了"西蒙说"，其余小孩则遵循指令，做出相应的行为；如果不包含"西蒙说"，则不能做出相应的行为，或保持前一个动作。犯错的孩子将会被淘汰。成功遵循了所有指令的小孩获胜。

出反应的能力，同时根据有没有"西蒙说"的提示来监控和抑制我们的行为。这个游戏的获胜者将是拥有完善的、平衡的和整合的自下而上的运动反应网络和自上而下的抑制性控制网络的人。当我们听到一个不包含"西蒙说"的命令时，随着我们施加控制力来阻止自己做动作，我们会感觉到身体的反应，以及抑制带来的紧张感。这款游戏受到小孩的欢迎反映出他们大脑中的这些系统已经发展起来了，而且这个游戏也是一种练习对冲动进行随意控制的方式。当患有 ADHD 的人参与类似于西蒙说的任务时，他们的表现显示出，他们那些通常负责抑制的皮层区域的激活水平较低（Durston et al., 2003; Schulz et al., 2004; Zang et al., 2005）。

患有 ADHD 的儿童在面对需要他们抑制运动反应并对连续或复杂的任务保持持久注意力的情况时难以组织自己的行为。因此，他们在学习某些技能和进行某些学习活动时存在困难，即需要他们关注和回想口头材料、解决复杂的问题、制订计划时。他们需要更多的动力来维持注意力，因此他们通常擅长打电子游戏，因为这些游戏吸引了他们的注意力，而且他们快速转移注意力的能力能够很好地派上用场。尽管我们对 ADHD 患者大脑的了解还很有限，但人们使用了各种成像技术获得了不同的研究结果（Bush, Valera, & Seidman, 2005）。表 7.4 列出了一些研究，这些研究使用了不同的测量方法，指出了患 ADHD 和未患 ADHD 个体之间存在的一系列差异。

## 表 7.4　ADHD 患者大脑的测量结果

**功能性磁共振成像（fMRI）**

**激活减少的部位：**

顶叶注意力系统[1]

前中扣带回皮层[2]

辅助运动区[3]

右中前额叶皮层[4]

续 表

右下额叶皮层、左侧感觉运动皮层、双侧小脑叶和蚓部[5]

**激活增加的部位：**

左颞回[6]

基底神经节、脑岛、小脑[7]

右前扣带回皮层[8]

**局部脑血流量（rCBF）**

**灌注不足或激活减少的部位：**

额叶的白质区域和尾状核的白质区域[9]

**过度灌注或激活增加的部位：**

右侧纹状体和躯体感觉区[10]

**脑形态学**

大脑和小脑体积更小[11]

右前额叶和尾状核体积更小[12]

男孩大脑中左侧皮层卷积复杂性降低[13]

成人右顶叶、背外侧和前扣带回区的皮层变薄（这些都参与注意力控制）[14]

小脑体积缩小[15]

额叶白质和小脑白质密度降低[16]

目前我们最好的猜测是，被诊断患有 ADHD 的个体可能存在几个不同的亚组，他们拥有不同类型的神经发育特征，而这些特征影响着他们大脑的大小、形状和功能（Vaidya et al., 2005）。那些通常进行注意力控制和抑制的皮层系统似乎受损了，而其他网络会试图补偿。参与运动的皮层下结构也受到了影响，从而对经验和行为产生了更大但更没条理的影响。

最后，我想提一下多年来我反复目睹的一个现象——对于一些被诊断患有 ADHD 的儿童，说他们在使用躁狂防御来应对压倒性焦虑可能更合适（Cozolino, 2014）。对一家人进行心理状态评估，探究父母的关系、父母的精神疾病、兄弟姐妹及大家庭的情绪环境、外部应激源，可以在很大程度上帮助我们做出正确的诊断。慢性压力和抑郁症会对记忆力、冲动控制和注意力产生负面影响，而这些都可能会被误诊为 ADHD（Birnbaum et al., 1999）。

# 本章小结

执行功能是一项复杂的进化成就，我们仍处于试图理解它的过程中。大脑中许多区域都对提高我们保持专注、组织想法、调节情绪和创造自我经验的能力有所贡献。头部损伤、ADHD 和许多精神疾病都能让我们在一定程度上理解，那些对执行处理至关重要的神经网络失调会带来什么样的结果。

# 第八章　执行脑：在空间和时间中定向

*没有心理图景，灵魂永远不会思考。*

——亚里士多德

由于额叶区域受损后我们经常会出现执行问题，而且这些区域特别容易受伤，因此人们普遍认为我们的内部执行官位于我们眼睛的正上方和后方。我们在一定程度上可以确信的是，意识是从整个大脑中许多神经网络的协调与合作中产生的，而额叶是一个主要贡献者。但正如我们在第七章中看到的，扣带回和脑岛皮层也有助于我们集中注意力，而这是执行功能的一个关键要素。在这里，我提出，顶叶是执行功能的另一个主要贡献者。

我第一次产生这个想法是在多年前，当时我发现，对灵长类动物大脑进化的研究表明，标志其进化成人脑的最典型特征是顶叶的扩展，而不是额叶的扩展（von Bonin, 1963）。我们不认为顶叶是执行脑的一个组成部分，这一事实是否反映了一种文化偏见，即我们将个体与他们的外在行为等同起来，而不是与其内在体验的质量和性质等同起来？如果神经病学诞生于佛教国家，我们对执行功能的看法是否会有所不同？

# 顶　叶

逻辑可以把你从 A 带到 B，想象力可以带你去任何地方。

——阿尔伯特·爱因斯坦

你可能还记得，顶叶是从海马体进化而来的，在低等哺乳动物中，海马体组织了一幅外部环境的三维地图（Joseph, 1996; O'Keefe & Nadel, 1978）。这使动物能够在栖息地中定向以寻找、储存和取回食物，以及追踪它们的孩子在哪里。大鼠妈妈在生孩子时海马体实际上会变大，以准备喂食更多的孩子。人类的海马体继续发挥这一功能，出租车司机的海马体体积更大可以证明这一点（Maguire, Woollett, & Spiers, 2006）。顶叶通过添加内部空间的地图以及我们身体及其在外部空间中的地图来扩展这些功能（Husain & Nachev, 2007）。除了右侧海马体和下顶叶，大脑两侧的内侧顶叶区域也有助于空间定向。

我们通过发展出越来越精准和有用的行为衡量感觉运动的发展，例如打开一盒饼干和倒一杯牛奶。由于我们大脑进化得能够适应四维环境（三维空间加时间），因此执行功能是作为空间定向系统出现的。正是在这个四维背景下，我们依恋系统的感觉、运动和空间组成成分才得以形成。想一想我们如何描述我们的内在情绪——我们"坠入"爱河、"暴跳"如雷，或者很难"驾驭"关于朋友的坏消息。我们的语言展现了这样一个事实，即我们的经验建立在我们在空间中移动的基础上。

顶叶与皮层的其余部分协同工作，从而使我们能够把工作视觉记忆和注意能力与这些想象能力所必需的身体意识整合起来。运动员在想象接一个很难的球或练习发球时会利用这些网络。这表明，我们的自我觉知可能是在进化过程中逐步形成的，这个过程利用了一系列重叠的地图，包括物理环境地图、环境中自我的地图以及后来作为环境的自我地图。因此，想象能力的增长使我们能够创造日益复杂的内部地形，以供我们进行自我反思和扩展觉知。

顶叶的下部在生命的前十年内都会发育，与此同时，我们在阅读、计算、工作记忆和三维空间处理等方面的能力不断提高（Joseph, 1996; Klingberg, Forssberg, & Westerberg, 2002; Luna, 2004）。当我们利用他人来创建一个在四维空间中定向的模型时，这些顶叶下部区域中的镜像神经元（mirror neuron）会回应这些个体的手部位置、眼球运动、话语、动机相关性和体位。

左顶叶受损会扰乱数学能力，而右顶叶受损则会导致身体形象紊乱和对身体左侧的忽略。尽管患者存在这些使他们衰弱的症状，但他们会注意不到这些缺陷或否认其意义，这可能表明顶叶帮助我们组织自我觉知。顶叶受损会扰乱我们在定位、自我组织和身份认同——也就是我们在哪里、我们是什么，以及我们是谁等方面的体验（见表 8.1）。

### 表 8.1　顶叶受损的表现

---

**左顶叶受损会导致格斯特曼综合征，其症状包括：**

*左右混淆*

*手指失认症（无法说出双手手指的名称）*

*失写症（无法写字）*

*失算症（无法计算）*[①]

格斯特曼综合征的众多症状的关联在于，它们都是身体在空间定位能力上的单一缺陷，例如身侧、手指和数字方面的缺陷。[②]

**右顶叶受损会导致以下方面的缺陷：**

*心理意象和运动表征*[③]

*视觉–空间觉知*[④]

*视觉–空间的问题解决*[⑤]

续　表

时间觉知和时间顺序 ⑥

空间感知 ⑦

躯体感觉体验 ⑧

察觉视运动 1⑨

分析声音的运动 ⑩

空间–时序异常 ⑪

无法觉知对侧身体和外部空间 ⑫

否认和忽视偏瘫 ⑬

　　顶叶后侧区域将感觉信息与运动活动关联起来，以便组织以目标为导向的行动计划，而这是另一种执行功能（Andersen, Snyder, Bradley, & Zing, 1997; Colby & Golberg, 1999; Medendorp, Goltz, Crawford, & Vilis, 2005）。这些区域会结合情景记忆和工作记忆，从而为我们做出决策和决定是否执行某个动作提供内部工作空间。随着时间推移，额顶网络能够利用这些能力去支持感知和行动的整合（Quintana & Fuster, 1999; Shomstein, 2012）。

　　顶叶已被证明参与构建我们对视觉体验、随意行动，以及在行动中感到自己有能动性的有意识觉知（Chaminade & Decety, 2002; Decety et al., 2002; Rees, Kreiman, & Koch, 2002; Sirigu et al., 2003）。在后顶叶区域内对四维空间进行的多模态表征能够把我们以目标为导向的行为和注意力与更高的认知功能整合起来（Andersen et al., 1997; Bonda, Patrides, Ostry, & Evans, 1996; Corbetta & Shulman, 2002; Culham & Kanwisher, 2001）。我们的行动都是为了实现某个目标。以目标为导向的行为反映了我们在空间和时间的四个维度中移动。

　　顶叶区域与额叶、扣带回和脑岛皮层一起，能够被新奇事物激活，而且似

---

1　由视觉错觉引起的运动假象，例如坐在一辆静止的列车上，看着另一辆列车从旁边驶过时，静止列车上的乘客会感觉自己所在的列车在行驶。

乎参与编码意图和计算成功的概率（Platt & Glimcher, 1999; Snyder, Batista, & Andersen, 1997; Walsh, Ashbridge, & Cowey, 1998）。这些发现表明，顶叶与部署注意力、理解环境和自我经验有关（Brozzoli, Gentile, & Ehrsson, 2012）（见表 8.2）。

### 表 8.2　顶叶的功能

**单侧功能**

| 侧边 | 功能 |
| --- | --- |
| 右侧 | 对声音运动进行分析[1] |
| | 对数额进行总体比较[2] |
| | 注意力[3] |
| | 自我面部识别[4] |
| 左侧 | 数字的口语表达[5] |
| | 数学[6] |
| | 乘法运算[7] |
| | 动作专注力[8] |

**双侧功能**

| | |
| --- | --- |
| 视觉-空间工作空间[9] | 准备指向一个物体[18] |
| 视觉-空间问题解决[10] | 抓握[19] |
| 视觉运动[11] | 三维物体的运动[20] |
| 在内部世界建构身体的感觉-运动表征[12] | 数量感，其定义为数量的非符号近似值[1]（左侧）[21] |

---

1　我们可以举例来说明这一概念。假设我面前有一堆书，我估计有 20 本，这就是数量的非符号近似值，因为我没有引入另外的符号来说明书的数量。如果我说，我面前书的数量与我鞋子的数量差不多一样多，这是数量的符号近似值，因为我引入了鞋子这一符号。

续　表

| | |
|---|---|
| 身体状态的内部表征[13] | 处理抽象知识[22] |
| 言语工作记忆[14] | 换位思考（右侧）[23] |
| 提取情景记忆[15] | 处理社会信息（右侧）[24] |
| 以工作记忆处理信息的顺序[16] | 采取第三人称视角（右侧）[25] |
| 控制对突显事件的关注和维持持久注意力[17] | |

内侧顶叶区域可以被理解为与自我表征、自我监控和静息意识状态相关的核心结构（Lou et al., 2004）。顶叶和颞叶联合区的损伤会导致"灵魂出窍"的体验（out-of-body experience）和其他各种各样的身份和自我紊乱（disturbances of identity and self）（Blanke & Arzy, 2005）。还有证据表明，顶叶参与创建他人行为在我们大脑中的内部表征（Cabeza, 2012; Shmuelof & Zohary, 2006）。换句话说，我们通过在想象中创造他人的四维表征来内化他们，从而让我们既可以向他人学习，又可以将其装进心中。如精神分析中所描述的，这些内在客体很可能是我们学习情绪调节与构建以及维持自我感和他人感的基石（Macrae et al., 2004; Tanji & Hoshi, 2001）。

顶叶在一系列认知任务中都会激活，这强烈表明，感觉处理和运动处理之间的协调是我们抽象思维的核心（Culham & Kanwisher, 2001; Jonides et al., 1998）。进化过程中这些原始的视觉空间网络很可能得到了保存和扩建，因而它们充当了语言和高级认知过程的基础设施（Klingberg et al., 2002; Piazza et al., 2004; Simon et al., 2002）。这可能是对运动协调方面有困难的儿童采用作业疗法通常会带来认知能力、语言能力和社会功能提升的原因。

约翰逊（Johnson, 1987）断言，我们的身体经验为我们的数字感、数量感和

---

1　语言工作记忆涉及短时间存储语言记忆并将之运用于具体任务，例如记笔记、进行心算、记住游戏规则以便正常地玩游戏等。

空间感提供了内在基础。大脑能够获取我们的身体经验并将其转化为抽象思维的隐喻，而这种能力是想象力的基础。例如，从滑梯上滑下去可以作为坠入爱河的感觉运动隐喻。孩子从被窝里爬出来走向阳光明媚的户外可以比作日后的宗教启蒙。前庭系统提供的平衡可能是情绪的稳定性和更平衡的生活的内部工作模型（Frick, 1982）。身体隐喻为我们的经验提供了时空语境基础。许多人认为认知是具身性的，而身体经验是高级认知过程的基础设施（Koziol, Budding, & Chidekel, 2011）。

阿尔伯特·爱因斯坦在接受正规教育期间数学成绩糟糕，但后来却解答了物理学中最难的一些问题。他凭直觉知道的时间、物质和能量之间的关系使我们得以更好地理解宇宙的运作。可以想象，许多神经科学家都对观察爱因斯坦的大脑感兴趣，想看看它是否与你我的不同、不同之处在哪里。与另外91个大脑进行对比之后，人们发现爱因斯坦的大脑仅顶叶下部的大小与他人有所不同（Witelson, Kigar, & Harvey, 1999）。随后人们对这一区域进行了检查，进而发现，与爱因斯坦大脑的其他区域以及其他人的大脑相比，在该区域内，神经元与胶质细胞之比更低（Diamond et al, 1965; Diamond, Scheibel, Murphy, & Harvey, 1985）。极有可能的是，更大的顶叶区域和神经元–胶质关系增强导致了爱因斯坦具有卓越的视觉空间能力和抽象能力（Nedergaard et al., 2003; Oberheim et al., 2006; Taber & Hurley, 2008）。

鉴于爱因斯坦报告他使用心理意象来解决复杂的数学问题，这些神经解剖学发现就变得尤为有趣。爱因斯坦描述了他将数值方程式转换为他可以在想象中操作的图像，在视觉中求解，然后再转换回方程式的过程。正是在他的主要发现之一——质能方程中，他发现了空间、物质和时间的不可分割性。这种想象性地理解和操作三维物体的能力似乎将我们与其他灵长类动物区分开来，并且可能是人类特有的一项进化成就（Orban et al., 2006; Vanduffel et al., 2002）。根据爱因斯坦所描述的问题解决策略和关于他大脑的发现，我们推测，他不寻常的顶叶可能是他天分的关键所在。

爱因斯坦并非没有缺点，他难以驾驭日常生活的简单要求是出了名的，这使他成为典型的"心不在焉的教授"。但外部世界更大程度上是额叶皮层关注的焦点。有趣的是，一项研究表明，额叶和顶叶的体积呈显著的负相关关系（Allen, Damasio, & Grabowski, 2002）。换句话说，我们可能会偏向其中一个。爱因斯坦的心不在焉可能是他为过度发育的顶叶付出的代价。研究还表明，内在想象空间会促使人们创造性地解决问题，以及具有共情和同情心。也许这是爱因斯坦在晚年将注意力转向世界和平和其他人道主义问题的原因之一。

## 额顶执行网络

> 我的发现没有一个是通过理性思考的过程得出的。
>
> ——阿尔伯特·爱因斯坦

对人类智力的功能性神经解剖学探索表明，智力绝不是只分布在额叶（Nachev, Mah & Husain, 2009; van den Heuvel, Mandl, Kahn, & Pol, 2009）。近端和远端脑区复杂的功能连接是在数亿年的自然选择中被连接起来和编排出来的。我们才刚刚开始了解大脑的每个区域如何促进大脑的执行功能（Bartolomeo, 2006）。

虽然大多数神经心理学家仍然认为额叶是我们一般智力的所在地，但新的研究结果表明，标准化测试所衡量的智力领域是由额顶网络和把它们连接起来的神经纤维介导的。换句话说，智力的高低与我们的大脑通过额叶-顶叶合作来整合和合成信息的效率有关。荣格和海尔（Jung and Haier, 2007）对这个问题很着迷，于是他们回顾了一些研究，这些研究考察了局灶性脑损伤与来访者在韦克斯勒成人智力量表（Wechsler Adult Intelligence Scale, WAIS）中表现之间的关系。他们对成人智力量表中出现的四个主要因素，即语言理解、知觉组织[1]、工作记忆和处理速度进行了分析。

他们在这四个因素中的三个，即语言理解（左下额叶皮层）、工作记忆（左

---

1　指把视觉元素组织成一个整体，以便大脑可以辨认其意义。

额叶和顶叶皮层）和知觉组织（右顶叶皮层）方面发现了病变与表现缺陷之间存在具有统计学意义的关系。基于这项研究，荣格和海尔得出结论：我们所认为的智力存在于额叶和顶叶中。这项工作使他们提出了一个理论，即我们具有一个顶-额智力网络，该网络包括 DLPFC、上下顶叶、前扣带回、颞叶和枕叶内的一些区域，以及把它们连接起来的白质束（Colom et al., 2009; Costa & Averbeck, 2013; Jung & Haier, 2007; Langer et al., 2012; Smith et al., 2011）。

该网络也可能包含一个定向系统。该系统有一个右额腹侧网络，它能够中断和重设正在进行的活动；也有一个背侧额叶网络，它把刺激和回应匹配起来（Corbetta, Patel, & Shulman, 2008; Hu et al., 2013）。额叶和顶叶与突显网络协同工作，来分析环境特定方面的语境和位置，并中断正在进行的行为，以便将注意力引导到新目标上（Bush, 2012; Corbetta & Shulman, 2002; Peers et al., 2005）。

大约在同一时间，安德森及其同事（Anderson and colleagues, 2008）专注地研究了基本上相同的一套结构。他们认为这些结构负责控制理性思维。他们将外侧下前额区（信息提取）、后顶叶区（在想象中进行表征）、前扣带回（与目标相关的信息更新）和尾状核（用于行为执行）称作"智力和执行功能的关键处理中心"。这两个模型得到了其他研究的支持，这表明顶-额回路参与执行语义处理（executive semantic processing）以及决定和规划以目标为导向的行动（Andersen & Cui, 2009; Buneo & Andersen, 2006; Crowe et al., 2013; Goodwin, Blackman, Sakellaridi, & Chafee, 2012; Whitney, Kirk, O'sullivan, Ralph, & Jefferies, 2012）。人们在猕猴身上也发现了类似的负责参与、观看和指向的架构（Astafiev et al., 2003）。

额叶灰质和顶叶灰质的体积和连接它们的白质束与智力的相关性最高（Glascher, Hampton, & O'Doherty, 2009; Gray et al., 2002; Haier et al., 2004; Langeslag et al., 2012; Lee, Josephs, Dolan, & Critchley, 2006）。像大多数其他主要处理网络一样，它们的白质连接在成年期继续成熟（Klingberg et al., 2002; Klingberg, 2006; Olesen, Nagy, Westerberg, & Klingberg, 2003）。左半球的这个分区负责韦克斯勒成人智力量表所测量的一些技能，包括语言知识、语言推理、工作记忆、认知灵活性和执行控制（Barbey et al., 2012）。

额-顶回路也参与持续聚焦以及更新工作记忆中的信息（Edin et al., 2007; Salazar, Dotson, Bressler, & Gray, 2012; Sauseng et al., 2005）。额顶网络协同工作来分析特定变量的语境和位置、中断正在进行的行为，将注意力引导到新目标上（Coull, Cotti, & Vidal, 2014; Corbetta & Shulman, 2002; Genovesio, Wise, & Passingham, 2014; Peers et al., 2005）。连接额叶中部和顶叶中部的神经纤维似乎具有综合性的整合功能，能够连接左右半球、边缘和皮层结构，以及皮层的前部和后部，从而让我们有可能产生全局工作空间（global work space）或中央表征，而这使有意识的工作记忆和自我反思成为可能（Baars, 2002; Cornette et al., 2001; Fedorenko, Duncan, & Kanwisher, 2013; Lou et al., 2004; Taylor, 2001）。这个神经现实反映了我们的时间经验和空间经验是密不可分的。因此，额顶网络可能是构建自我经验的一个必要先决条件（Caspers et al., 2012; Lou, Nowak, & Kajer, 2005）。

正常运作的额-顶网络允许我们在关注每时每刻的生存，以及将注意力转向内在经验的能力之间成功地进行协商。受损或发育不良的前额叶皮层会使我们陷入"嘈杂的和受时间限制的状态，从而将患者锁定在即时时空中，几乎没有能力逃脱"（Knight & Grabowecky, 1995）。如果我们没有反思和在某些时候取消反射性动作和情绪反应的能力，我们就几乎不可能有自由（Schall, 2001）。在慢性焦虑状态下也会发生类似的现象，受害者"被困在"环境中或"被刺激所束缚"而无法克服反射性的恐惧反应（Brown et al., 1994）。

## 镜像神经元在执行功能中的作用

一个人只有靠模仿他人才能成为人。

——西奥多·阿多诺（Theodor Adorno）

在 20 世纪 90 年代，研究人员发现，当灵长类动物观察到另一只灵长类动物（或实验人员）进行某个具体行为时，例如用一只手抓住一个物体，它额叶中的神经元会激活。事实证明，当实验对象从事相同任务时，相同的神经元也会放电。因为这些神经元在实验对象观察和执行某个特定动作时均会激活，所以它们被称为镜像神经元（di Pelligrino et al., 1992; Gallese, 2001; Gallese et al., 1996; Gallese & Goldman, 1998; Jeannerod et al., 1995; Rizzolatti et al., 1999）。我们发现，有一些镜像神经元非常独特，它们只在用特定手指以特定方式抓住某个特定物体时才会放电，例如用右手从某个特定角度拿起香蕉或用拇指和食指剥香蕉皮（Rizzolatti & Arbib, 1998）。

这些神经元尤为有趣，因为它们对感觉信息和以目标为导向的行为都很敏感。它们的放电不是在回应手或香蕉，甚至不是在回应二者一起出现，而是只有当手为了达到特定目的以特定方式作用在香蕉上时才会发电，这是我们一直在探索的时空之镜中的一个神经映像。迄今为止，我们在猴子身上发现的镜像神经元专注于嘴巴和手部动作，这可能表明它们最初的作用可能涉及将食物送到嘴里和进食（见表 8.3）。在进化过程中，镜像神经元已经扩展到与手势、口头交流和语言有关。我们看到别人打哈欠后也会打哈欠，或看着别人吃饭时自己的嘴唇也会动，这些都证明了这一点。

### 表 8.3  拥有镜像神经元的脑区

**额叶，特别是额下回（inferior frontal gyrus）**

| | | |
|---|---|---|
| 背侧 | | 手部动作[①] |
| 腹侧 | 摄食（85%） | 咀嚼 / 吸吮 |
| | 交流（15%） | 唇部运动 / 舔舐 |
| 后部 | | 口面部和口喉运动 |

**功能**

模仿[②]，手势[③]

将躯体、感觉、运动系统与计划和动机整合起来

对运动目标进行排序和对行动后果进行预期[④]

理解和监测行动

行动的语义表征

表达性语言

## 顶叶，特别是顶叶下部（inferior parietal lobe）

### 功能

将视觉–空间组织和躯体感觉信息综合起来

对物体进行实用分析[⑤]

将物体、行动和目标联系起来[⑥]

对运动行为的行动模式和肢体位置进行全局表征[⑦]

---

自那以后，我们在顶叶皮层中也发现了镜像神经元（Kilner et al., 2004, 2009）。镜像神经元位于内部和外部经验的十字路口，在那里，视觉、运动和情绪处理的多个网络在我们的执行系统中汇聚到一起（Iacoboni et al., 2001）。由于镜像神经元的位置非常特殊，所以它们能够桥接观察和行动，利用他人的地图和我们周围的空间，以及我们自己的肌肉组织、生存需求和实现目标的策略。

在过去的20年里，镜像系统帮助我们理解了，在我们与他人一起同步进行诸如狩猎、跳舞和情绪调节等群体行为时，我们的大脑如何联系在一起（Jeannerod, 2001）。此外，它们可能也与手工技能的学习、手势交流的进化、口语、群体凝聚力和共情等有关。

## 定向和依恋

你身体里的智慧比最深奥的哲学里更多。

——弗雷德里克·尼采（Frederick Nietzsche）

虽然我们通常关注依恋图式的情绪和认知方面，但依恋也通过我们让与照顾者亲近来调节我们积极和消极的身体状态。我们的大脑实现依恋图式的方式是让我们在靠近好的依恋对象时分泌催产素、多巴胺和血清素等来让我们感觉良好，并在与他们分离时产生不好的感觉（Feldman, 2012）。我们测量依恋的方法是，让孩子与陌生人待在一起，然后观察他们在母亲回来时的反应。孩子是否接近、回避、忽视或以功能失调的方式回应母亲的回归？在依恋关系中至少发生两个层次的分析：第一个为是否参与，第二个为如何参与。

这意味着依恋图式存储在感觉和运动系统中，并通过我们的肌肉组织、姿势、步态和人际立场[1] 表现出来，而不仅仅是认知-情绪的建构物。我们通常将依恋图式看成心理状态（想法、情绪和观念）。然而，鉴于它们存在于原始动物和婴儿身上，所以以将依恋图式视为程序性记忆可能更有帮助（也许也更准确），这些记忆与我们在亲密关系中学到的趋近 / 回避知识有关。另一种描述这一点的方式是"运动认知"（motor cognition），它可以帮我们理解，我们通过观察和内部模拟来向他人学习和了解他人的方式如何进化和发展（Gallese, Rochat, Cossu, & Sinigaglia, 2009）。

## 可供性

数学和物理学对世界的抽象分析依赖时空概念。

——詹姆斯·J. 吉布森（James J. Gibson）

鉴于运动是以目标为导向的，所以控制运动的神经网络和组织以目标为导向行为的神经网络在我们脑中交织在一起是有道理的（Rizzolatti & Sinigaglia, 2008）。当我们在我们的世界中定向时，大脑会根据当前环境与我们的学习史之间的相互作用自动生成无数的选择、路径和可能的策略。换句话说，当我们在环

---

1　指说话者和写作者对他人的看法和态度。

境中遇到某人或某事时，我们的大脑会激活预先存在的内隐记忆，从而为我们提供不同的参与选择。这些系统创造了可供性（affordance），即我们与周围的物体和人进行有意义互动的能力。可供性既不是客观的也不是主观的，而在人与社会环境和物理环境的交互领域内被激活。所以，我们有能力定向到一个依恋对象，如果这一能力指引我们去接近那个对象，那我们如何与之互动？

我们的定向系统让我们能够到达想去的地方，而神经系统则允许我们利用可供性，不管对象是岩层、工具还是其他人。可供性是人体工程学的反面，后者包含制作可用的工具，例如工作空间、飞机驾驶舱或剪刀。人体工程学的重点是调整产品以适应我们。可供性则朝相反的方向工作，它是我们对世界的适应。可供性反映出我们有能力以有用的方式进行感觉、认知和做出运动和情绪反应。当我们知道如何使用工具或与某人进行互动时，工具或人就成了我们身体的延伸（Calvo-Merino et al., 2005; Cattaneo et al., 2009）。可供性决定了我们把握和利用眼前事物的能力。

可供性策略是无意识、多模态的记忆，我们在日常生活中遇到的情况会自动激活这些记忆。一个简单的例子可能是我们坐在咖啡馆里和朋友聊天，服务员在我们面前放了糖、奶、一杯咖啡和一把勺子。我们内隐的程序性记忆使我们能够自动用手来操作这些事物，从而使我们能够混合这些物质却不会错过谈话中的一个字。

在莫尔（Moore, 1986）对儿童如何与自然环境互动的研究中，他发现，儿童倾向于关注他们能够与之互动的特定特征，例如可以奔跑的光滑表面、可供攀爬的东西（树）、藏身的地方（灌木丛）、可以滑下的斜坡、可以跳过的障碍物和可以投掷的物体。儿童与乡村中具有这些特征的物体进行互动的能力和风格可以被描述为可供性的不同方面。与他们的玩耍相关的显著环境特征在历史上与生存相关，而这并非巧合（非洲儿童使用树木可能更多是为了遮阴）。这些特征正是儿童在童年需要学习的，以便他们日后寻觅食物和逃离危险。这些技能曾经是我们维持基本生存所必需的技能，现在则被用于需要投掷、跳跃和踢腿的运动和游戏。

因为可供性的概念来自生态学和环境研究领域，所以它通常被理解为我们如何学会与物理环境而不是其他人互动（Heft, 1989; Kytta, 2002）。我们喜欢将两个人的联结视为心灵相通，而不是利用彼此的心灵。虽然更复杂的关系类型出现在人生更晚的时候，但塑造早期依恋的因素主要是近距离身体接触、互动，以及对父母的依赖。作为成年人，我们通过语言、面部表情、眼神交流和多种多样的沟通渠道来与我们的朋友互动，以便能够"供得起"我们的关系。

我们可以将可供性的概念扩展到依恋关系吗？想象一下，你与朋友和他 4 岁的儿子坐在一起，请特别注意他们之间的许多互动。当你最开始进入房子时，孩子抓住父亲的腿，靠在上面，然后绕到后面去从一个安全的有利位置观察你。过了一会儿，孩子把手指伸到父亲面前。他的手指卡在玩具车的门上了，他让父亲亲它。在另一刻，他拿着枕头从后面偷偷摸摸地打父亲的头，这是在向父亲发出邀请，要父亲跟自己玩一些粗暴的游戏。再后来，孩子喝完了果汁，把它盒子交给父亲，并说"全喝完了"。这些互动表明，男孩有能力成功地利用父亲来获得安全、安慰、刺激和服务。这些可供性由相互的本能驱动，并通过与情感纽带和依恋相关的积极情绪得到强化。

因为亲子互动最终会塑造我们与他人的可供性模式，上面描述的这类男孩进入学校时可能期望与老师建立同样积极的联系。他可能会想当然地认为教师是安全的源泉，扩展他已学会的可供性，并建立更适合课堂的新可供性模式。这一过程可能包括他的身体保持平静和放松、在某事让他感兴趣时将身体向老师倾斜、对正在讨论的内容充满好奇，以及乐观地相信自己能够掌握学习内容。这种课堂可供性模式让他们可以安静地坐着，专注于教学内容，学习课堂材料，从而最大限度地提高他们的神经可塑性和学习能力，以及教师的热情。这一切都不是令人震惊的真相，除非你考虑到许多儿童不具备调谐和可提供帮助的照顾者，从未学会如何获得积极的关系，直到他们走进教室。

# 构建一个内部世界

智者知道怎样安排自己的生活才能使沉思成为可能。

——加布里埃尔·马塞尔（Gabriel Marcel）

进化最伟大的成就之一是我们有能力创造一个内部世界，它让我们能够进行私人的思考、自我反省和想象。然后，我们的内心世界可以充当心智化（mentalization）、创造力和巩固自我感的基础（Winnicott, 1965a）。额叶和顶叶区域严重受损的人可能会不断因感觉体验和情绪体验分心，从而无法保持注意力和发挥想象力。这些人可能会被困在当下，无法摆脱源源不断的感觉、情绪以及外部世界的要求。虽然许多脑损伤受害者保留了意识，但他们在注意力、专注力、情感调节和动力方面都有困难。

作为一个内向的人，我很了解自己的内心世界。在我还是一个孩子的时候，我有一个想象性的退避所。我会闭上眼睛想象我祖母衣橱的后部，里面总是堆满鞋盒。在这些盒子后面有一扇隐蔽的门，刚好大到我可以挤过去。门后是一段楼梯，它通向一个中世纪风格的实验室，就像科学家或巫师建在城堡顶上的那种。这对我来说是一个安全地——安静而私密——在那里我可以想象其他世界、反思生活、幻想未来。我会带着我的科幻小说去那里，然后惊讶地发现，在我之前，许多人也有过像我这样的实验室，并且有着自己的风格。

温尼科特（Winnicott, 1965b）提出，当我们在父母面前感到安全和平静时，我们的自我感会得到巩固。足够好的养育能够为孩子提供脚手架，让孩子能够回归内心深处，在想象中和自我经验中休息（Stern, 1985）。我们很难发现一个孩子能够在混乱的成年人面前静止、平静、感到安全。早年的积极照料会建立和塑造皮层及其与边缘系统的关系，而这会支持情绪调节、想象力和应对技能。我们现在还必须补充，这也会促进某些神经网络的发展，而这些网络使我们能够构建内部空间。

一项研究表明，当经验丰富的冥想者进行冥想时，额叶的活跃度会降低，而顶叶则会变得更加活跃，这可能反映了他们从外在注意力转向内在注意力，从右半球激活转向左半球激活（Davidson, Kabat-Zinn, et al., 2003; Newberg et al., 2001）。有趣的是，当我们看到他人静止不动时，我们右顶叶的下部区域会被激活。这也许能够解释，为什么冥想无生命的物体或宁静的佛像可以帮助我们感到平静（Federspiel et al., 2005）。我们还可以将冷静的父母和治疗师内化为情感调节和自我反思的典范。也许我们拥有模仿平静状态的镜像神经元。

## 本章小结

额叶和顶叶以及它们包含的镜像神经元协同工作，使我们能够以支持我们生存的方式指导自己的行为。执行功能需要我们为这个世界创建一个四维模型。它还需要一套使我们能够在这个世界中定向并利用我们生存所需事物的技能。在前扣带回和脑岛的帮助下，我们会靠近或远离可能帮助或伤害我们的事物。这个"网络政府"也创造了一种可能性——让我们能够拥有一个内部空间，并能够安全地从外部世界退回原始的内部空间。随着我们成长，我们需要构建和学习这个内心世界里的内容；我们首先创造出对他人的经验，然后在人生更晚的时候找到自己。

# 第九章 执行脑：发现他人并找到自我

> 人们习惯仰望天空，想知道那里在发生什么。如果他们能审视自己的内心就更好了。

—— 科茨克·雷贝（Kotzker Rebbe）

创造内部世界不仅需要四维的内在空间和摆脱外部世界。它还要求我们能够将注意力集中在我们的身体上和想象中。这种能力在东方世界被高度重视，但在西方世界直到最近仍然大部分时候遭到忽视。在我们寻找大脑与行为关系的过程中，研究对象总是在执行任务时受到测试。研究人员很少会想到去看看，当我们不与外部世界互动时，我们的大脑在做些什么。

1929 年，脑电图的发明者汉斯·贝格尔（Hans Berger）注意到，即使受试者处于静息状态时，他们的大脑仍然是活跃的。这一发现被忽视了 70 年，直到研究员观察到一组脑区的活跃度在执行任务期间总是可预测地降低，但在没有关注这些任务时总是变得活跃起来（Raichle et al., 2001; Shulman et al., 1997a, 1997b）。这些区域包括后扣带皮层的中线区域、内侧前额叶皮层，以及顶叶皮层的楔前叶

区域。这个新系统最常用的名称是默认模式网络（default-mode network, 后简称为
DMN）（Northoff & Bermpohl, 2004; Northoff et al., 2006）。随后的研究将 DMN 确
认为连贯一致的功能网络，与那些主司视觉和运动处理的网络类似（Beckmann et
al., 2005; Beason-Held et al., 2009; Greicius et al., 2009; Smith et al., 2009; Weissman
et al., 2010），这支持了贝格尔最初的观察结果——我们的大脑总是在工作。

# 默认模式网络

最艰难的胜利是战胜自我。

——亚里士多德

将 DMN 添加到我们的执行功能概念中，这为我们提供了一个潜在的神经家
园。在其中，我们可以进行内部思考和私人反思，而这些能力是执行功能经常
被忽视的方面。DMN 似乎能够协助我们巩固过去并为未来做准备（Buckner &
Vincent, 2007）。人们也认为，静息状态下扣带回皮层后部和前部之间增加的激活
和连接能够支持认知和情绪的整合（Greicius et al., 2003）。DMN 也许能够充当主
观体验的心理基线以及社会认知的平台（Mars et al., 2012; Schilbach et al., 2008）。
此外，静息状态最有可能为我们提供以下能力：保持对关系的持续关注，考虑他
人的视角，并想象人际行为在未来的结果。

DMN 的每个区域都由子区域组成，这些子区域通过与大脑的其他区域合作
来执行多个过程（Leech et al., 2011; Salomon et al., 2013）。OMPFC 的背侧和腹侧
区域在以目标为导向的活动中表现出激活减少，但在进行自我生成的思考、自我
指涉、体验情绪以及判断他人的心理状态时变得活跃（与前扣带回一起）（Frith
& Frith, 1999, 2010; Gusnard et al., 2001; Gusnard & Raichle, 2001; Lane et al., 1997;
Reiman et al., 1997）。人们已经确定，前额叶皮层的内侧区域对于自我的社会体验
和情绪体验至关重要，并且在没有外部要求时表现出比大多数其他脑区更高的代
谢率（Beer, 2007）。这些激活模式在我们增加对他人和自己心智的关注并减少对

外部任务的关注时，与我们的主观经验同步发生。表 9.1 列出了构成 DMN 的几个区域以及我们所假设的它们对人类经验的贡献。

### 表 9.1 DMN 的区域及其贡献

| | |
|---|---|
| 内侧前额叶皮层 | 与自我相关的心理活动，心理理论[①] |
| 内侧颞叶 | 自传体记忆 |
| 海马体 | 与过去经历的关联[②] |
| 后扣带回皮层 | 感觉整合 |
| 顶叶皮层 | 自我觉知，自我与他人的比较 |
| 楔前叶区 | 记忆来源辨认，内部心理活动，视觉空间的组织和协调[③] |

DMN 的这些区域协同工作，它们似乎会综合身体与内部世界的感觉体验，从而使我们能够随着时间流逝在想象空间中对自己进行有意识的体验。这种功能对自我经验和文化的发展至关重要，它表明，DMN 的适应性功能对神经和社会文化的进化均有强烈的选择性偏差（Morcom & Fletcher, 2007）。

## 默认模式网络

朋友可以说是第二个自己。

——西塞罗（Cicero）

DMN 在情景记忆被编码时受到抑制，而在提取和回想该记忆时变得活跃（Chai et al., 2014）。鉴于其与颞叶和海马体的神经相连，DMN 可能参与情景记忆的提取（Maddock et al., 2001; Fujii et al., 2002; Cabeza et al., 2002）。另一方面，如果 DMN 在记忆编码期间处于活跃状态，那它可能会触发旧记忆，从而破坏新记忆的建立。这可能是在 PTSD 中被破坏的一种 DMN 机制，因此会干扰创伤记忆的更新和重组。

  DMN 的活跃程度和参与外部执行功能的额顶网络的活跃程度通常是负相关的，这意味着当一个活跃时，另一个被抑制（Anticevic et al., 2012; Elton & Gao, 2014）。当我们处于静息状态时，DMN 会继续保持活跃，而外部执行官将停止工作，直到它们被触发去接管工作（Chen et al., 2013）。这种换岗的信号可能来自检测到新刺激或可能威胁的突显网络（Fransson, 2005; Sridharan, Levitin, & Menon, 2008）。研究表明，负相关并不总是彻底的，因为似乎有些外部任务需要 DMN 在一定程度上参与（Greicius & Menon, 2004; Laird et al., 2009; Singh & Fawcett, 2008）。

  当我们从事向外聚焦的活动时，DMN 的抑制程度随任务需求和我们参与任务程度的变化而变化（Greicius & Menon, 2004; McKiernan et al., 2003; Pfefferbaum et al., 2011; Uddin et al., 2009）。心理治疗这样的任务可能需要在内部和外部焦点之间取得更微妙的平衡，以便监控、促进或影响认知（Hampson et al., 2006）。一项研究表明，当我们专心致志地思考时，额顶网络和 DMN 之间存在合作（Smallwood et al., 2011）。内部和外部处理的相互作用可能是自传体记忆影响当前体验的一个途径，这是投射过程背后的一个核心神经机制。DMN 会参与我们的外部互动，这也可能是来访者既能参与移情互动，同时又知道他们正在主动将自身投射到治疗师身上的原因（见表 9.2）。

### 表 9.2 我们假设 DMN 所具备的功能

---

**自我觉知**

| | |
|---|---|
| 有意识觉知 [1] | 觉知状态的改变 [6] |
| 自我关联性 [2] | 自我觉知 [7] |
| 自我反思 [3] | 自传体记忆 [8] |
| 自我指涉 [4] | 自我感 [9] |
| 自我和他人的区分 [5] | |

续　表

**社会意识**

处理社会关系 [10]　　　　　　　　识别他人面孔 [12]

处理心理理论 [11]　　　　　　　　处理道德困境 [13]

**知觉与认知**

注视 [14]　　　　　　　　　　　　闭眼休息 [20]

被动知觉 [15]　　　　　　　　　　自发语义 [21]

助记过程 [16]　　　　　　　　　　独立于刺激的思考 [22]

内隐处理 [17]　　　　　　　　　　心理上的时间旅行 [23]

记忆场景建构 [18]　　　　　　　　定向 [24]

语义记忆建构 [19]　　　　　　　　展望 [25]

　　独立于刺激的思考和与外部环境疏离很可能是想象的一个先决条件。内侧前额叶区域能够抑制杏仁核以及以任务为导向的神经网络，从而允许后扣带皮层和顶叶为我们提供一个内部心理活动的平台和三维工作空间。这使我们能够不受外界干扰地操作意象、重演人际交往场景和处理情绪。它还让我们有可能体验时间旅行，因为它会并置过去、现在和未来的工作记忆。我们所说的走神和白日梦可能既是创造力的土壤，也是帮助我们在世界上正常运转的背景处理（Baird et al., 2012）。

　　DMN 发展缓慢，而且归属于它的众多功能个体差异很大，有鉴于此，它的成长和发展极有可能受到经验的影响（Pluta et al., 2014; Sambataro et al., 2010; Supekar et al., 2010）。早期研究确实表明，在不同个体身上以及在从婴儿期到成年后期的发展过程中，DMN 的神经结构和功能连接存在广泛差异。

　　DMN 最早在人出生后两周就能被检测到，但直到 7 岁左右才形成一个连贯的网络（Fair et al., 2008; Gao et al., 2009）。大约在这个时候，孩子们会与周围人产生分离感。DMN 在整个儿童期一直不成熟，但在成年早期功能开始变得连贯。同时，随着我们学习区分内部和外部经验，额叶的内侧和背侧区域也从正相关转变为负相关（Anderson et al., 2011; Chai et al., 2014; Thomason et al., 2008）。研究已表明，在人生早期遭受过创伤的女性表现出 DMN 内的功能连接下降（Bluhm et al., 2009）。事实上，如果一个成人在儿童期受到过虐待，该成人的 DMN 连接与在健康的 7 ～ 9 岁儿童身上观察到的模式相似，这表明创伤可能会延迟或损害 DMN 的发展。

## DMN 和自我

真正的高贵在于优于过去的自己。

——欧内斯特·海明威（Ernest Hemingway）

在讨论 DMN 时，我们似乎一直在描述自我的神经基底的一个关键方面。这个区域在自传体记忆、自我反思和自我记忆等任务中变得活跃，这表明，DMN 总体上是自我经验的关键。此外，DMN 似乎也同等地参与他者意识（other-consciousness）的一些关键方面，例如面部识别、心理理论和处理道德困境。鉴于这种重叠，我们可以提出这样一个问题：哪一个先发生，自我意识还是他者意识？

作为成年人，我们通常认为自己先有自我觉知，然后才注意到他人。然而，许多其他灵长类动物在缺乏我们所认为的自我觉知的情况下展示出 DMN 功能和良好的心理理论技能（Mantini et al., 2011）。我们也看到，儿童身上正在发展的自我感来自与母亲和家庭的共生联系。因此，真相可能与常识相反。他者意识可能因其原始的生存价值而先进化，后来才变成自我经验的基础设施。这肯定与内部客体、移情和投射性认同（projective identification）等心理动力学概念类似。

正如额叶和顶叶区域携手构建我们的时空经验一样，OMPFC 和顶叶内侧的楔前叶区域可能构建了统一的自我–他者经验。换句话说，大脑中可能没有完全独立于他者经验之外的自我。这在表现出混乱的人际界限并被标记为边缘型和依赖型人格的个体中尤为明显。这些都表明，自我经验是一种新兴的功能，它从一系列事物的复杂组合中发展而来。这些事物的范围很广，从时间流逝中的身体连续感到我们共同建构的复杂叙事，而这些叙事组织了我们从社会身份和防御机制到精神追求的一切事物。

# DMN 和精神病理学

*我知道流亡的人如何以梦想为食。*

——埃斯库罗斯（Aeschylus）

我们在治疗中看到许多来访者似乎没有一个可以让他们隐退进去以寻求安慰和进行自我反省的内心世界。DMN 的功能为我们提供了一种方法来思考这些来访者大脑中可能发生和可能没发生的事情。我们在患有孤独症、阿尔茨海默病、抑郁症、精神分裂症、脑卒中和慢性疼痛的个体中发现他们的 DMN 功能被扰乱了（Balthazar et al., 2014; Lynch et al., 2013; Park et al., 2014; Whitfield-Gabrieli et al., 2011; Zhu et al., 2012）。这些疾病中的每一种都包含着与自我感、现实检验和自传体记忆相关的障碍。在这么多的精神障碍中，患者的这些关键自我功能都非常脆弱，这反映了 DMN 的重要性及其多么容易被破坏。

## 精神分裂症

鉴于精神分裂症患者的自我连贯性被打乱了，所以如果患者的 DMN 没有显著受损，那么这一定会令人惊讶（Bluhm et al., 2007; Garrity, 2007; Jang et al., 2011b）。我们发现，患精神分裂症受试者在进行记忆任务期间无法激活和关闭 DMN（Pomarol-Clotet et al., 2008）。这可能反映了他们难以区分有意识觉知与无意识过程，以及有意识觉知被梦境般的状态污染。一个有趣的假设是，精神分裂症中的额叶/多巴胺能的缺陷会损害其与 DMN 的负相关关系，导致患者出现幻觉、思维被夺（thought withdrawal）和思维插入（thought insertion）等症状（Manoliu et al., 2014）。

## 抑郁症

我们已发现，DMN 的功能异常与绝望、消极的自我情绪、睡眠障碍和消极的自我聚焦（self-focus）等症状呈正相关关系（Grimm et al., 2008, 2009, 2011; Gujar et al., 2010; Guo et al., 2014）。一些人假设，在进行外部任务期间，DMN 抑制的失败可能会导致患有抑郁症的来访者将经历过度个人化（Li et al., 2014; Sheline et al., 2009），这也许能够解释与抑郁症相关的内疚和低自尊。有些人甚至假设，DMN 功能障碍可能是抑郁症和心境恶劣（dysthymia）的一个生物标志物。如果使用选择性 5-羟色胺重摄取抑制剂（selective serotonin reuptake inhibitors, SSRIs）成功治疗抑郁症，DMN 的功能能够恢复正常，这一事实支持了上述理论（Posner et al., 2013; Silbersweig, 2013）。

### 焦虑障碍和创伤后应激障碍

总体而言，持续的过度唤醒和警觉是焦虑障碍的核心因素，它破坏了我们激活 DMN 的能力，从而将受害者从他们的内心世界中驱逐，连贯的自我感以及与他人联结的能力受损。一般来说，所有的焦虑障碍都反映了抑制恐惧方面的缺陷和对危险信号过度警觉。大脑和心智的这种状态使得 DMN 很难甚至不可能空闲下来去执行其功能（Gentili et al., 2009）。例如，患有强迫症的来访者在专注于任务时表现出更少的 DMN 抑制，这可能是他们无法抑制由焦虑触发的想法和运动行为的一个生物特征（Stern et al., 2012）。

创伤后应激障碍（PTSD）的特征是杏仁核过度活跃、内侧前额叶皮层活动减退以及杏仁核与脑岛的连接增强，这些都会抑制 DMN（Palaniyappan et al., 2012; Patel, Spreng, Shin, & Girard, et al., 2012; Rabinak et al., 2011; Seeley et al., 2007; Sridharan et al., 2008）。此外，静息状态下 DMN 和右侧杏仁核的连接与 PTSD 的症状呈正相关，并能够预测未来症状的出现及其严重程度（Lanius et al., 2009）。PTSD 还会导致自我参照加工（self-referential processing）、自传体记忆和心理理论的缺陷，而这些都取决于 DMN 内适当的连贯性。这与抑郁症患者形成鲜明对比，后者发现自己无法抑制 DMN 以关闭对自我的关注。

在静息状态，患有 PTSD 的受试者表现出 DMN 内的连接减少，而 DMN 与突显网络之间的连贯性更强（Sripada et al., 2012）。那些患有严重慢性 PTSD 的人试图在开启和关闭 DMN 之间切换时会表现出与精神分裂症患者相似的缺陷（Daniels et al., 2010）。早期创伤似乎很可能干扰 DMN 的发展、连贯性和功能（Daniels et al., 2011）。PTSD 患者及其未受创伤的双胞胎的前扣带回和内侧扣带回皮层的代谢活动均更强，这也表明 PTSD 可能有遗传脆弱性（genetic vulnerability）（Shin et al., 2009）。

既然已有远远超过 100 项的研究探索了 DMN，所以我们可以开始使用这些数据发展一个更复杂的执行功能模型。重要的一点是，我们要记住，关于 DMN 的理论仍是有争议的。有些人认为，DMN 进行的是与任何类型的思考都无关的背景活动（Qin & Northoff, 2011）。即使我们现在持有的与 DMN 有关的观点今后被发现是错误的，我们也认为归属于 DMN 的那些功能最终会在大脑中找到一个家（Northoff et al., 2006）。

## 一个创伤后应激案例

> 我们思考什么，我们就会成为什么。
>
> ——佛陀

这个案例讲的是一位年轻的太子的故事。太子的父亲悉心栽培他，希望他有朝一日能成为一名强大的国王。太子得到了他所需的一切，但就是不被允许走出宫殿宁静花园的围墙。他心里想要的任何东西都会有人立刻拿给他，而坏消息绝对不会传到他的耳朵里。一天，趁父亲不在，他吩咐车夫带他去远足，好让他看看他未来的王国是什么样。连续三天，他在旅行中目睹了衰老、疾病和死亡。他看到路边有一具尸体，他问车夫那是什么。"这是一具尸体，"车夫说，"唉，死亡会降临到我们所有人身上。"

由于太子被庇护得太好了，所以这个消息像闪电一样击中了他。生命的短暂本质就这样突如其来、出人意料地向他揭开了，这使他一下子陷入危机。他以为永恒的事物原来都是脆弱而短暂的。与之前和之后的许多人一样，太子受到的创伤使他开始质疑现实和人生的意义。他开始思考，这个世界上有什么东西具有永恒的意义。你可能已经意识到了，这是佛陀悉达多的故事。面对人生意义的危机，悉达多退位，背井离乡，去求真道。他当了几十年的苦行者，遍访名师，身负百技，终于对人类状况有了新的理解，也知道了如何才能获得解脱和自由。

在他去世后的 2500 年里，佛教徒一直在积极探索人类心智的运作方式。佛教既是一种哲学，又是一种心理学，它解决了治疗师所面临的许多相同问题。通过自我反省、内省和冥想，佛教徒已经对人类经验发展出了详细的解释，也发展出了复杂的策略来减轻他们所谓的苦。

佛教和心理治疗出现都是因为我们的心智变得越来越复杂了，而这种复杂性能给我们带来痛苦。我们大脑进化得使注意力可以完全被过去的负面事件和对未来的焦虑吞噬。曾经支持我们生存的功能现在损害了我们的生活质量。我相信，将佛教心理学融入我们与某些来访者的工作可以为治疗提供额外的支持性概念框架。

## 生活的苦恼

我教了一件事，也只教了一件事，那就是苦以及苦的止息。

——佛陀

梵文单词"dukkha"最常被解释为悲伤、悲惨或痛苦。"sukha"是"dukkha"的反面，意思是快乐、舒适或安逸。这个古老的词来自游牧的雅利安人，他们在有历史记载之前将梵文带到了印度。"kha"的意思是"天空、空间或轮毂中心的孔"，而"dukkha"则用于描述"不圆或成形不良的轴孔"，它使乘车令人苦恼。这种对自己存在状态的苦恼，可能是对"dukkha"最好的诠释。

这种苦恼来自两个方面，一是自然中真实存在的身体疼痛，二是心智给我们造成的痛苦。虽然重创了佛陀的生老病死是不可避免的，但我们可以从我们的心智造成的痛苦中获得自由。佛家把苦分为三类：

1.无常之痛（坏苦）——对未来可能的失去感到焦虑和对改变或消亡的恐惧；"升起的终将消逝"。

2.我执之痛（苦苦）——内疚、羞耻、失败、脆弱、输给别人、让别人失望。

3.存在之痛（行苦）——空虚、无意义、焦虑、不满意、不满足、士气低落、情感淡漠和绝望。

因为我们的心智很难预测和控制周围的世界，所以我们一直处于焦虑状态，因为世界的本质是变化。我们脑海中的声音不断提醒着过去的消极事物和未来可能遇到的危险。大脑皮层的功能是预测和控制，而这带来的一个自然结果是我们过度担心未来的痛苦，使得现在也变得痛苦不堪。慢性 PTSD 就是一个生活中的烦恼被放大成可能致残的精神疾病的极端例子。

## 个案概念化及其治疗方案

痛不可避免，苦可以选择。

——佛陀

佛教心理学的核心是强调获得顿悟，以理解苦的本质、苦的原因以及如何灭苦。佛教心理学家会通过确定来访者痛苦的性质来概念化临床案例。治疗将从介绍四圣谛——苦集灭道开始:(1)世俗的存在导致痛苦,因为(2)我们执着于虚幻的想法、信念和感受;治疗方案将是(3)切断我们对幻相的执着,而具体方法是(4)遵循八正道。

八正道是一种特定的干预措施,包括一套针对身体、心智、大脑和社会关系的相互依存的实践。八正道专注于我们的正见、正思维、正语、正业、正命、正精进、正念和正定。每一道的目标都是知苦和止苦。如果行为端正,修持戒律,修习正念和禅修,那么我们可以更清楚地看清现实,让自己从痛苦中解脱出来。你可能已经注意到了,佛教心理学与认知行为疗法非常相容。在我看来,它们的主要区别在于分析的深度和治疗的强度。西方治疗师专注于症状,而佛教治疗师则把生活看成一个整体。

有人说我们的心智是监狱,禅修则是通往自由的隧道,这种观点类似于柏拉图的洞穴寓言。从佛教的角度来看,我们对自己和世界的认识只有通过禅修才能掌握。佛陀没有教导慈悲,但他发现,慈悲是禅修时顿悟的自然产物。当我们更清楚地理解每个人都在受苦并且大家同舟共济时,竞争和恐惧会被共情和慈悲取代。如果你在打坐的过程中感受到了他人的痛苦,你自然想要解除它。当你真正开悟时,痛苦仍然存在,但它代表噩兆和羞耻的层面都消失了。

## 谨防意识错觉

> 我们看到的不是事物的本质,而是我们自己的样子。
>
> ——安娜伊斯·宁

虽然每种精神障碍都会导致夸张的情绪和扭曲的思维,但扭曲现实并不是收到诊断书才会发生。事实上,所有人的思维都会扭曲现实以提高生存率并减少焦虑。我们西方人对这些扭曲的了解大部分来自社会心理学、临床心理学和神经科学。心理动力性的无意识进行的扭曲反映在反向形成(reaction formation)、否认、幽默和理智化等防御机制中，其目的被认为是使想法和感受不进入有意识觉知，从而帮助我们调节和回避负面情绪。防御机制通过减少羞耻感、最小化焦虑以及降低对令人抑郁和泄气的现实的觉察来提高生存率。一些防御措施也支持社会合作，并导致我们要么忽视家人和朋友的不良行为，要么刻意对其做出积极诠释。

让我们来看看意识的一些错觉。第一个错觉是，我们的有意识觉知会在头脑中的某个特定位置聚集起来，并在屏幕上呈现给我们看。这种笛卡尔式戏剧——对笛卡尔身心二元论的致敬——创造了一种主观错觉，即自我是一种居住在身体中的非物质精神，而不与身体合二为一（Dennett, 1991）。

第二种错觉是我们的经验发生在当下，并且有意识的思考和决策先于我们的感受和行动。事实上，我们的大脑会在短短 50 毫秒内对内部和外部刺激做出反应，而有意识觉知则需要超过 500 毫秒才会发生。在这半秒内，神经加工的隐藏层会影响和组织这些刺激，触发运动反应，然后才为有意识觉知选择一个合适的表征（Gibson, 1966; Panksepp, 1998; Libet, 1983）。

根据定义，神经加工的隐藏层不能被直接观察。就像黑洞一样，我们通过它们对可见世界的影响感觉到它们的存在。这些无意识过程将凸显经验的某些方面，而削弱其他方面；它们也会使我们注意到环境的某些方面，而完全阻止我们察觉其他方面。我们的隐藏层会将过去的经验转化为对未来的预期，而这会常常把过去创伤转化为对未来痛苦的自我预言实现（Brothers, 1997; Freyd, 1987; Ingvar, 1985）。把过去的学习带入现在是无关紧要或者具有破坏性的，这无疑是当代人脑主要的设计缺陷之一，也是无数治疗课程的重点。

我们投射在笛卡尔式戏剧院屏幕上的内容实际上是在我们神经结构的隐藏层中生成的，它发生在有意识觉知之前。这导致我们想当然地认为，我们的经验世界和客观世界是一体的。我们也倾向于相信自己拥有做选择所必需的所有信息。事实上，我们通常很少或根本无法访问我们决策所依据的信息或逻辑。此外，我们拥有一种强大反射，它让我们在缺乏知识的情况下进行虚构（Bechara, Damasio, Tranel, & Damasio, 1997; Lewicki, Hill, & Czyzewska, 1992）。

第三种错觉依赖前两种错觉，该错觉是我们的想法和行为处在有意识的控制之下（Bargh & Chartrand, 1999; Langer, 1978）。这导致我们始终高估自己对结果的控制，同时低估偶然性、无意识的影响力，以及外部力量等事物的作用（Taylor & Brown, 1988）。尽管我们可能感觉自己好像坐在人生的驾驶座上，但实际上，我们经常坐在乘客座上。

笛卡尔式戏剧、活在当下、我们完全掌控着自己的行为，这些错觉通过研究、临床经验和常识暴露出来，但它们已经无形地融入了我们的感知、记忆和性格（Levy, 1997; Reich, 1945）。如果佛陀今天还活着，我怀疑，他会感到非常高兴，因为他的诸多深刻洞见以各种各样的方式被证实了。

社会心理学家还发现，人类判断中存在一些一贯的错误，这些错误尤其可能损害个人、群体和国家间的关系。我们倾向于把他人的行为解释为他们的性格造就的，而将自己的行为解释为外部因素的结果，这被称为基本归因错误（fundamental attribution error）（Heider, 1958）。换句话说，我们会认为，其他人考试不及格是因为他们不够聪明或懒得学习，而我们不及格是因为考试不公平或老师水平不行。这种归因偏差（attributional bias）可以发展成一种被称为"责备受害者"的现象。在这种现象的影响下，我们认为，罪行或贫困的受害者一定做了什么才导致了他们的不幸（Ryan, 1971）。

虽然每个人的观点都有局限、不全面，但这并不能阻止我们想当然地认为我们拥有正确的世界观。这种自我中心偏见（egocentric bias）使我们本能地相信，任何对世界的看法与我们不同的人都是被误导了的或愚蠢的。另一种偏见被称为信念坚持（belief perseverance）或证实性偏差（confirmation bias）——倾向于只关注那些支持已有信念的事实（Janoff-Bulman, 1992; Lord, Ross & Lepper, 1979）。驱动这种倾向的很可能是储存在杏仁核中的顽固恐惧记忆和我们想要避免未知焦虑的渴望。这或许可以解释，为什么即使我们明明有证据表明这种偏见是错误的，但它们仍然存在。

在进化过程中，自我欺骗被选择的另一个原因可能是，它有助于我们欺骗他人。我们越相信自己的谎言，就越不可能通过非语言信号泄露真实的想法和意图。事实上，说谎比说真话需要更多的脑力。而且，如果我们在撒谎时能够说服别人，使其相信我们是诚实的，那我们动用的脑力甚至更多（Ganis et al., 2003）。与我们真实的愿望相反的行为和信念能够轻而易举地骗过他人。有人指出，尽管一个又一个道德斗士垮台的故事广为人知，但"人们非常不愿考虑一个大声高呼的道德主义者有不纯动机"（Nesse & Lloyd, 1992）。事实上，最优秀的骗子往往非常有说服力，因而受害者会完全拒绝接受自己被骗的事实。

认知行为疗法试图用有意识觉知曝光我们的信念坚持和归因偏差，并削弱我们无意识处理的保守性。心理动力治疗师则深入探索无意识防御和原始情绪状态。我们通过鼓励来访者对新想法保持开放态度并承担责任促成积极的改变，促使他们重组神经网络的隐藏层。

## 身体、大脑和经验

困扰人们的不是事情本身，而是人们对事情的看法。

——爱比克泰德

桑迪来接受治疗时 45 岁左右，困扰她的无非是常见的人际关系、家庭和事业问题。虽然她的心境总体上是乐观积极的，但她偶尔会感到烦躁、沮丧和绝望。当我提到她情绪起伏不定时，她很苦恼地发现她的情绪波动是别人能注意到的。当桑迪专注自己的情绪时，她说它们不知从哪儿冒出来，然后又同样神秘地消失了。她意识到，这些情绪状态早在她上小学时就已成为她生活的一部分。心情低落时，她觉得自己像个骗子，打算辞掉工作，离开丈夫。"当我有这种感觉时，"她说，"我基本上失去了生存的意愿。"

我们监测并讨论了她几个情绪周期内的经历，并对这些周期的根源进行了大量推测。桑迪的父亲容易喜怒无常，她还有一个姨妈在几十年前曾有过一次"神经崩溃"，这可能是一些迹象，表明这是家族遗传或她模仿了小时候目睹的抑郁症。桑迪努力寻找生活中可能会加速她情绪波动的想法、感受或事件，但发现这与她的工作、家庭、月经周期、锻炼或饮食都无关。所有严重的疾病都被排除了，而她身体上仅有的不适是过敏和频繁的鼻窦感染。因为她的情绪变化有那么一丁点儿可能性与使用抗组胺药有关，所以我们将她使用的所有药物也纳入她的情绪表。

虽然我们没有发现她的情绪和药物之间存在任何关联，但我们发现，她在鼻窦感染一两天前总是会失去活下去的意愿。在出现呼吸道症状和头痛后不久，她的情绪又会好转。建立了这种联系之后，我们就等着她下一次情绪低落，看看是否会再次出现鼻窦感染。果然，又一次情绪波动如期而至。虽然我们仍不知道影响她心情的是什么，但这样的时序确实表明这与她的过敏和鼻窦感染周期有关。

在桑迪的又一次情绪低落来临之前，我们决定采取新计划。我们达成共识，在她失去生存意志的日子里，她要停止评估自己的生活，不去考虑离开丈夫或辞职，或者评估她作为人的价值。相反，她要将情绪低落当作提示，说明她要去健康食品店、购买维生素 C 和锌片，并重新安排日程以减轻压力。桑迪必须留意这样一种可能性，即她体验的负面情绪实际上是身体疾病引发了生理变化的结果，而不是她崩溃了或即将发生什么大灾难的征兆。我们一起努力为她开发一个安全的内心世界，在这样的时刻，她可以隐退至其中来抚慰自己、专心康复。

随着时间推移，她的鼻窦感染和情绪变化之间的关联得到了证实。出于某种未知的原因，桑迪对鼻窦感染所做出的生化反应是情绪急剧恶化，而这导致她重新解释自我存在的各方面价值。通过留心这个过程并利用她的执行功能和自我觉知，她能够采取不同的方法并创造出更好的结果。我们已经将那些通常会导致存在危机（existential crisis）[1]的因素转化成了触发她去提升自我觉知和更好地照顾自己的因素。

心理治疗的核心是两个过程的相互交织。第一个是我们的大脑和心智对现实的构建，而第二个是修改这种构建的结果以提升心理健康和幸福。人们前来接受治疗是因为他们不满意生活的一个或多个方面。在大多数情况下，我们的来访者知道他们应该改变什么，但就是无法做出改变。他们感觉内心深处有什么在拖他

---

1　指质疑或不明白自己存在的价值、意义和使命等。

们的后腿，并带着这种感觉进入治疗室。他们问题的答案通常可以在神经加工的隐藏层的架构中找到，这些隐藏层能够构建我们的现实、指导我们的经验并塑造我们的身份。我们从精神分析、佛教和神经科学中获得的重要信息是，我们应该做一个对自己心智的产物持怀疑态度的消费者。

# 本章小结

作为意义创造者，我们会不断寻求个人和普遍、简单和复杂问题的答案。因为不确定性让我们感到焦虑，所以我们经常接受不完整甚至糟糕的答案，而不愿拥抱自己的无知。当我们更深入地聚焦于一个问题时，我们开始发现那些隐藏在自身常识性观察中无意识的、无形的偏见。正是这样，在人们的观点中，地球从平的变成了圆的，心智的发生地从心脏转移到了大脑。后来，经过进一步观察，我们发现地球并不完全是圆的，心脏也确实会影响我们的想法和情绪。科学进步就是如此。

不同的个体身上和不同的文化中均存在着一些一致的认知和情绪偏见，这种一致性反映出我们共享了神经进化过程。其中一些偏见是我们的视野和判断力自然限制的结果，而另一些偏见进化出来可能是为了帮助我们在一个具有不确定性的危险世界中生活。尽管我们的许多知觉偏差似乎对我们有用，但它们也可能导致一些问题，而这些问题常常成为心理治疗的重点。

# 第十章　从神经网络到叙事：对整合的探求

没有什么事比在心中埋藏一个不为人知的故事更痛苦了。

——玛雅·安吉罗（Maya Angelou）

机体运作方式表达了物理宇宙的基本策略；它把各种各样的事物连接了起来。神经元、神经网络、个人、部落和国家等组织都嵌套于更复杂的组织中。当我们拉近镜头去观察神经元组群时，或拉远镜头去观察人群时，同样的连接和体内平衡原则仍然适用。当了解神经网络必要的协同连接时，我们也逐渐了解了神经网络失衡与精神困扰的关系。从极端的 PTSD 到日常的神经症，都表现出一种整合和分离的模式，该模式反映了我们的适应史和我们大脑当前的功能状态。在自我经验的层面上，主司感觉、知觉和情绪的网络在有意识的经验出现时是无缝整合的（Damasio, 2010; Pessoa, 2008; Fox et al., 2005）。让我们来看看，如果神经网络的整合出现了一个还算简单的故障，它对自我经验会产生什么影响。

几年前，我接待过一名快成年的年轻来访者，他叫克雷格。在前一年9月，克雷格离开家去上大学一年级，但到了12月中旬，有些事就乱了套。他的父母接到院长的电话，得知克雷格已经好几个星期没去上课了。宿舍长还告诉他们，5天前，克雷格把自己锁在房间里，把他和室友的所有东西都扔出窗外，并且每天24小时都在听同一首歌。他的父母急忙赶到学校，发现他正处于急性精神病发作状态。

克雷格当时刚从我工作的医院出院几周。出院时他再次变得独立和活跃，我很高兴看到他的改变。当他走过我的办公室时，我看得出来他的动作被抑制幻觉的药物减慢了。之前，我在个体治疗和团体治疗中见了克雷格大约一个月。他从前的症状已经慢慢消失，并且已被父母领回家照顾。

这是他出院后接受的第一次治疗。在他安顿下来后，我问他离开医院后过得怎么样。慢慢地，他用柔和的声音告诉我，生活很美好，他喜欢弹吉他，还创作了一些新歌。他不像几周前那样疑神疑鬼或出现幻听；他的睡眠和胃口都还可以，他觉得他可以返校了。"只有一个问题，医生。我在家里觉得不自在，因为我的父母和兄弟都被替身取代了。"

"替身？"我问他，"你说的替身是什么意思？"

克雷格说，当他的父母和兄弟来医院探望他时，他对他们有一种奇怪的感觉，但他认为这是因为药物让他感觉失常了。一回到家，他就明白了为什么他会有那种奇怪的感觉。"过了一会儿，我意识到他们已经被替身取代了！"我疑惑地看着他，并问他为什么会这样认为。克雷格说明了为什么他觉得家人是以假乱真的复制品，并且做好了欺骗他的充分准备。他问了他们很多问题，他认为这些问题只有他真正的父母和兄弟才能回答出来。果然，他们都答对了。"不管欺骗我的是谁，他们真的很厉害！"他又紧张又钦佩地说道。当我再次问他如何确定他们是替身时，他恼怒地回答道："你觉得我会不认识我自己的父母吗？"

这是替身综合征（impostor syndrome），又称卡普格拉综合征（Capgras syndrome），它可以单独发病，也可以与精神分裂症、颞叶癫痫、阿尔茨海默病和头部损伤共病（Serieux & Capgras, 1909）。尽管卡普格拉综合征的神经生物学发病机制尚不明确，但它可能是知觉、情绪和有意识的分析等网络脱节的结果（Alexander, Stuss, & Benson, 1979; Merrin & Silberfarb, 1979）。一项 EEG 研究在颞叶区域发现了"大量严重的 EEG 异常"，这导致研究人员认为，替身的错觉是由负责将面孔与感情熟悉度匹配起来的网络中脑电波的"节律障碍"引起的（Christodoulou & Malliara-Loulakaki, 1981）。

卡普格拉综合征不影响负责识别熟悉面孔的网络。克雷格可以看出冒名顶替者与他的父母和兄弟在身体上完全相同。但克雷格的体验是，他感觉他们不再是他的父母——认出熟悉且深爱的人时那种喜悦感没有了（Hirsten & Ramachandran, 1997）。我们可以推断，在克雷格的大脑中，负责面部识别的颞叶回路与让我们在看到所爱之人时产生情绪反应的 OMPFC–杏仁核轴之间发生了中断或缺乏连贯性。由于二者的连接以某种方式被破坏了，所以克雷格完好无损的左脑产生了关于冒名顶替者的妄想。如果你接受这个经验前提，那么该解释就是合乎逻辑的。克雷格家人的外表和举止看起来都和他"真正"的家人一样，但由于没有负责熟悉感的情绪回路的正常输入，他的左脑解释者因此得出结论——他们一定是冒名顶替者。

卡普格拉综合征可能与似曾相识（déjà vu）的经历相反。在似曾相识的经历中，新事物会伴随着一种熟悉感。似曾相识经历的产生很可能是负责熟悉感的神经回路在陌生环境中随机放电的结果。颞叶癫痫患者经常报告强烈的似曾相识经历，这一事实表明，他们失控的放电激活了位于颞叶深处的杏仁核。我们已经发现，似曾相识经历出现的频率与海马体灰质的减少有关（Brázdil et al., 2012; Takeda et al., 2011）。克雷格的经历与这种经历正好相反。他希望有认识家人的感觉，但没有感觉到。当他说"你觉得我会不认识我自己的父母吗？"，他可能正在描述上述感受。

左脑解释者产生的冒名顶替者的妄想与似曾相识经历引发的一些状态相似，例如前世、千里眼和其他超自然现象。这种再正常不过的想要理解无意义事物的冲动也可见于精神分裂症患者，他们试图为怪诞离奇的感觉体验编造合乎逻辑的解释（Maher, 1974）。如果患者的想法被插入他们的头脑，他们会问自己："谁有这样的技术来做这样的事？"我在波士顿工作时，病人把矛头指向麻省理工学院，而我在洛杉矶治疗的病人则怀疑加州理工学院。妄想可能成为来访者生活的核心，并且难以摆脱。比如，曾经有三名患者一起住在密歇根州伊普西兰蒂的一家医院里，他们都坚信自己是耶稣本人，同时认定另外两个人在妄想（Rokeach, 1964）。

## 整合途径

> 动物的所有器官形成一个系统……任何部分的修改都会导致其余部分相应的修改。
>
> ——乔治·居维叶

大脑漫长而迂回的进化路径并没有为我们提供一个设计简单的大脑。我们已经看到，大脑由不同的记忆系统、具有不同处理能力的两个半球以及控制不同技能和能力的多个执行系统组成。我们还探讨了当这些系统不同步时心理痛苦如何产生。

尽管我们才刚刚开始了解神经通路的功能和复杂性，但一些一致的发现已经开始出现。如第二章所述，我们需要考虑的两种主要整合途径是上-下和左-右。同样重要的是，它们不是相互独立的。左侧皮层区域（上部和左侧）已经形成了某些特殊的连接，皮层下和右半球区域（下方和右侧）也是如此。还有三种更具体的关系彼此关联、互相影响：额叶内的关系（OMPFC 和 DLPFC）、海马体和杏仁核之间的关系，以及内外经验执行系统之间的关系。这些系统与上-下和左-右的整合均有特殊关联。

让我们回顾一下大脑整合途径的总体"地图"。在表 10.1 中，请注意这四种途径是整齐排列的。自上而下、左脑、DLPFC、海马体和任务正向激活网络（task-positive networks, 后简称为 TPNs）在同一列，因为它们之间的联系和它们与右列事物的联系相比往往更紧密。它们也侧重于有意识的、理性的和基于语言的功能。自下而上的处理、右脑、OMPFC、杏仁核和 DMN 之间似乎具有更密集的连接，并且更有可能参与无意识、躯体和情绪功能。例如，卡普格拉综合征可能反映出需要杏仁核参与的自下而上的情绪处理与面部识别所需的皮层分析之间发生了脱节。

**表 10.1　整合途径**

| 自上而下（皮层） | 自下而上（皮层下） |
| --- | --- |
| 左脑 | 右脑 |
| DLPFC | OMPFC |
| 海马体 | 杏仁核 |
| TPNs | DMN |

目前有大量研究聚焦于了解这些网络，并更准确地区分了它们的不同解剖学特点和功能。人们也在探索如何区分每个半球中每个脑区的相似和不同的角色，了解不同症状和诊断组的激活模式（Dougherty et al., 2004）。正如我们对待这些研究的方式，我们必须记住，年龄、性别和生活经历都会影响这些网络在每个个体身上如何组织和发挥作用。就我们目前的目的而言，我之所以选择关注这些总体类别，是因为它们适用于心理治疗和心理健康。

## 自上而下-自下而上

> 神经系统非常复杂，它的关联系统和细胞群众多，如此复杂且具有挑战性，以至于即使我们做出了最艰苦卓绝的努力，也永远无法理解它。
>
> ——圣地亚哥·拉蒙-卡哈尔（Santiago Ramón y Cajal）

尽管我们有许多垂直回路跨越大脑的水平层，但对于心理治疗师来说，重要的上-下网络是连接 OMPFC 和杏仁核的网络。OMPFC 和杏仁核之间密集的双向网络把它们连接起来，这些网络将生理和情绪信息向上提供到皮层，同时允许 OMPFC 调节杏仁核向自主神经系统输出信号（Ghashghaei & Barbas, 2002; Ghashghaei et al., 2007; Hariri et al., 2000, 2003）。我们可以把杏仁核视为一种原始结构，它将即刻的威胁与快速生存反应联系起来。我们可以认为 OMPFC 具有收集和更新信息并用它来预测可能的结果和塑造行为的能力（Dolan, 2007; Rosenkranz, Moore, & Grace, 2003）。也许一个很好的比喻是，一队在战斗和求生方面训练有素的士兵（杏仁核和自主神经系统）与一个持续关注整个战场、更新策略和调整远景目标的将军（OMPFC）。

在功能正常的大脑中，OMPFC-杏仁核的激活反映了每时每刻集中的注意力和情绪唤醒之间的动态平衡（Simpson et al., 2001）。在面对社会心理压力时，我们的皮质醇水平会升高，杏仁核的激活会增加，而 OMPFC 的激活水平会降低（Kern et al., 2008）。人们认为，更高水平的 OMPFC 活跃度反映了对情感过程的抑制以及对外部世界关注的增强，而更低水平的活跃度则表明状态切换到了 DMN 激活和对内部过程的关注。当负面情感随着杏仁核的激活减少时，OMPFC 的激活会增加（Urry et al., 2006）。现在人们相信，我们每个人都有这个独特的体内平衡回路，它塑造了我们的情绪调节和情感风格（Davidson, 2002）。

让我们看看在进行公众演讲时，我们的大脑中会发生什么。对于大多数人来说，起身去演讲会导致大脑皮层激活。这是有道理的，因为我们需要大脑皮层来应对演讲的认知要求。但是，当有社交恐惧症或害怕公众演讲的人走上讲台时，他们的大脑皮层活动会减少，杏仁核活动会增加，同时还会出现焦虑和惊恐等身体症状（Tillfors et al., 2001）。这可能也是怯场的原因。怯场时人们要么忘记台词，要么在观众面前说不出话来。来自杏仁核的更高水平的皮质醇、多巴胺和自下而上的皮层抑制会使前额叶皮层"离线"（Arnsten & Goldman-Rakic, 1998; Bishop, Duncan, & Lawrence, 2004）。这种心理自助书籍中所称的"杏仁核劫持"（"amygdala hijack"），表明杏仁核和其他皮层下系统接管了皮层的执行功能（Goleman, 2006）。

OMPFC 和杏仁核的平衡与整合受依恋图式、过往创伤、当前压力和各种神经化学物质的影响（Hariri, Drabant, & Weinberger, 2006; Heinz et al., 2005）。当人们被抑郁症或焦虑症的症状折磨时，皮层激活会普遍减少，而扣带回和脑岛皮层的突显系统的激活会增加（Kennedy et al., 2007; Mayberg et al., 1999）。这种平衡会随着情绪好转而逆转，不管有没有接受治疗（Kennedy et al., 2001）。人们还发现，这些区域和一些其他区域在治疗前的代谢水平能够预测患者对抗抑郁药物的反应（Davidson et al., 2003; Pizzagalli et al., 2001; Saxena et al., 2003; Whalen et al., 2008; Wu et al., 1999）。

这个广泛的上-下系统内可能有许多子系统参与情绪调节。研究已经表明，在我们执行情感调节和有意地压抑情绪的任务时，上-下网络中存在着多种多样的激活模式（Anderson & Green, 2001; Beauregard, Lévesque, & Bourgouin, 2001; Phan et al., 2005）。例如，杏仁核和前扣带回之间活动的协调已被证明与特质焦虑和抑郁易感性有关（Pezawas et al., 2005）。当受试者对与吸烟相关的刺激信号做出反应时，抑制烟瘾的能力与扣带回皮层的激活增加以及感觉和运动区域的抑制有关（Brody et al., 2007）。

前扣带回、杏仁核和脑岛由内部躯体经验的处理来调节，这可能与心理治疗期间，在我们整合有意识觉知与躯体、情绪和记忆处理时激活的回路是相同的（Critchley et al., 2002）。上-下和左-右的抑制同时发生，可能是弗洛伊德所谓的压抑出现的原因。随着前额叶和前扣带回区域抑制我们对外显记忆进行有意识的回想，左额叶网络可以同时抑制存储在右脑系统中的负面躯体和情绪记忆（Anderson & Green, 2001）。其结果是我们不能对某段威胁经历进行有意识回想，并且经验与有意识觉知分离。

## 左半球-右半球

> 左半球的解释机制是……不断寻找秩序和理性，即使它们并不存在——这导致它总是犯错。
>
> ——迈克尔·加扎尼加（Michael Gazzanouin）

正如我们在第三章中看到的，左-右整合是正常的语言功能、身体意识、情绪调节和许多其他基本的人类过程所必需的。正如我们即将讨论的，讲故事和叙事之所以成为普遍的人类文化，可能在一定程度上是为了帮助两个截然不同的大脑进行整合和保持协调。

人们已证明，如果一个人左脑的语言处理优势更显著，认知行为疗法会对他产生更好的治疗效果（Bruder et al., 1997）。这表明，那些具有更多左半球语言能力的个体可能对储存在右侧的情绪体验具有更强的抑制能力。研究表明，善于阅读的人具有较低的左右脑连接，并且更擅长处理快速变化的感觉输入（Dougherty et al., 2007）。对于某些任务，较少的整合和协作是一种优势，尤其是当速度或集中的注意力成为相关因素时。然而，在我们解决复杂的社会情感问题时，同时拥有两个半球的输入可能是非常有利于适应的（Cozolino, 2008）。

一种用于重新调整右-左平衡的治疗方法是经颅磁刺激（transcranial magnetic stimulation, 后简称为 TMS）。TMS 是一种用于刺激和抑制神经放电的无创无痛技术。使用这种技术时，一圈电线会被放置在患者的头皮上，产生足以穿透头骨的磁场。该磁场将转化为大脑中的电流，暂时刺激或抑制选定区域。这种技术可以单次应用或重复应用（即重复经颅磁刺激；repetitive transcranial magnetic stimulation, 后简称为 rTMS）。根据其频率，脉冲要么增加皮层兴奋性，要么减少——快速 rTMS 增加激活，而慢速 rTMS 则减少激活（Daskalakis, Christensen, Fitzgerald, & Chen, 2002）。

偏向左侧的前额叶激活能够下调非抑郁个体的负面情感，而抑郁个体则显示出双侧额叶激活（Johnstone et al., 2007）。在几项研究中，在对左前额叶皮层进行一系列快速 rTMS 治疗后，难治性抑郁症患者的症状有所改善（Pascual-Leone et al., 1996; George et al., 1997; Figiel et al., 1998; Teneback et al., 1999; Triggs et al., 1999）。这些重复作用于左脑的磁脉冲可能提高了活跃度并将情绪平衡朝更积极的方向转变。作用于右前额叶皮层的慢速 rTMS 也会使抑郁症状出现类似改善（Klein et al., 1999; Menkes et al., 1999）。有研究人员以为，将更低频率的 rTMS 应用于右前额叶皮层会抑制右额叶功能，并且副作用更少（Schutter, 2009）。然而，也有研究人员发现了相互矛盾的结果从这些结果中可见我们对这些过程的理解仍在发展之中（Holthoff et al., 2004）。

对 rTMS 和抑郁症的研究使我们得出一个结论：该技术既能刺激左脑，也能抑制右脑，这二者可能对抑郁症患者同样有用。目前的观点认为，对于抑郁症的治疗，恢复左右前额叶皮层活动之间的平衡比显著增加左半球的活动更重要。如果 rTMS 可以对抑郁的症状产生积极影响，那么它是否能以相反的方式对躁狂症起作用？这方面的研究不那么广泛，但研究结果确实表明，当我们将高频的 rTMS 应用于右侧前额叶皮层时，它对治疗躁狂症有一定的效果（Belmaker & Grisaru, 1999; Grisaru et al., 1998; Michael & Erfurth, 2002; Saba et al., 2004）。

## 背外侧前额叶皮层-眶内侧前额叶皮层

> 现代心理学非常理所当然地认为行为和神经功能是完全对应的，一个完全由另一个引起……可以想象，有一天这个假设将不得不被推翻。
>
> ——唐纳德·赫布

总的来说，前额叶皮层通过一系列复杂的抑制性和兴奋性活动来塑造经验和行为（Knight, Staines, Swick, & Chao, 1999）。你应该还记得，前额叶皮层分为四个区域，并且背侧和外侧区域倾向于协调起来一起活动，眼眶和内侧区域也是如此。因为这样的关联，它们通常被称为 DLPFC 和 OMPFC。哪部分前额叶被激活取决于任务的情绪显著性：任务越情绪化，OMPFC 激活越多；任务的认知要求越高，DLPFC 就越占据中心位置（Goel & Dolan, 2003; Northoff et al., 2004; Schaefer et al., 2002）。随着任务的认知需求增加，不仅 OMPFC 的激活减少，杏仁核和前扣带回的激活也会减少（Pochon et al., 2002; Rushworth & Behrens, 2008）。这可能是参与认知任务（例如做文字题[1]或数学题）通常可以减少焦虑的原因。

---

1 文字题是指用文字叙述的数学问题。

DLPFC 根据高阶规则（high-order rule）（环境语境、预测等）对神经加工施加控制，而 OMPFC 则从低阶规则（lower-order rule）（冲动、内驱力、情绪等）的角度来对神经加工施加控制。由此我们感觉，自上而下和自下而上的处理分别与 DLPFC 和 OMPFC 之间的激活平衡交织在一起。有趣的是，当人们做出与隐性的种族和性别偏见一致的决定时，OMPFC 和杏仁核会变得更活跃，而当我们表达与偏见不一致的信念时，DLPFC 会表现出更高的活跃度（Knutson, Mah, Manly, & Grafman, 2007）。这反映了我们已知的观点——更原始的冲动驱动着我们的偏见，而更充分的信息和更广阔的视野能够让我们超越自身反射性的局限。

从第一人称视角去体验世界和自我调节的任务会激活 OMPFC 区域，而以情境为中心的调节会激活 DLPFC 系统（Ochsner et al., 2004）。OMPFC 会参与不同任务，这些任务需要不同种类、不同程度的自我指涉知识（Ochsner et al., 2005）。在 OMPFC 中，利用可观察的线索（例如面部表情）去解码他人的心理状态可能依赖右侧 OMPFC，而对他人心理状态进行推理可能会偏向左侧 OMPFC（Sabbagh, 2004）。

当我们考虑带入心理治疗的问题类型时，我们很可能正在努力构建、整合和平衡 OMPFC 和 DLPFC。想一想，在帮助来访者完成从自己的角度看待某一情况到从另一个或更客观的角度来看待某一情况的转变时，我们做了什么。在引导来访者更全面地看待某一特定情况时，我们以不同的方式召唤 OMPFC 和 DLPFC。这个过程很可能会促进 OMPFC 和 DLPFC 系统的成长，同时构建新的大脑网络来桥接和整合二者。如果我们要实现最佳功能，那么我们需要这些功能模式之间保持协调性、灵活性和互补性。

在压力和创伤的情况下，OMPFC 和 DLPFC 能够相互抑制或彼此分离（Roberts & Wallis, 2000）。如果 OMPFC 无法调节压力，这将导致我们在认知记忆任务期间 DLPFC 的激活减少，从而造成表现失常（Dolcos & McCarthy, 2006; Drevets & Raichle, 1998）。当 OMPFC 和 DLPFC 处于适当的平衡时，它们才有可能实现真正的认知–情绪整合（Gray et al., 2002）。在 OMPFC–DLPFC 回路之间建立牢固的联系可以增强我们的抗压能力，减少分离的可能，并带来更高的情感耐受性和更强的自我力量。

# 海马体-杏仁核

情绪教会了人类理性思考。

——德沃韦纳格侯爵（Marquis De Vauvenargues）

　　海马体和杏仁核在学习和记忆中发挥着核心作用。杏仁核（与 OMPFC 一起）组织情绪经验，并（在中度唤醒状态下）向海马体发出信号，告诉它们什么是重要的，它们应该去学习。另一方面，海马体（与 DLPFC 一起）参与对情境的认知评估，这些评估将通知杏仁核何时该增强或减弱情绪反应。换句话说，如果我能看到狗在摇尾巴，也许我就不用那么害怕被咬了。由于情绪的激活和对经验的认知分析都是功能正常运作所必需的，因此海马体和杏仁核之间适当的调控性平衡至关重要。

　　海马体是形成新的外显记忆所必需的，而杏仁核则组织高应激和创伤性情景下的学习。在唤醒水平低时，杏仁核的激活会通过促进神经可塑性的生化因素来支持海马体学习。在唤醒水平更高时，杏仁核会刺激 HPA 轴激活，干扰海马体学习，同时支持以恐惧为主的杏仁核学习（Kim, Koo, Lee, & Han, 2005; Kim, Lee, Han, & Packard, 2001）。本质上，在高唤醒状态下，海马体和杏仁核网络可能分离，导致内脏-情绪化处理（杏仁核）和陈述-有意识处理（海马体）脱节（Williams et al., 2001）。因此，最佳学习状态需要低到中等水平的唤醒，从而实现杏仁核和海马体参与的平衡。

　　许多来访者，甚至可能是大多数来访者，前来接受治疗并不是为了治疗严重精神障碍。迄今为止，大多数病情较轻的来访者尚未被纳入包括脑成像研究在内的广泛（且昂贵）的治疗结果研究。许多人寻求心理治疗只是因为，正如他们经常说的那样，他们的生活不知怎么失去了平衡。这可能意味着，他们的恐惧和担忧已经控制了他们的生活、制约了他们正常生活的能力，或让他们无法感到幸福或满足。另一些人则发现自己缺乏情绪，对他人缺乏共情，于是寻求治疗以挽救婚姻或与孩子的关系。许多人都觉得他们没有发挥出自己的潜力，或者在获得世俗成功和情感满足方面受到阻碍。

这些来访者通常被称为"焦虑的健康人"（worried well），意思是说他们应该设法不那么过分关注自己并继续生活。我的感觉是，这类来访者（包括我自己在内）同时也被各种形式的体内失衡状态折磨。他们表现出对智力防御的过度依赖、过度情绪性的倾向或消极的依恋经验，而这些都有可能演变成自我延续的模式，从而导致社会孤立和无法发挥他们的潜力。这些次优的生活方式都可能体现在有偏向性的神经激活模式中。虽然心理治疗是人类历史上的新发明，并且只存在于特定文化里，但相互交谈、寻求建议和交换故事是人类经验的核心。我认为大脑的进化和叙事的发展是齐头并进的。

## 积极任务激活网络：默认模式网络

*幸福不是强度的问题，而是平衡、秩序、节奏与和谐的问题。*

*——托马斯·默顿*

在第九章中，我们了解到，当大脑在外部和内部过程之间转换时，它会在一系列广泛的神经网络中来回切换激活状态（Jack et al., 2013）。任务正向激活网络（TPNs）包括 DLPFC、顶叶结构以及感觉和运动网络，组织着我们对外部世界的定向和互动。默认模式网络（DMN）包括 OMPFC、内侧颞叶和顶叶的楔前叶区域，会接管涉及自我的任务（例如，自传体记忆、自我反思和自我感）和涉及他者的任务（例如，面部识别、读心术、道德推理[1]）。这些网络总体上是负相关的，这意味着当其中一个活跃时，另一个则被抑制。然而，研究还表明，不太繁重或需要同时关注内外部的一些任务可能需要二者合作。

---

1 道德推理是指批判性地思考某一情境以判断什么行为是对的、什么是错的，该做什么、不该做什么。

TPNs 和 DMN 的平衡、整合和合作似乎在各种精神疾病中都被破坏了。这些破坏很可能与自我障碍有关，这些障碍在精神分裂症患者身上可见，它包括身份紊乱、思维障碍以及自我与他人之间边界的崩塌。抑郁症的症状似乎与过度关注自我和过度个人化事件的含义有关。而更重要的是，焦虑障碍会导致过度唤醒、过度警觉和过度惊吓等症状，这些症状由过度活跃的杏仁核触发。这自然会开启 TPNs 并使之保持持续开启的状态，从而抑制 DMN。因此，慢性焦虑障碍会使受害者被流放在他们的内心世界之外，并使人际联结和共情过程成为一项挑战。

在思考 TPNs 与 DMN 之间平衡的重要性时，我们必须记住，这些网络的充分整合和平衡不仅对于我们中间那些完全符合精神障碍特征的人是问题。我们大多数人在日常生活中都要与应激源、焦虑和恐惧斗争，而这些都使我们无法保持平静和专注。人类的文化更看重个体的行为而不是内在，而头脑健全并不会得到明显的外界奖励。因为 DMN 是一个依赖经验的结构，所以我们需要投资精力和时间等，去建立和强化内心世界，使其成为一个使我们避难、恢复活力、解决问题和充满力量的地方。孩子们需要尽早学习这些道理，并目睹父母认真对待自己的内心世界。

## 从神经网络到叙事

*（言语）在脑中留下指印，它们转眼就变成历史的足迹。*

*——弗朗茨·卡夫卡（Franz Kafka）*

人脑的进化与文化的扩展、语言的出现、叙事的构建密不可分（Herrmann et al., 2007）。因此，人类拥有无限的情景记忆以及讲故事的冲动绝非巧合。无数代人以来，我们聚在一起聆听狩猎的故事、祖先的功绩以及有关善恶的道德故事。故事将我们与他人联系起来，支撑着我们通常脆弱的身份，并使我们头脑清醒理智。人们早就知道，这些故事除了促进心理和情绪稳定性，还促进了文化的传播。因此，我相信，讲故事的冲动和我们容易被故事吸引的特点都深深地融入大脑结构了。

叙事能够执行一系列重要功能，包括：

- 把我们的经验扎根在线性框架中
- 记住事件的顺序和解决问题的步骤
- 充当情绪、行为和身份认同的蓝图
- 记住多个目标并确定目标实现的顺序
- 帮助我们在压力下进行情感调节
- 提供从行动到自我定义的语境

在人类历史的大部分时间里，口头交流和口头记忆是我们积累知识的媒介，也是知识的储存库。故事对于我们每个人的持续价值在当今世界得以凸显，这可以从我们在电视、电影、杂志和日常八卦中投入大量精力看出，也可以从老一辈总是想要反复讲述相同的故事，而小孩总是想要一遍又一遍地倾听这些故事看出。这种将我们紧密联系在一起的文化媒介承载着记忆、观点和理想，让它们能够代代相传，生生不息。我们记住和回想故事的能力基本上是无限的，这个事实进一步强调了叙事对于人类进化的重要性。事实上，记忆专家保持惊人的记忆力依赖将分散的信息片段放入叙事，从而将工作记忆的容量扩展到他们想象力的极限。

尽管故事可能看起来不准确、不科学（Oatley, 1992），但它们可以充当高水平神经网络整合的强大工具（Rossi, 1993）。线性故事情节和视觉意象与情绪的语言和非语言表达交织在一起，能够激活并利用左右脑、皮层和皮层下网络、额叶的各个区域，以及海马体和杏仁核等部位的专用回路。故事涉及的合作和互动激活可能正是塑造和维持神经网络整合所需要的，同时也使得我们能够将感觉、感受和行为与有意识觉知结合起来。此外，故事还将个人与家庭、部落和国家联系起来，形成群体心智（group mind），而这种群体心智将每个人的大脑连接起来。我们的大脑之所以能够变得如此复杂，很可能正是因为叙事和群体具有协助神经整合的强大力量。

我们的许多神经整合都发生在额叶、颞叶和顶叶的联合区，这些区域负责协调、调节和引导多个神经回路。它们是我们意识的接线员，能够使用语言和故事将整个大脑和身体中各个系统的功能联系起来。一个兼收并蓄的叙事结构能够为执行脑提供监督和协调心智功能的最佳模板和策略。一个讲得好的故事通常包含冲突及其解决方式、手势和表情，以及带有感情色彩的思考，它能够把人们联结起来并使神经网络整合。

## 一个讲得好的故事

> 人的心智，一旦被新的想法拉伸，就永远不会恢复到原来的维度。
> ——奥利弗·温德尔·霍姆斯（Oliver Wendell Holmes）

你有没有看过小孩听有表演天赋的人讲故事时候的神情？逐渐展开的戏剧性故事反映在他们的眼神里、表情上和全身的肢体动作上。听众会体验到一系列剧烈变化的情绪，被每一个细节深深吸引，甚至还会大声提醒那些身处危险之中的角色。叙事使我们能够通过别人身临其境地生活、转换视角，并学习人生智慧。我们可以在想象中逃离自己的身体，进入其他尚未创造出来的自我和世界。故事给我们提供了机会，让我们能够在无数不同的背景下以客观的方式审视自己。在生活和治疗中，故事都可以让我们想象自己的问题发生在别人身上，或让我们在远处观察自己。我们可以试验用新的情绪、行动和语言来编辑生活的脚本（Etchison & Kleist, 2000）。编辑叙事的能力召唤着我们去尝试新的存在方式（回想一下谢尔顿和他魔法三轮车的例子）。

每个学习编剧的学生都会学习构建成功叙事结构的公式。每个故事都需要一个英雄，一个我们可以认同的主角。主角正面临着一项外界挑战，而他的内在伤口在持久作痛。起初，英雄要么回避挑战，要么失败，这导致他质疑自己能否成功，甚至怀疑自己是否真的渴望改变。英雄先是抵抗，然后拒绝，最终接受面临的挑战。在旅途中，英雄抛弃了旧的自我定义，并进入未知领域。他的内心发生了一些转变，这使他能够面对内心的恶魔、成功应对世俗挑战，并巩固他的身份。

这本质上是普遍的英雄神话，它描述了从青春期到成年期的过渡（Campbell，1949）。"救赎"一词通常用来指代这种转变，它可以发生在任何年龄。努力想要获得成年身份的青少年、狄更斯笔下沉迷在过去的伤痛中而封闭自己感情世界的斯克罗吉[1]，或者试图理解早期被剥夺经历的来访者都有需要愈合的伤口。我的解释是，我们的共同点——大脑、文化、语言以及为成长和生存而进行的奋斗——是英雄叙事背后的动机。我们为生存和意义而战的共同斗争比表面的分歧更深刻、也更强大。

## 叙事与情绪调节

> 好的精神病学是科学和故事的结合。
>
> ——杰里米·霍姆斯（Jeremy Holmes）

随着左脑语言区在 2 岁中期进入敏感期，左半球的语法语言会与右半球中已经发展起来的交流的人际和韵律元素整合起来。随着皮层语言中心成熟起来，词语被连接起来构成句子，并可以用来表达越来越复杂的带有感情色彩的想法。随着执行网络不断扩展并与更多的神经网络连接起来，我们的记忆力会得到改善，时间感慢慢出现，自传体记忆开始将自我与地点和事件联系起来，穿越时间。新兴的叙事开始组织新生的自我感，并成为我们在人际和物理空间中的自我感的基石。

随着我们的自我经验与我们讲述的关于自己的故事交织起来，它们会变成我们身份的重心（Dennett，1991）。当我们还是孩子的时候，我们是谁、对我们来说

---

1　狄更斯名作《圣诞颂歌》的主角，他因童年的一些伤痛而变得麻木冷漠、不近人情，是文学世界中有命的吝啬鬼。但是由于一系列离奇的梦境，斯克罗吉最终觉醒，成了一个善良友爱的人。

什么是重要的、我们能做什么最初都由别人来告诉我们，之后我们才逐渐开始告诉别人这些。这些自我故事受文化影响，并与父母和同龄人共同构建。虽然有时儿童似乎是正在发现世界的小小科学家，但我们经常忽视的是，他们主要是在发现其他人已知的内容，尤其是关于他们是谁的内容（Newman, 1982）。我们带着自省的努力重新创造自己，这使文化能够代代相传。

语言和叙事在神经整合、记忆形成和自我认同中扮演的角色使故事成为创造自我和维持自我的有力工具（Bruner, 1990）。故事具有强大的组织力量，能够固化健康和不健康形式的自我认同。有证据表明，积极的自我叙事有助于维护情绪安全，同时减少对复杂周密的心理防御的需求（Fonagy, Steele, Steele, Moran & Higgitt, 1991）。焦虑和遭受过创伤的父母在讲故事时会以同样的方式传递他们的负面经历。理性疗法和认知疗法最初得以发展起来，是由于人们认识到，包含消极自我陈述的个人叙事拥有强大的负面力量（Ellis, 1962），而拥有积极的自我叙事能够极大地提高我们应对生活挑战的能力。

# 特雷弗

> 人爱者有力，爱人者勇。
>
> ——老子[1]

7 岁的特雷弗被带来见我，因为他的父母担心可能"有什么事情在困扰他"。特雷弗的祖父六个月前去世了，老人在世时与特雷弗非常亲近。但特雷弗对失去至爱的祖父似乎没有任何反应。虽然特雷弗的父母觉得他们已经竭尽全力鼓励儿子谈论自己的感受了，但特雷弗并没有太多话要说。特雷弗看起来是一个再普通不过的孩子，他对科学、电子游戏和计算机感兴趣。随着他在我面前变得自在起来，我们一起玩耍、嬉戏，谈论了各种各样的事情。在第二次治疗时，他提到他

---

1 《道德经》中并无此句，西方习惯将此句谚语归于老子。

喜欢玩拼图，所以我买了一些并把它们带到办公室。

在我们开始治疗之前，我把其中一个拼图摊开摆在桌子上。我拼了几块帮他开个头，然后压制住了自己想要继续拼图的冲动。当他注意到拼图时，他很兴奋，并问他是否可以帮我。我说："当然可以。"然后我们坐下来拼图。没过多久我就意识到他遇到了困难，于是我怀疑我选择的拼图对他来说太复杂了。我最不想做的就是给他一次失败的经历。

我随口提议说，如果他更愿意做其他事情，我们就不必继续拼这个拼图。我说："也许这个对我们来说太难了。""不，"他回答道，"不要放弃，我们可以的。"他的决心给我留下了深刻的印象。于是我们继续移动拼图块以寻找与之匹配的颜色和图案。每隔一段时间，我都会在他面前放一块我知道与他手里拿着的拼图块相匹配的拼图块。我越来越佩服他的耐心和专注。许多他这个年纪的男孩此时肯定已经转头去做别的事了，或者一气之下用手臂把拼图扫到地上。

过了一会儿，我听到特雷弗在低声喃喃自语。他一遍又一遍地重复着什么，好像是一首歌或一个咒语。我俯身慢慢地把耳朵凑近他，好听清他的话。终于，我听到他说："我想我能做到，我想我能做到。"他正在重复《小火车头做到了》（*The Little Engine that Could*）的主题句。他似乎变成了那辆克服艰难险阻继续前行的小火车。我立刻感到自己的眼睛湿润了，不得不克制住拥抱他的冲动。果然，他慢慢掌握了窍门，进步很大。

后来我从他父母那里得知，《小火车头做到了》是特雷弗最喜欢的故事，也是他祖父爱给他讲的故事。他们告诉我，他每次都想以一模一样的方式听这个故事，而且如果他们读错任何一个词，他都会停下来纠正他们。很明显，这个小火车头对他来说是一个英雄。特雷弗在面临挑战时会用这个故事调节自己的焦虑，让自己勇往直前。这个英雄故事很可能也包含着他对慈爱祖父的回忆，而他将这些回忆时刻深藏于心。《小火车头做到了》让我们能够分享他对祖父的回忆，也能够共同感受到故事带来的抚慰和激励的力量。我最终意识到，特雷弗的祖父很了不起，他让自己变成了特雷弗自我经验的一部分，并让特雷弗做好了准备去勇敢面对自己的离世。我了解到，特雷弗失去亲人这件事是很复杂的，因为在很多方面，他仍有祖父的陪伴。特雷弗能够利用叙事，并且将祖父的爱内化，我相信这些对他的康复来说是个好兆头。

# 整合故事与自我

*每个人都必然是自己人生故事的英雄。*

——约翰·巴思（John Barth）

要在情绪调节中发挥重要作用，叙事需要具有简短的总结或扣人心弦的东西，让人在此时此刻能够将其牢记于心。这个总结可以是词、短语、视觉图像，甚至手势，它可以瞬间唤起叙事的开头、中间和结尾，尤其是它的主旨。在特雷弗的案例中，总结是"我想我能做到"这句话。这减少了他的焦虑，增强了他解决问题的能力，并让他发现了自己真正的能力。

长期以来，把感受用语言表达出来［情绪标注（affect labeling）］对许多遭受过压力或创伤的人起到了积极的作用。标注情绪和杏仁核反应降低与右前额叶激活增加有关（Hariri et al., 2000）。我们还发现，杏仁核与右额叶皮层的激活负相关，并且这种体内平衡状态是由 OMPFC 介导的（Lieberman et al., 2007）。这表明，标注的过程可能需要同时用到外侧和内侧前额叶区域，这样，认知过程才能对我们的情绪激活产生调节作用（Johnstone et al., 2007）。这种叙事会同时激活一系列网络，从而促进神经平衡。

人们已经证明，对控制的感知可以减少情绪唤醒和应激。参与预测和控制的认知过程可能会激活额叶功能并下调杏仁核的激活。换句话说，认为自己有一些控制权会让我们处于一种心理状态，这种心理状态使我们准备好去思考并能激活前额叶功能，从而降低我们的情绪性。就像自我实现预言一样，相信你自己是高效的人会刺激额叶激活，从而使你真的变成一个更高效的人（Maier et al., 2006）。

把经历写下来甚至也有助于对情绪和身体反应进行自上而下的调控。在一系列大型研究中，詹姆斯·彭尼贝克（James Pennebaker, 1997）和其他人指示受试者去写日记，记录下对自己重要的情绪问题，尤其是与亲密的个人关系相关的经历。这些研究揭示，受试者的状况改善，包括身体症状、就诊和工作缺勤减少（Pennebaker & Beall, 1986; Pennebaker, Kiecolt-Glaser, & Glaser, 1988）。研究人员还发现，这种写作与更高的辅助性 T 细胞反应、自然杀伤细胞活性和乙型肝炎抗体水平有关，还与更低的心率和皮肤电导水平相关（Christensen et al., 1996; Petrie et al., 1995; Petrie, Booth, & Pennebaker, 1998）。写情绪问题日志可能会增加前额叶激活，从而下调杏仁核的负面情绪激活（Dolcos & McCarthy, 2006）。使用语言和叙事驯服杏仁核（和 HPA 轴）会带来一系列积极的生理、行为和情绪影响。

## 语言的层次和自我觉知

*人想得越少，他们说得就越多。*

——孟德斯鸠男爵（Baron de Montesquieu）

语言并不是一个用途单一的实体。在大脑和文化共同进化的过程中，随着大脑复杂化，不同的语言出现并发展起来。内省为我们提供了一个窗口，让我们能够看到自己心智状态的转变，而这些转变反映了不同神经网络的激活和整合。通过自我反思，大多数人得以觉察，我们似乎在不同的视角、情绪状态和使用语言的方式之间来回切换。我知道，我的来访者和我自己在这些不断变化的心智状态中至少存在四个层次的语言处理：反射性社交语言（reflexive social language），反射性内部叙述（reflexive internal narrator），反思性内部语言（reflective internal language），以及自我反思语言（language of self-reflection）。

**反射性社交语言**是维持持续的社会联结和交流的词语流。这种语言主要是左脑的功能，它镜映人际世界中的活动，为社交车轮抹润滑油。社交场合中的反射性语言、陈词滥调和过度习得的反应会为我们织出一张关系网。我们大多数人都经历过这种情况，比如我们会自动地说一些积极的话以避免冲突，或者不管有什么事情在困扰我们，我们都会告诉别人自己很好。反射性社交语言中自然的陈词滥调对我们来说就像走路和呼吸一样自动。这个层次的语言与大多数灵长类动物的理毛行为功能相同。

除了反射性社交语言，我们还意识到，我们在头脑中听到了一些声音。这种**反射性内部叙述**说的内容和说话的语气经常与我们对他人表达的背道而驰。反射性社交语言是由当前的社交合作驱动的，而反射性内部叙述则是由基于过往学习的情绪和内在个人经验被塑造的。反射性内部叙述一开始进化出来最有可能是为了内化部落命令（即领导者的指令），它在进化过程中被保留下来成为我们现在所说的超我、我们头脑中父母的声音，或者自我怀疑的声音，这些都促使我们顺从他人并在社会等级中占据层级更低的角色。

我们反射性的内部语言可能是右脑和早期内隐记忆影响每时每刻的有意识觉知的主要方式。反射性社交语言和内部叙述者与我们在学习史中过度习得的运动技能、语义常式（semantic routine）和习惯类似，而这些事物的作用是维持我们已经存在的态度、行为和感受。这两种语言一起使我们与集体保持一致，并与生命早期形成的程式保持一致。如果在青春期，同龄群体与我们在幼儿时期所接受的教育发生冲突，那么这两种内在语言之间的冲突就会变得特别严重。

当我们发现自己在观察这些反射形式的语言输出时，我们就会进入两种反思形式的语言。一种是**反思性内部语言**，它针对我们在外部世界的行为，让我们能够有私人的想法，能够计划和指导未来的行为，并能够在必要时欺骗他人。当我们对年轻人和易冲动的人说"三思而后行"时，我们在鼓励他们培养这种内部语言。

最后，在开放、低防御和安全的状态下，**自我反思语言**出现了，这可能取决于 DMN 的激活。这个层次的语言不是组织行为与社交的机制，而是反思、自我评估、深思熟虑和潜在改变的工具。达到这种状态是谈话疗法和冥想练习的目标，它们都试图使用心智来改变大脑。

选择使用反思而不是反射形式的语言是成熟思考、共情和执行功能的一个重要方面。治疗早期大部分的活动包括探索反射形式的语言，以阐明来访者有意识的自我叙事并揭露他们在生命早期形成的程式。在这个过程中，来访者了解到过去和现在的行为如何助长甚至造成了导致他们寻求帮助的问题。来访者能够学习留意自己所说的话和所做的事，对反射性的语言和行为进行反思，并创造出一些服务于新存在方式的实验和挑战。

随着自我觉知的语言得到扩展和强化，我们了解到，我们有能力去评估和选择是否遵循他人的期望和童年时受到的要求。自我反思的语言很可能需要更高水平的神经和人格整合。在这种语言中，认知与情感融合在一起，因此可能存在有关想法的感受和有关感受的想法。在一个深刻的层面上，自我反思的语言为我们提供了一种工具，让我们的想法安静下来，并超越言语。

心理治疗尝试使用自我反思来创造一个元认知的有利位置，来访者能够从这个位置反思并最终修改日常生活中出现的不断变化的心智状态及其触发的反射性语言。这是通过将来访者和治疗师的叙事交织在一起实现的，希望这能引导来访者朝着更健康的方向前进。来访者开始意识到他们生活故事的一个或多个叙事弧（narrative arc），然后了解到只要去创作替代性的故事情节，改变是可能发生的。随着编辑过程进行，新的叙事弧开始出现，试验新的思维、感受和行为方式的可能性也开始出现。

通过积极参与共同建构孩子和来访者的叙事，父母和治疗师的无意识过程的重要性得到强调。这突出了对治疗师进行适当培训和充分的个人心理治疗的重要性，因为他们将在来访者的心灵、心智和大脑中留下烙印。而父母在与孩子的日常互动中多一点儿自我觉知当然也不会有害。

从本质上讲，治疗师希望教育他们的来访者：他们不只是现在的故事，也可以是新故事的编辑和作者。当我们进化出了审查自身叙事的能力（元认知）和将这些故事视为众多选项之一的能力时，我们也就获得了编辑和修改人生的能力（White, 2001）。叙事过程使我们能够将故事与自我区分开。这就像脱下衬衫，把撕裂的地方补起来，然后重新穿上。这使我们能够体验到一个与我们的行为、感受、行动和问题分离的自我。我们能说"今天我不是自己"意味着我们拥有自我反思的能力，也有能力把当前的心智状态与我们日常的自我叙事进行比较。转换视角的能力也能够增强我们对他人的共情。

# 艾 比

不要沉溺于过去，不要梦想未来，要专注于当下。

——佛陀

艾比是一个非常聪明且有魅力的女人。她眼含泪水，面带微笑地来到我的办公室。她还没坐下就开始描述上周发生在她和家人身上所有积极的事。看着她眼中的痛苦和她僵硬的身体，我意识到，我感受到的悲伤肯定表现在我脸上了。我的表情似乎导致艾比避开了我的视线，也让她语速变得更快了。我不时尝试插话，并询问她感觉怎么样。

艾比不理会我的问题，语速越来越快。她让我想起了我小时候。那时，当我妈妈要说"该睡觉了！"，我会捂住耳朵并开始哼唧。我很快就意识到，我唯一能做的就是坐着倾听和等待。我坐在她对面，努力忠于自己的感受，让其表现在我的眼神里和面部表情上。最终，她放慢了语速，安静了下来，并低下了头。她的感受似乎终于追赶上了她，滔滔不绝的冲动的反射性社交语言终于停止了。

在我思考该说什么时，她说道："我发现自己喋喋不休。"我很高兴看到艾比能够运用自我反思的语言并与我分享她的观察。我问她沉默地坐着时在想什么。艾比回答："我在想我是一个多么愚蠢的白痴，我在无休止地瞎扯我愚蠢的生活，这一定让你厌烦。"现在她正在分享她内部对话的内容，而这很可能是她生命早期形成的程式。她看起来很泄气、沮丧，并为自己感到羞耻。对于她自己的羞耻，她的反应是进行攻击。"你的工作真是愚蠢。每天坐在办公室里，听别人讲自己的问题。你为什么不离开这里，去过更好的生活？"艾比很快低下头，将脸埋进手里，开始抽泣。我可以看到，她在与我分享她脑海中的声音以及她的恐惧和怀疑，但她也将她的愤怒、困惑和沮丧投射到我身上。她的内部对话伤害了她，而她想让我知道她的感受。我说："被批评真的很令人痛苦。"她立即知道我在谈论她的内部对话给她造成的痛苦，还有小时候父母给她带来的痛苦。

当她再次开口时，她告诉我，几个月前失去丈夫这件事让她感到非常空虚

（在这之前她一直否认这对她产生了很大影响）。在会面的最后几分钟里，她已经清楚地知道，她一直在通过喋喋不休、参加各种各样的社交活动和照顾他人来应对自己的悲伤。几分钟的沉默和深深的叹息之后，艾比开始谈论她多么想念亡夫的拥抱、他给出的好建议以及有他在身边的踏实感。艾比现在正在自我反思。在这种心智状态下，她终于能够哀悼丈夫的离世。

当来访者转向使用自我反思的语言时，他们的语气、举止和心境上的变化是显而易见的。我猜想，此刻来访者对自己的想法、行为和感受的看法是最清晰的。他们的语速变得更慢，因为组织句子需要时间，此时他们已不再依赖陈词滥调和语义习惯。情绪会涌现出来，同时来访者感到足够安全，可以把它表达出来，而这个过程可以增强情感调节。这时我对他们能够积极配合治疗最有信心。这些状态通常转瞬即逝，而且很多时候不会受到家人、朋友或现代生活的日常要求的支持。心理治疗有时需要变得有点儿颠覆性和阴谋性，因为来访者和治疗师需要努力对抗所有让我们一直不健康的习惯和社会动力（social momentum）。有人说，提高自我觉知所面临的挑战是记住反射和防御不是我们的一切（Ouspensky, 1954）。

## 本章小结

整合至关重要，它存在于自然界各个层次的复杂性中，从神经元到叙事再到国家。随着系统变得越来越复杂，我们需要更复杂的机制和更多的能量来支持它们持续的互连状态和体内平衡。在本章中，我们探索了神经整合的途径和叙事，这些叙事能够帮助我们让那些构成我们大脑和构建我们有意识经验的系统保持协调。我们在心理治疗中使用的故事也有助于增加我们之间的复杂性、协调性和连接。这是人际关系和大脑功能的众多关联之一，正是这些关联使得心理治疗成为一种神经科学层面的干预手段。

第四部分

依恋和联结

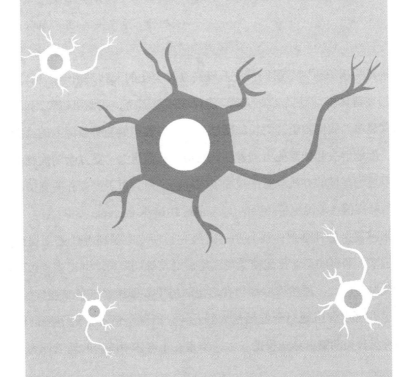

# 第十一章　社会脑

我们大脑和身体的设计服务于集体运作，而不是孤立运作。

——约翰·卡乔波（John Cacioppo）

以进化为组织原则，我们首先假设高度社会化的大脑是由自然选择塑造的，因为团结在群体中可以提高生存率。群体联系越紧密，我们可以使用的眼、耳、手、脑就越多。我们知道，灵长类动物大脑皮层的扩展与日益庞大的社会群体以及语言、问题解决和抽象能力的发展相对应。我们更大、更复杂的大脑不仅使我们能够以更加多样的方式应对挑战和不同环境，而且对于处理那些支持沟通和团队协调的社交信息来说也是必要的（Dunbar, 2014; Kanai et al., 2011）。

越来越复杂的社会群体使狩猎、采集和长期专心照料等任务变得高度专业化。反过来，照料的专业化促使人类出生后的发育期变长，并产生了由生活经验构建的大脑。因此，虽然许多动物在出生时需要立即做好准备来迎接生存挑战，但人类婴儿可以奢侈地完全依赖他人好几年，能够不慌不忙地了解群体的复杂性。随着灵长类动物群体规模的扩大，本来在小群体中够用的理毛行为、咕噜声和手势逐渐演变成了口语。随着社会群体变得更庞大，我们需要更复杂的大脑皮层来处理越来越复杂的社交信息。关系、语言和大脑的共同进化让我们发展出了更高层次的象征功能和抽象功能。换句话说，早期照料和亲密关系是人脑进化的基本要素。

尽管我们的大脑是社会器官，但西方科学研究将每个人都视为单独的、孤立的有机体，而不是嵌入人类共同体的有机体。这种思维方式导致西方人寻找技术性的、抽象的答案来解决人类问题，而不是观察人类的日常互动。以上世纪的医生如何应对孤儿院中儿童的高死亡率为例，我们可以理解这一观点。当时的医生假定微生物是儿童死亡的罪魁祸首，于是将儿童彼此分离，并下令最低限度地照料他们以降低感染的风险。尽管有这些规定，儿童仍以惊人的速度死亡，这导致工作人员为了效率而在儿童入院时同时填写入院申请表和死亡证明。直到这些儿童被固定的照顾者抱起，在玩耍时得到他们的陪伴，并被允许与其他儿童互动时，他们的存活率才有所提高（Blum, 2002）。

大脑是社会器官这一概念于 20 世纪 70 年代出现在神经科学中，因为动物研究者慢慢开始理解神经解剖构造、神经化学物质和社会关系三者密不可分。灵长类动物拥有专门用于社会认知的神经网络这一概念最初由克林和斯特克里斯（Kling and Stecklis, 1976）提出。他们发现，灵长类动物的某些大脑结构受损会导致社会行为异常和群体地位下降。从那时起，科学家们就一直在探索社交互动中被激活的多样化的神经区域。人们随后在不断发展壮大的神经科学领域内进行的研究发现了多个有助于提高人际智力的感觉、运动、认知和情绪信息加工流（Karmiloff-Smith et al., 1995）。

许多这样的研究结果使人们越来越多地意识到，我们在长达一个世纪的动态心理治疗中学到的经验教训可能具有重要的神经科学意义。最基本的经验教训是，我们出生时就处在关系中，只有在社会连接的背景下我们才会形成个体身份。另一个是，社会互动会在从生理到智力能力的各个方面上影响我们。神经科学研究人员逐渐意识到，他们的科学观察范围需要扩大，将关系涵盖在内。

神经科学家已经拥有了一个理解相互依赖这个概念的完美模型——个体神经

元。我们知道，自然界中既不存在单个的神经元，也不存在单个的人类。如果没能在与其他个体的互动中彼此刺激，神经元和人都会枯萎和死亡。在神经元中，这个过程被称为细胞凋亡，而在人类中，它被称为依附性抑郁症（anaclitic depression）。终其一生，每个人都需要他人找到我们、有兴趣了解我们，并让我们感到安全和受到关心。关系是我们自然的栖息地，而孤立的大脑只是一个抽象的概念。因此，了解大脑需要了解从属于共同体的人。治疗师、教师和家长凭直觉掌握了这一深刻的现实，而实验室科学家往往忽略了这一点。我们现在有资格告诉研究型科学家，他们在探索大脑如何在整个生命中生长、学习和变化时应该观察哪里。

## 社会突触

> 人生就是不断调整内在关系来适应外在关系。
>
> ——赫伯特·斯宾塞

正如我们之前讨论过的，单个神经元被叫作"突触"的小间隙隔开。这些突触中存在各种化学物质，这些物质会进行复杂的相互作用，进而导致神经传递。这种活动会刺激神经元存活下来并修改自己和对方。在漫长的进化过程中，突触传递变得越来越复杂，以满足更复杂大脑的需求。一个类似的过程也发生在社会突触（social synapse）的进化过程中。

社会突触是每个人之间的空间，也是让我们连接在一起形成更大有机体（例如家庭、部落和社会）的媒介。在我们微笑、挥手和问好时，这些行为会通过视觉、声音、气味和语言穿越我们然后传递出去。这些电信息和机械信息被我们的感官接收，然后在大脑中转换成电化学脉冲。这些信号会刺激新的行为产生，进而通过社会突触将信息传递回去。从出生的那一刻起，我们就依赖触摸、气味、视觉和声音来与周围人建立联系。如果我们能够与关爱我们的他人建立联系，而且这些人的大脑已经准备好把我们当成自己的延伸物，那么我们就可以建立情感纽带、依恋和生存。

社会突触间交流的内容非常广泛，它包括通过姿势、面部表情、眼睛凝视、瞳孔扩张甚至脸红等发送出去的无意识信息。随着我们变得越来越相互依赖，我们的内在经验会通过这些和其他沟通方式更明显地表现出来，从而使我们依恋的强度提高（Cozolino, 2012）。通过社会突触与他人接触会刺激神经激活，从而影响我们神经元的内部环境。这种激活进而触发新神经元的生长以及蛋白质的转录，而这在神经元扩展、连接和组织成为功能网络时能够强健神经元。我的一个基本假设是，爱意浓厚的联结和安全型的依恋会构建健康和坚韧的大脑，而忽视和不安全的依恋会导致大脑容易受到压力、失调和疾病的影响。

早期的情感纽带体验不仅可以强化社会脑的网络，还可以通过刺激代谢唤醒来促进整个大脑的构建。母亲和孩子之间的身体和情绪互动会引发大量生化过程，从而增强整个大脑中神经网络的生长和连接（Schore, 1994）。面对面的互动可以激活孩子的交感神经系统，增加耗氧量和能量代谢。而更高水平的激活与去更高的甲肾上腺素、内啡肽和多巴胺产量及可用性相关，从而能够增强孩子在拥有积极联结时的愉悦感（Schore, 1997a）。这些早期互动对整个大脑的构建至关重要，这可能有助于解释孤儿院里被剥夺了互动和爱的儿童为什么会死亡（Spitz, 1946）。

你可能还记得在前面的一章中我们提到，敏感期是特定神经网络旺盛生长和连接出现的时间窗口。这些时期的开始和结束是由基因和环境触发的，并与每个网络所组织的技能和能力的快速发展对应。因此，由于这些敏感期内的学习强度很高，所以早期经验在塑造依恋网络和情感调节中发挥着极强的作用（Ainsworth, Blehar, Waters, & Wall, 1978）。正如积极的经历让我们拥有自信和乐观的感觉一样，次优的情感纽带体验会储存在内隐记忆中，带入成年期，并融入我们成年后的关系。与其他地方相比，这些组织原则在心理治疗中体现得最为明显。

## 调谐与互惠

　　镜像神经元显示了将我们与他人联系起来的纽带是多么坚不可摧和根深蒂固。

　　——G. 里佐拉蒂（G. Rizzolatti）与 C. 西尼加利亚（C. Sinigaglia）

　　调谐和互惠（reciprocity）是依恋过程的一些方面，反映了个体间的觉知、交互和情感共鸣。生命第一年的母婴情绪调谐可预测幼儿在 2 岁时的自控力，即使在控制了气质、智商和母亲教养风格的因素时也是如此（Feldman, Greenbaum, & Yirimiya, 1999）。母亲如果有能力与婴儿的内部状态产生共鸣并将她自己的感受转化为语言，那么这最终会促进孩子发展出将感受与语言联系起来的能力。随着孩子的成长，感受与语言的结合会增强主司语言和情绪的纵横网络的整合。通过母婴同步建立的早期情绪调节能力有助于儿童组织和整合神经网络以及发展自我调节能力。

　　适合我们所处阶段的调谐可以最大限度地提高神经生长、网络连贯性和安全依恋的可能性。调谐会让我们产生安全感、兴奋感并摆脱焦虑，这些感觉融合在一起为我们提供了一个情感背景，在这样的背景下我们得以体验活力和自主表达。对于新生儿，调谐可能是通过抚摸和拥抱来传达的；而对于一个 4 岁的儿童来说，调谐帮助他学习如何与兄弟姐妹进行分享。另一方面，一个 15 岁的青少年可能需要别人帮他制定未来的目标，并让他持续专注于这些目标；而一个 30 岁的人将会受益于财务建议和免费的育儿服务。这种由适当的调谐、互惠和慈爱创造出的安全情绪背景与最佳的教育和心理治疗关系类似。

　　在生命前两年，社会脑的构建是由亲子双方右脑之间的调谐驱动的（Schore, 2000）。正是通过这种跨社会突触的联系，母亲的无意识被转移到孩子的无意识中。社会脑偏向右半球的回路在出生时就已经上线，并且其敏感期似乎是生命的最初两年（Chiron et al., 1997）。母亲似乎会在妊娠的最后几个月里退回一种对婴儿全神贯注的状态，并在分娩后数月内持续保持这种状态（Winnicott, 1965c）。

这种母性的专注需要母亲对孩子的内脏和情绪体验更加敏感，从而与孩子原始的交流方式保持调谐。母亲有目的的退行使她能够将身体状态转化为抚慰婴儿的言语和行为。在妊娠的最后三个月，母亲的大脑有可能切换到右脑占主导地位的状态，好让她能够更好地与新生儿的原始交流调谐。有研究表明，在与月经相关的激素变化过程中，大脑中关于情绪处理的偏侧优势会发生转变，这可能证明了上述过程的存在（Cacioppo et al., 2013）。

## 助推启动依恋

母亲明白孩子未说的话。

——犹太谚语

母亲和孩子会进行复杂的互动，这甚至在孩子出生之前就已经开始了。母子之间的交流通过声音、运动和触摸进行，而他们共享的生化环境会使孩子了解母亲的身心状态。在由皮层组织的社会神经网络形成之前，我们拥有一些原始的反射行为，这些行为会助推启动并刺激我们在未来发展出形式更复杂的依恋行为。这些反射会跨越社会突触，让我们能够迅速与父母变得亲密起来。传递母亲、家庭和文化的沟通方式的过程从孩子出生时就开始了。

在出生后几个小时内，新生儿就能够模仿成人张开嘴巴并伸出舌头，36小时后他们能够区分快乐、悲伤和惊讶的面部表情（Field, Woodson, Greenberg, & Cohen, 1982）。快乐的面孔会让新生儿嘴角上扬，悲伤的面部会让他们噘嘴，而惊讶的表情则会导致他们张大嘴巴。婴儿主要通过看嘴巴判断面孔是快乐还是悲伤的，而辨认惊讶的表情则是通过交替观察眼睛和嘴巴。这表明婴儿能够根据呈现给他们的信息类别选择不同的视觉目标（Field et al., 1982）。

我们已经在新生儿身上发现了20多种不随意反射（involuntary reflex）。有些反射——比如觅食反射和吸吮反射——帮助婴儿获得养育，而抓握反射（自动用手抓住）和莫罗反射（伸出手臂）则帮助孩子抓住照顾者。这些由脑干控制的早期反射会逐渐受到皮层抑制，取而代之的是有意识的、灵活的、随意的行为。诸如此类的反射通过增强新生儿与父母的身体和情绪联结来提高他们的存活概率。以前我们认为婴儿是刺激的被动接受者，现在我们则认为婴儿是社会环境中有能力的主动参与者。

我的一个来访者对我讲述了他与儿子的第一次互动："在他出生几秒钟后，护士把他交到我手中，让我把他放在保温灯下的小床上。我走过产房，轻轻地把他放在灯下。光线很亮，于是他用力眯起眼睛，这让他脸上起了一堆皱纹。我把手放在他的脸上来遮住他的眼睛，他本能地伸出左手握住我的拇指，伸出右手握住我的小指，然后把我的手拉到他脸颊上。他当时刚出生大约 90 秒，但已经成为我的儿子了。我为他的聪明感到自豪，同时感到一股保护欲。他显然是一个非常聪明的孩子，有着光明的未来。"通过这种方式，反射提供了双重功能。它既能帮助建立身体联结，又能确保婴儿生存所依赖的成年人投入感情。

虽然具体的词语对婴儿来说毫无意义，但父母说话时的语气和韵律会成为它们关注的焦点。即便是陌生人，在与婴儿交谈时也会本能地提高音调以适应婴儿的听力。母亲在婴儿出生后会反射性地将婴儿抱在怀里，这能让母婴最大限度地触碰彼此的皮肤，并帮助婴儿的下丘脑设定体温的常态值。婴儿和母亲会凝视对方的眼睛，这会把他们的心灵和大脑联系起来，而哺乳则会建立营养滋养和情绪滋养之间的终生关系（食物等于爱）。

与怀抱、触摸和哺乳相关的温暖快乐的感觉，分离的痛苦，以及重逢的喜悦，都是由各种支持情感纽带和依恋的原始神经化学物质所刺激产生的。通过这种生化级联反应，母子互动会刺激催产素、催乳素、内啡肽和多巴胺的分泌，从而产生温暖、积极和被犒赏的感觉（Love, 2014; Rilling & Young, 2014）。这些生化过程进而刺激神经激活和大脑结构的成熟，同时塑造依恋回路（Fisher, 2004; Panksepp, 1998）。

内源性内啡肽的分泌会让我们产生幸福感和喜悦感。当所爱之人亲吻我们的小伤口时，这确实会让我们感觉更好，因为内啡肽也是天然的镇痛剂。这些阿片样物质具有很强的强化作用，它们从生命早期就塑造着我们的偏好（Kehoe

& Blass, 1989）。对灵长类动物进行的研究表明，激活母亲和孩子的阿片样物质系统会推动和调节依恋过程。当灵长类动物进行亲子间的触摸和理毛行为时，双方的内啡肽水平都会提高（Keverne, Martens, & Tuite, 1989）。在分离期间，非镇静性吗啡对幼猴具有抚慰作用，而母猴重新出现也会带来这种抚慰作用。当人们对灵长类、啮齿类动物和狗的幼崽使用纳曲酮（一种阻断内源性阿片样物质作用的药物）时，它们寻求亲近的行为增加了（Kalin et al., 1995; Knowles, Conner, & Panksepp, 1989; Panksepp, Nelson, & Siviy, 1994）。

婴儿反射性地将头部转向母亲声音的方向会增加眼神接触的可能性，而婴儿寻找圆形和复杂图形的本能会将它们的注意力引导到母亲的眼睛和脸上。长时间的相互凝视会刺激新陈代谢活动和神经发育，而反射性的微笑会唤起照顾者积极的情绪和表情，从而进一步刺激婴儿的大脑。

如果我们仔细检查母亲和婴儿之间双向的类对话（protoconversation），我们会发现，婴儿对母亲的影响比我们以前认为的要大得多（Bateson, 1979）。婴儿并不只是简单地回应母亲，而会学习如何影响她的感受和行为。母亲和婴儿适应彼此的手势、行为和声音，就像一起唱歌、跳舞一般（Trevarthen, 1993）。正是通过这种主体间性的语言，孩子从母亲那里了解到世界基本的安全性或危险性。生命第一年的类对话能够充当人际和情绪的支架，在此基础上，语义语言和叙事逐渐出现。右脑的生长突增为语言的情绪成分发展提供了神经基础。

## 眼睛的重要性

有一条道路从眼睛通向心灵，它并不经过理智。

——G. K. 切斯特顿（G. K. Chesterton）

眼睛是婴儿进行定位的主要方位点。它们在情感纽带和社会交流中发挥着重要作用。在整个动物王国中，眼睛在确定他人是安全的还是危险的方面起着至关重要的作用。凝视厌恶（gaze aversion）（视觉中断）是一种重要的社会行为，在灵长类动物和人类中它表明优势等级。直接注视对灵长类动物来说是一种威胁信号（De Waal, 1989），而注意到自己正在被注视会导致其心率加快和杏仁核激活（Nichols & Champness, 1971; Wada, 1961）。对于被困在动物园里的灵长类动物来说，每天有数百人成群结队经过并盯着它们看，这会是什么感觉？电影《出租车司机》（*Taxi Driver*）中罗伯特·德尼罗（Robert De Niro）的独白"你在看我吗？"是眼睛凝视、威胁和优势地位这三者关系的一个戏剧性例子。

学习眼睛的语言能够为我们提供宝贵信息，让我们更好地了解我们的环境以及他人可能在想什么。当我们看到其他人抬头时，我们也会反射性地这样做；在这些情况下，眼睛相当于一种社会交流信息的来源，提醒我们环境中可能存在的威胁。我们复杂的神经回路已经进化到可以监测潜在的危险他者注视的方向，以预测他们下一步的行动。在谱系的另一端，眼睛、视觉系统和情绪之间的联系很容易从孩子在躲猫猫游戏中获得的乐趣中看出。由于形成情感纽带的过程包含的神经化学作用，在躲猫猫期间孩子的微笑和笑声也令成年人上瘾。孩子和照顾者的眼睛每一次在对方视野中重新出现时，双方的内心都会涌出一股很好的感受。同样，两个相爱的人可以永无止境地凝视对方的眼睛，从而不断为幸福的感觉充电。

在婴儿期，照顾者和孩子相互凝视是促进大脑发育和组织的主要机制。在探索环境的过程中，蹒跚学步的孩子会时不时回头看父母的表情。如果父母看起来很平静，孩子就会有信心进一步探索。父母害怕的眼神则可能导致孩子寻求亲近并减少探索。这种使用眼睛和面部表情来鼓励或抑制幼儿活动的行为被称为社会参照（social referencing）（Gunnar & Stone, 1984）。

在心理治疗中，来访者感受治疗师的凝视方式（关心或威胁）是移情的一个方面，可以提供关于来访者早期关系经验的重要线索。治疗师的同一个表情会让一些来访者请求治疗师不要盯着他们看，而让另一些来访者感到被关心、被照顾。虽然有些来访者更喜欢躺下并把目光从治疗师身上移开，但另一些人却想一直留意治疗师。这些反应体现了眼睛有能力唤起来访者人际关系史中的情绪，而这些情绪存储在内隐记忆网络中。因此，探索来访者对治疗师的凝视有何反应可能带来有价值的信息。

# 面部识别和理解面部表情

笑是将人脸上的寒冬驱散的太阳。

——维克多·雨果（Victor Hugo）

社会脑的一个重要功能是识别面部并为其赋予价值。换句话说，社会脑识别看到的面孔是熟悉的还是陌生的，是朋友还是敌人——我该留下还是该走？这需要确定身份（这是谁？）和使用面部表情来猜测对方的情绪状态和意图（他们想要做什么？）。这个过程的第一部分是一个复杂任务，即从所有可能的角度去识别面部。这种分析对孩子来说很容易，但最快的计算机仍然难以做到。虽然面部识别需要用到大脑的两个半球，但最适合执行这项功能的是右脑的视觉空间机制和整体处理策略。

对灵长类动物的研究表明，颞叶皮层的某个特定区域包含一些细胞，这些细胞会对面部、身份和各种表情产生反应（Perrett et al., 1984）。人们在杏仁核中也检测到了只因面部信息激活的神经元，它们将理解他人的面部表情与我们自己的自主神经系统反应、情绪和行为联系起来（Leonard, Rolls, Wilson, & Baylis, 1985; Perrett, Rolls, & Caan, 1982）。颞叶皮层参与完成复杂的识别任务（例如，面部特征的无数组合），而杏仁核和OMPFC则将情绪元素加入社会信息的处理。它们一起使我们能够接近友好的面孔，并对潜在的敌人保持警惕。

我们的颞叶包含专注于面部的神经元，这些神经元对于我们与他人共情的能力至关重要。除了能够识别面部和他人的行为，我们还需要体验到他人不同于无生命物体。你可能熟悉孤独症，这种疾病的特征是患者与他人交往的能力存在严重缺陷。在与患有这种疾病的人互动时，我一直觉得，对他们来说，我与房间里的其他任何物体并没有什么不同。毫不奇怪，研究表明，患有孤独症的人使用右侧颞叶区域处理面部信息，而这个区域通常用于处理物体（Schultz et al., 2000）。这一研究结果反映了深层的关系障碍背后众多的神经解剖学机制之一。

# 镜像神经元

*行为是一面镜子，每个人都在其中展示自己的形象。*

*——约翰·沃尔夫冈·冯·歌德（Johann Wolfgang von Goethe）*

我们跨社会突触进行连接的另一种方式需要借助所谓的镜像神经元。让我首先介绍一下它们是如何被发现的。神经科学家能够使用微传感器来记录猴子大脑中单个神经元的放电。当猴子有觉知、警觉或与其他猴子互动，这种记录就会产生。通过这种方法，人们在额叶皮层的运动前区发现了一些神经元。当被试的猴子观察到另一只灵长类动物或实验者进行某一特定行为，例如用手抓握物体时，这些神经元会放电（Jeannerod et al., 1995）。其中一些神经元非常特殊，只有在用特定手指以特定方式抓住物体时才会放电（Rizzolatti & Arbib, 1998）。更有趣的是，当猴子自己执行同一动作时，相同的神经元也会放电（Gallese, Fadiga, Fogassi, & Rizzolatti, 1996）。

这些神经元被称为镜像神经元，因为它们在个体观察到行为者和某个物体之间高度具体的关系时会放电，而且在观察者执行相同动作时也会放电。因此，镜像神经元能够将我们的视觉和运动系统与负责以目标为导向行为的额叶系统连接起来。出于显而易见的原因，我们不可能在健康的人类受试者中进行同类研究。然而，有人已经使用无创扫描技术将这些研究结果扩展到了人脑。一项此类研究表明，我们大脑中有一些区域与灵长类动物大脑中包含镜像神经元的区域类似，在观察和执行手部动作时会被激活（Nishitani & Hari, 2000）。有一项正电子发射体层成像研究支持了猴子大脑的这些区域与人脑的布洛卡区之间的关系。这项研究表明，在主动或想象进行手部动作时，布洛卡区都会被激活（Bonda, Petrides, Frey, & Evans, 1994; Decety, 1994; Grafton, Arbib, Fadiga, & Rizzolatti, 1996）。

镜像神经元在观察或执行相同动作时均会放电，这一事实导致人们提出了一些有趣的假说。这些假说与镜像神经元在学习和交流中的作用有关。众所周知，人类和灵长类动物都可以通过观察学习。因为镜像神经元同时因观察和行动激活，所以它们可能是一次尝试学习（one-trial learning）得以进行的机制。此外，由于这些镜像神经元已在人脑的布洛卡区被发现，所以它们可能参与语言的模仿、学习和表达（Gallese et al., 1996）。共享的行动和交互可能是类对话和语义语言的起源。通过布洛卡区内的这些镜像神经元，照顾者的声音和唇部动作受到模仿，某些语言学习得以快速启动。我们在母婴互动中能看到镜映和交互交替进行，这可能是语言早期进化的当代反映（Iacoboni, 2008; Rizzolatti & Sinigaglia, 2008）。

镜像神经元在心理治疗中最有趣的应用是，他人的面部表情、手势和姿势会激活观察者的某些回路，这些回路类似于引发共情的回路。看着忧伤的孩子哭泣会使我们本能地皱眉，倾着头感叹，并且也感到伤心。看着运动员昂首挺胸走出赛场，我们也感到精力充沛和自豪。通过类似的方式，镜像神经元可以弥合发送者和接收者之间的差距，帮助我们相互理解并提高共情调谐的可能性（Wolf, Gales, Shane, & Shane, 2000）。外界表达出来的手势、姿势、语气和交流的其他实用方面能够激活与镜像回路相连的内部情绪关联。因此，我们通过自动的镜映过程（mirroring process）产生的内部情绪状态，可以形成我们对他人内在状态的"直觉理论"。这些结构对于我们发展出亲密关系、相互调谐等能力，以及帮助我们的孩子培养健康平衡的自我感至关重要。

## 温尼科特与"人"的出现

> 许多来访者需要被赋予使用我们的能力。
>
> ——唐纳德·温尼科特（Donald Winnicott）

唐纳德·温尼科特是英国的一位儿科医生和精神分析师，他提出了一些基本原则，这些原则为我提供了一种有用的方式来思考塑造这些神经结构的社会过程。他有关母亲和儿童的工作使他创造了"足够好的养育"（good-enough parenting）、"抱持环境"（holding environment）和"过渡客体"（transitional object）等术语，这些术语已成为儿童发展领域的基本词语。他的想法具有很大的影响力，因为它们与日常经验相关，并且没有晦涩的行话。

温尼科特将母爱的核心描述为提供一个促进和抱持的环境，这需要母亲具备共情能力和尊重孩子的自主权。母亲对孩子的奉献使她能够提供不断扩展的支架，这个支架能够不断适应孩子持续变化的需求和能力。温尼科特将母亲在早期对婴儿的强烈关注定义为原初母爱贯注（primary maternal preoccupation）。在他的理解中，这包括母亲在体验婴儿原始发育状态时感到着迷并与之保持调谐。在这个过程中，母亲利用依恋的生化反应和社会脑的回路来桥接她和孩子之间的社会突触。在温尼科特（1965b）的思想中，足够好的母亲是在这个艰难、复杂、不断变化的适应过程中表现称职的母亲。

温尼科特认为，将婴儿与母亲分开谈论在理论是抽象的。实际上存在的是一个共生的母婴二联体（infant-mother dyad），孩子在其中得到养育、发展出社会脑，并最终从二联体中成长为一个独立的心理存在。因为内化了的母亲及母婴二联体的表征一直是社会脑的组织原则，所以它们会在一生中持续地影响我们。通过这种方式，拥有足够好的母亲的青少年或成人永远不会真正感到孤单。

从温尼科特的角度来看，发展的一个核心要素取决于母亲镜映孩子的能力。镜映是母亲与孩子的内心世界保持调谐并为孩子无形的幻想、想法和需求赋予形式的过程。镜映的目的是找到孩子内心紊乱的过程，说出它们的名称，并使它们成为关系的一部分。然后孩子通过这段关系了解自己的内心世界。早在镜像神经元被发现之前几十年，温尼科特就描述了一个依赖镜像神经元来支持母婴之间深度调谐的过程。

有女性报告说，在孕期末三个月或产后头几个月，她们感觉自己的智商下降了。这种情况并不少见。虽然人们通常将这些变化归因于激素变化和睡眠不足，但这也可能与她们的大脑切换到偏向右半球有关。从逻辑有序的左脑思维转变为偏向右脑的处理可能会提高母亲的情绪敏感度和生理敏感度，从而增强依恋的直觉性元素。大脑的连贯性从平衡转变到偏向右脑，这可以解释新妈妈和准妈妈报告的线性语义处理能力和记忆能力下降。尽管这种转变对于与婴儿保持调谐可能非常有用，但它可能会损害那些左脑执行得更好的功能，例如找到正确的词语来表达自己的想法、记住预约和理解逻辑论点。许多新妈妈报告说，自己在生子第一年内越来越想要进入成人世界或重返工作岗位。这种需求的出现可能伴随着妈妈的大脑转回先前的左右脑平衡状态。

随着母亲逐渐从对婴儿的深切关注中恢复，并再次对生活的其他领域产生兴趣，孩子被迫接受自己的一些局限。如果父母调谐适当，适应失败的逐步升级会与婴儿的能力、挫折耐受性和情感调节逐渐增强同步。温尼科特使用"冲击"（impingement）一词来描述母亲的不调谐对孩子的影响。这些不调谐可能表现为没有适当地预测孩子的需求，干扰了孩子对安静和冷静的需求，甚至低估了孩子的能力。父母必须以不同的方式给孩子适应上的失败，好让他们直面充分发展所必需的挑战。

轻微冲击是造成适度可管理的压力的挑战，而这些压力是孩子能够应对和掌控的。这些经历可能会促进甚至最大化大脑发育和神经网络整合。重大冲击会阻碍孩子连贯一体地应对和整合经验的能力，从而导致网络分离和功能障碍。渐进的轻微冲击会迫使婴儿成长，而重大冲击则会导致孩子从积极适应中脱轨以及巩固防御机制。轻微冲击是能够增强学习的经历，重大冲击则会导致神经整合减少并阻碍孩子的发展。

温尼科特在临床上最有用的概念之一是我们会发展出真自体（true self）与假自体（false self）。安全的依恋和感觉世界安全为真自体的发展创造了环境，真自体代表了在照顾者提供了可管理的（轻微）冲击、支持、鼓励和对世界进行适当解释的背景下，自我发展出的那些方面。尊重孩子的自主性和独立性会激励父母去发现孩子的兴趣，而不是强加父母自己的兴趣。真自体反映了我们容忍负面感受并将它们整合到有意识觉知中的能力，以及在活动、自身和与他人的关系中寻找我们感觉对的状态的能力。温尼科特的真自体显然是神经网络发展最大化、情感调节良好、情绪与认知充分融合的自我。真自体反映了心灵、心智和身体之间持续进行着开放的对话。

温尼科特所说的假自体是孩子没有做好准备而遭受了重大冲击的结果。长时间的冲击会导致慢性情绪失调。例如，忽视、虐待或持续的羞耻状态会阻碍孩子的自然发展，并导致情绪防御占据主导地位。这些充满压力的关系也会抑制神经发生和适当的大脑发育（Stranahan, Kahlil, & Gould, 2006）。当以自我为中心或病态的父母利用孩子来满足自己的情绪需求时，孩子会被迫与之调谐，从而创造出一个旨在调节父母需求的假自体。如果这些孩子没能获得适当的帮助来发展出自我反思的能力，那么他们的生活就会充斥着一连串反射性的社会行为，他们永远不会知道自己有感受和需求应该被表达、滋养。温尼科特将心理治疗主要理解为一个受控地退行到童年状态的过程，其目标是在当下成功地发展出真自体，而这一过程在来访者的早期生活中被阻碍了（St. Clair, 1986）。

# 羞 耻

> 父母的每一句话、每一个面部表情、每一个手势或动作都会给孩子
> 传达一些关于自我价值的信息。可悲的是，如此多的父母都没有意识到
> 他们在发送的是什么信息。
>
> ——维吉尼亚·萨提亚

在生命的第一年，健康的亲子互动主要是积极的、充满爱意的、嬉戏的。由于婴儿活动能力有限，他们必须与照顾者近距离待在一起，而照顾者可以满足他们的许多身体和情绪需求。随着婴儿变成蹒跚学步的孩子，父母的职责包括保护孩子远离危险，例如从楼梯上摔下来、被流浪狗咬伤或喝织物柔软剂。幼儿会表现出正常的、持续的探究行为，这些行为是由大脑对刺激和发育的强烈需求驱动的。由于幼儿的运动协调性和探究内驱力不断增强，在孩子 18 ～ 24 个月大时，父母常常为了保护他们而说"不行"（Rothbart, Taylor, & Tucker, 1989）。在婴儿的体验中，爱意和调谐在第一年是无条件的，但之后会逐渐与设置限制、控制和早期管教关联起来。

早在生命的第二年，婴儿就会出现羞耻感。羞耻既是一种强大的抑制性情

绪，也是一种社会控制机制。在生命第一年激发婴儿兴奋和快乐感觉的积极面对面互动，在第二年也开始包含反对和生气。羞耻感在生理上表现为从积极情感状态快速转变为消极情感状态，以及从交感神经占支配地位快速转变为副交感神经占支配地位。这种转变发生是因为幼儿原本期望照顾者与积极状态保持调谐，却从他们那里收到了消极情绪（Schore, 1994）。虽然难以置信，但蹒跚学步的孩子希望在自己把牛奶洒一地或把玩具扔进马桶时，父母会和自己一样兴奋。父母反对或生气的反应起初令孩子困惑且难以理解，但很快就会影响孩子的生理和心理（Matos, Pinto-Gouveia, & Costa, 2011; Matos & Pinto-Couveia, 2014）。

在行为上，处于羞耻状态的人表现出目光朝下、低头、耸肩。同样的状态（服从）也出现在被你责备的宠物犬身上。你的宠物犬会弯下腰，把尾巴夹在两腿之间，然后溜走。与之类似，人类的这种姿势反映了社会排斥、失落和无助。在早期社会经历中，羞耻感是与照顾者失去调谐在情绪上的表现，它从孩子为了生存而保持联结这一原始需求中汲取力量。长期和反复的羞耻状态会导致生理失调，并对情感调节、依恋和社会脑网络的发展产生负面影响（Schore, 1994）。

从羞耻状态恢复到调谐状态会使自主神经功能重新恢复平衡，能够支持情感调节，并且有助于自我调节的逐步发展。从羞耻感反复、快速回归调谐状态也会巩固我们在困难的社会互动中对积极结果的期望。这些修复被储存为内脏、感觉、运动和情绪记忆，使内化积极养育这件事变成了一种全身性的体验。因此，对调谐、不调谐和重新恢复调谐的持续体验会创造一种身体记忆，这种记忆会变成对关系和生活中出现积极结果的期待。长时间处于羞耻状态的儿童可能会出现永久性的自主神经功能失调以及抑郁、无望和绝望。随着孩子逐渐形成日益复杂的同龄群体关系，这些相同的生理过程也与孩子在学校里和操场上的受欢迎程度、社会地位和优势地位有关。

因为羞耻遵循一种强大的、前语言的、基于生理的组织原则，在养育过程中过度使用羞耻感会使孩子容易患上与情感调节和身份认同相关的发展性精神疾病（Schore, 1994; Schore & Schore, 2008）。约翰·布拉德肖（John Bradshaw, 1990）将"内在小孩的工作"（inner child work）当作治疗项目的一部分，认为该工作可以化解这些早期羞耻体验的持久性力量,而他把这些体验称为"有毒的羞耻"。我们需要将羞耻与后来发生的内疚现象区分开来。内疚是一种更复杂的、基于语言的、更少发自内脏的反应,它存在于更宏大的社会心理语境中。内疚与不可接受的行为有关,而羞耻则是一种关于自我的情绪,它在我们有能力把一个人的行为与其自身区分开之前就被内化了。如果内疚是"我做了坏事",那么羞耻就是"我很坏"。有的人一生都在照顾他人、不停地做好事,以试图弥补他们无法回忆起的一些罪孽。从这类人身上,我们就能看到羞耻。

## 自我的巩固

永远不要害怕坐下来思考。

——洛林·汉斯伯里(Lorraine Hansberry)

在温尼科特看来,过多的冲击会阻止婴儿体验他所谓的无形的平静(formless quiescence),即那些安全平和的时刻,这些时刻让孩子了解到世界可以是一个安全的地方。正是在这些安静的时刻,自我经验得到巩固,神经网络得到整合,幻想与现实轻轻地融合起来。从本质上讲,足够好的养育会导致人们相信世界是善意的,在这个世界里,个人可以安全地建构内在自我经验(Winnicott, 1965a)。因此,温尼科特认为,早期依恋的一个主要成就是养成独处的能力。我们通过在称职的照顾者在场的情况下独处习得这种能力。这些经历创造了足够的安全感,能够让孩子内心的感受自发涌现,并自信地认为它们是可以被管理、被理解的。在这种心态下,采取防御措施来应对外部威胁和内心情绪的需求是最低的。与此同时,参与想象力和创造内在自我感的顶-额系统被激活了。

我们经常在来访者身上看到的狂躁防御源于他们缺乏独处的能力。与自我反思过程分离的冲动行为和想法被用来抑制情绪,因为对这些人来说,感受都是糟糕的(Miller, Alvarez, & Miller, 1990)。放缓步调会刺激不适、悲伤、孤立和羞耻的产生,而这些都会成为个体终生的背景情感。如果个体长期使用躁狂防御,那么它们可能会变成一种生活方式，并阻止个体构建内在的想象性体验和自我感。可悲的是，许多使用躁狂防御的儿童都被误诊为注意缺陷多动障碍。他们接受了旨在帮助他们应对疾病的药物治疗，而真正的问题却没有得到解决。

使用躁狂防御的人通常会通过不断进行旋风般的活动、社会互动和打电话来掩盖他们无法独处的问题。尽管他们表面上取得了成功，自恋，而且有着自大的态度，但他们在关系中经常会遭遇很大的困难，并报告感到绝望和空虚。如果我们探索他们的历史，那么我们通常会发现他们有着不安全的依恋模式。在这种依恋模式中，成就的高低代表被接纳的程度。为了获得其他人的表扬以及避免在安静或独处时涌现负面情绪，来访者会不断想要进行越来越多的活动。这些人通常很难放松或休假，因为如果没有让他们分心的事，他们容易被不舒服的感受侵袭，而且他们缺乏有效的技巧来应对这些感受。

无法独处在边缘型人格障碍患者身上表现得最为明显，他们会对真实或想象中的遗弃产生灾难性反应。在这些人的体验中，分离就像威胁他们生存的东西，就像婴儿面临父母不在场或失去父母时的反应一样。成年边缘型人格障碍患者出现灾难性反应很可能是因为与令他们不堪重负的遗弃恐惧有关的内隐记忆被激活，而这些记忆产生于他们形成客体恒常性（object constancy）或自我调节能力之前。这些患者内心的孩子似乎处于一种等待模式，静候适当的养育。患边缘型人格障碍的来访者极度情绪化的生死反应可能是我们了解童年早期混乱且常常令人恐惧的情绪世界的最佳窗口。

## 本章小结

大脑是一个社会器官，通过社会突触与其他大脑相连。原始反射会助推启动依恋过程，随后则会逐渐被随意行为取代。我们保持联结的动力由我们与原始祖先共享的生化系统驱动。尽管我们有多种渠道来进行沟通，但视觉是连接社会突触的一个重要纽带，而表情丰富的脸孔则是汇聚了众多社会信息的焦点。温尼科特、弗洛伊德和其他人的心理发展理论为我们提供了一些模型，以理解嵌入这些更基本的神经生物学过程的心智发展过程。自我感的发展需要摆脱了外部威胁和内心动荡的自由时期，还需要负责内部想象空间的额顶系统的发展。如果孩子反复被外部混乱袭击，那么他们可能被困在无自我的状态。在这种状态下，他们虽然能目睹内在的冲动和外在的行为，却几乎没有能力理解或控制他们正在做的事情。

# 第十二章　构建社会脑：塑造依恋图式

经验是一种生化干预。

——杰森·赛德尔（Jason Seidel）

温尼科特在他的咨询室里观察和研究母婴状况时，约翰·鲍尔比（John Bowlby）在对野外灵长类动物和孤儿院里的儿童进行自然观察。鲍尔比对母子情感纽带、行为的重要性以及分离和失去对健康发展的影响尤其感兴趣。他的经历使他发展出**依恋对象**、**寻求亲近**和**安全基地**（secure base）等概念（Bowlby, 1969）。鲍尔比在依恋研究中的观察和随后进行的科学研究的结果很容易与温尼科特的情感纽带和依恋理论整合起来。

鲍尔比的工作强调了特定的照顾者对儿童安全感塑造的重要性，导致收容机构对儿童的照料方式发生了重大转变。从前照顾婴儿的照顾者可以是任何有空的人，而现在婴儿被分配了始终如一的照顾者以促进情感纽带形成。此外，这种态度上的改变也转变了护士和照顾者的角色，他们不再只是照顾婴儿的人，而是也成为他们的情绪依恋对象。基本上，这些照顾者被告知不应该避免婴儿对他们产生依恋。随后，玛丽·安斯沃思（Mary Ainsworth）和她的学生玛丽·梅因（Mary Main）开发了一些研究方法来测试鲍尔比的理论。自那以后，人们进行了数十年的依恋研究，为我们研究社会脑在儿童期如何被塑造，以及早期经历对后来生活造成怎样的长期影响提供了一些有意思的工具。

鲍尔比认为，早期的互动会产生依恋图式，这种图式可以预测个体以后如何回应他人。图式是在社会脑网络内组织起来的内隐记忆，它以在早期敏感期与照顾者相处时的安全和危险经历为基础。安全型依恋图式会促进在大脑中形成一个有利于调节、生长和最佳免疫功能的生化环境。不安全和紊乱的依恋图式会产生相反的效果，并与更高频的身体和情绪疾病相关。

鲍尔比认为依恋图式是成千上万次与照顾者互动的结果，它们最终会变成对他人行为的无意识反射性预测。依恋图式会在之后的关系中被激活，并引导我们寻求或避免亲近。它们还决定了我们是否可以利用亲密关系来实现生理和情绪的体内平衡。这些内隐记忆是强制性的。也就是说，它们甚至在我们意识到要与什么人互动之前就自动激活了。它们塑造了我们的第一印象、我们对身体亲密的反应，以及我们觉得关系是否值得拥有。它们会在人际情境中触发快速且无意识的、我们每时每刻都在做出的趋近／回避决策。依恋图式在压力下尤其明显，因为它们在情感调节中发挥着核心作用。依恋由社会脑对自主神经系统的调节和一系列生化过程介导，这些生化过程会引发趋近和回避反应以及积极和消极的情绪。在我们对他人的感知到达我们意识之前数百毫秒时，图式会激活自动且快速的评估，从而塑造我们对他人的有意识的经验。

依恋图式的实证研究始于安斯沃思在家庭中对母亲与孩子互动的自然观察（Ainsworth et al., 1978）。她发现，这些母亲可以分为三类：随叫随到和有效的（自由自主的）、疏离和拒绝的（疏离的），以及焦虑和照顾不能始终如一的（混乱或矛盾的）。人们相信，这些不同的照顾风格会使孩子产生不同的应对风格和人际关系风格。所以下一步是确定每类母亲的孩子是否会在依恋行为上表现出差异，尤其是在感到压力或恐惧时。

人们开发出了一种研究儿童依恋行为的方法，它被称为婴儿陌生情境（infant

strange situation, ISS）研究。婴儿陌生情境研究让婴儿和母亲待在一个房间里，然后让一个陌生人加入他们。一段时间后，母亲退出房间，让孩子与陌生人单独待在一起。过了一会，母亲回来。研究人员会评估孩子的**团聚行为**（reunion behavior），或者对母亲归来的反应，从而确定孩子的依恋风格。选择这种情境是因为鲍尔比观察到，与未知他者单独待在一起会导致年幼的灵长类动物发出求救信号。孩子的依恋图式，或者说对被母亲抚慰的期望，应该由情境带来的压力引发，并反映在团聚行为中。孩子是寻求母亲的安慰还是忽视她？这项研究是从一系列问题开始的：孩子是否很难被安慰？孩子是否很快就会感到安全并重新开始玩耍？孩子是否焦虑、黏人或退缩？人们认为，这些和其他行为反映了孩子对母亲抚慰能力的体验和期望，它们是婴儿陌生情境研究中评分的重点。

婴儿陌生情境研究得出，婴儿对母亲的返回有四种不同的反应：**安全**（secure）、**回避**（avoidant）、**焦虑-矛盾**（anxious-ambivalent）以及**混乱**（disorganized）。此外，人们还发现，ISS 类别与最初在家庭中观察到的母性行为存在关联。总体发现如下：被评为安全型依恋的儿童在母亲回来后寻求与她亲近，很快得到安抚，并很快恢复探究或游戏行为。这些孩子大约占样本的 70%，他们似乎期望母亲细心周到、提供帮助、并鼓励自己继续保持自主性。安全型依恋的孩子似乎已经将母亲内化为安慰的来源，能够利用她们感到安全。人们认为，这些母亲在与孩子的互动中是有效的，她们已成为孩子"在别处寻求刺激的背景环境"（Stern, 1995）。

当母亲回到房间时，回避型依恋的孩子往往会对母亲置之不理。当母亲进来时，他们要么只会瞥一眼母亲，要么完全避免与她接触。这些孩子的母亲往往对孩子疏离和拒绝，因此孩子似乎不期望母亲成为抚慰和安全感的来源。回避型依恋的孩子表现出，与从母亲那里寻求安慰相比，自己调节情绪似乎更容易。母亲的不调谐或疏离可能会加剧他们的压力。

被评为焦虑-矛盾型的儿童会寻求亲近，但他们难以被安抚并且恢复玩耍的速度很慢。焦虑-矛盾型孩子的母亲通常纠缠不清或不能始终如一地照顾孩子，而孩子的压力可能因母亲的痛苦恶化了。这类孩子回归游戏和情绪调节的速度很慢，这可能反映了母亲的焦虑和她缺乏内化的安全感。这些孩子通常更黏人，也更少地探索环境。

最后，还有一群孩子做出了混乱甚至自伤的行为。在与母亲团聚时，他们表现出奇怪的行为，例如转圈或倒在地上。他们会僵在原地，或表现出阴魂附体般的表情。在后来的研究中，这些孩子被归入第四类，即混乱型依恋。这些混乱行为与安全、回避和焦虑–矛盾的行为一起表现出来。经常表现出这些行为的孩子的母亲通常遭受着悲伤或创伤的折磨，而且这些悲伤或创伤尚未被化解。此类儿童的父母经常向孩子表现出害怕和做出吓人的行为，导致孩子处于警戒状态。孩子的大脑有一种向母亲靠拢的先天内驱力，然而，由于父母也是惊恐的来源，在这种生物学悖论中，孩子面临着趋避冲突。由此产生的内心动荡使孩子失调了，以至于孩子的适应和应对技能——甚至运动能力——似乎都变得紊乱了。母亲内心世界的恐惧和混乱可以在孩子的行为中观察到。

创伤从父母到孩子的传播既是势不可挡又是隐匿的。一位遭受过创伤的母亲会给孩子创造令他惊恐的经历，然而孩子别无选择，只能留在母亲身边并依赖这个惊恐的来源。孩子的避风港被反复出现的替代性创伤（trauma by proxy）和情绪失调取代（Olsson & Phelps, 2007）。这个过程会制造出新一代的受害者。在对纳粹大屠杀幸存者的研究中，人们发现，父母创伤的迹象反映在未受过创伤的孩子的生化物质中（Yehuda et al., 2000; Yehuda & Siever, 1997）。创伤受害者做出的与创伤相关的行为将导致其他儿童在正常的社会互动中避免与他们的孩子接触，而这会进一步加剧受害者子女所处环境的失调。毫不奇怪，具有回避型和混乱型依恋图式的儿童也显示出更高水平的应激激素，以及创伤和持续应激的其他生物标志物（Spangler & Grossman, 1993）。

# 父母谈论自己的童年

弗洛伊德式口误（Freudian Slip）指你在说一件事时实际说的是你的母亲。

——佚名

依恋图式与教养风格的关系让我们提出了一个问题，即父母的早期依恋经历是否会影响他们几十年后教养子女的方式。虽然人们假定了成年人的教养风格会以某种方式受到童年经历的影响，但没有实证证据表明它会从上一代转移到下一代。由于我们的意识无法访问内隐记忆，而童年的外显记忆由非常多的情绪因素塑造，因此我们需要采取一种措施来绕过一般的记忆扭曲和所有的防御机制。一个似乎在这项任务中取得了成功的且极其有趣的研究工具是成人依恋访谈（Adult Attachment Interview, 后简称为 AAI）（Main & Goldwyn, 1998）。

AAI 包含一系列关于儿童期的关系和早期经历的开放式问题，例如：

- 我希望你试着描述一下你小时候与父母的关系……如果可能，从你能记得的最早的时候开始。
- 选择能反映你与母亲、父亲等人关系的形容词。
- 你觉得你和父母中哪一个更亲近？为什么？

尽管 AAI 收集的是个体对童年的记忆，但它也提供了数据，让我们能够对叙事的组织和呈现等的连贯性进行语言分析。连贯性分析是基于所谓的格莱斯准则（Grice's maxims）进行的，它基于以下四个原则来考察叙事的逻辑性和可理解性：

1. 质量：诚实，并且叙事有证据支持。
2. 数量：简洁但完整。
3. 相关性：紧扣当前话题。

4. 风格：清晰、有序、简短。

评分会考虑情绪材料和经验材料的整合、记忆和信息中的缺口，以及陈述的整体质量（Hesse, 1999）。

AAI 绕过了左脑解释者，因为它检查了大脑综合外显和内隐记忆的各种认知和情绪成分的质量。西格尔（Siegel, 1999）提出 AAI 叙事的连贯性与儿童期达到的神经整合水平是对应的，因此为我们了解早期依恋体验和情绪调节提供了一个窗口。从本质上讲，AAI 的目标在于了解个人如何将感受转化为语言、如何化解创伤经历，以及如何整合跨越情绪、感觉和行为的各种信息处理网络来理解自己的生活。AAI 能达到上述目的，同时避免利用自陈量表探究过去时不可避免的问题。

AAI 中呈现的四个类别似乎与家庭观察和婴儿陌生情境研究的结果对应。安全型依恋孩子的父母往往有更翔实的记忆，并且对自己的父母和童年有着现实且平衡的看法。他们很好地遵循了格莱斯准则，能够以一种连贯的叙述方式描述这些经历，而且他们的叙事对听众来说是可理解的、可信的（Main, 1993）。这一组父母被称为自主的父母，他们表现出了认知记忆和情绪记忆的整合，并且已经处理了自身的负面经历，因此能够更好地满足孩子的需求。

第二组父母与回避型依恋儿童相关。这组父母表现出缺乏对童年事件的回忆，并且他们的童年记忆存在很大缺口。人们认为，这种回忆的缺乏反映出自传体记忆中认知和情绪元素的整合出现了中断。造成这种结果的原因可能是创伤、长期压力或早期在学习情感调节时缺乏父母的帮助。这组父母还表现出总体上排斥早期关系的重要性的态度，就像他们现在不理会自己的孩子一样。由于信息缺失以及具有理想化或谴责自己的父母的倾向，这些父母的叙事是不连贯的。这组父母给人的印象是，他们正在通过否认和压抑来对承认自己的历史进行防御。

第三组父母被认为是为纠缠不清或忧心忡忡的，他们的孩子往往有焦虑-矛盾型依恋。他们的叙事包含多余的、眉目不清的口头输出，在其中，过去和现在之间缺乏界限。他们看起来心事重重、压力很大，而且难以代入聆听者的视角。

　　最后，无法分类或紊乱的那组父母的叙事高度不连贯，这些叙事被情绪侵入，并且被缺失的或碎片化的信息打乱。他们的叙事不仅反映出语言表达和情绪表达混乱无序，还反映了早期应激对他们神经网络的发展和整合造成了破坏性的影响。他们叙事的内容证实了他们的童年经历是混乱可怕的，而我们可以假定这些经历对身体和大脑的整合和体内平衡有毁灭性影响。有关依恋研究结果的总结，请参见表 12.1。

### 表 12.1　依恋研究结果总结

| 在家中观察母亲 | 婴儿陌生情境研究 | 成人依恋访谈 |
| --- | --- | --- |
| **自由自主**<br>情绪上提供关注<br>对孩子觉知敏锐且回应<br>有效 | **安全**<br>婴儿寻求亲近<br>婴儿容易被安抚或重新<br>开始玩耍 | **自主**<br>翔实的记忆<br>平衡的视角<br>叙事连贯 |
| **疏离**<br>疏远和拒绝孩子 | **回避型**<br>婴儿不寻求亲近<br>婴儿看起来不沮丧 | **疏离**<br>疏离 / 否认<br>理想化<br>回忆缺失 |
| **纠缠不清-矛盾**<br>不能始终如一地提供照顾 | **焦虑-矛盾型**<br>婴儿寻求亲近<br>婴儿不容易被安抚<br>婴儿不会很快重新开始<br>玩耍 | **纠缠不清-无法专注**<br>大量的语言输出<br>插话、快速、无法专注<br>的语言表现<br>理想化他人或愤怒 |
| **混乱**<br>让人迷惑<br>令人感觉害怕或自己感<br>觉害怕 | **混乱型**<br>混乱<br>自伤 | **无法分类或混乱**<br>自己迷惑<br>行为自相矛盾<br>未解决的丧失<br>有创伤史 |

福纳吉及其同事对即将初为父母的人进行了 AAI，从而证明了父母和孩子的依恋模式之间具有强大的关联（Fonagy, Steele, & Steele, 1991）。一年多后，在这些父母的孩子们过 1 岁生日时，研究人员使用婴儿陌生情境研究评估了孩子们的依恋模式。在 75% 的案例中，孩子的依恋模式能够在出生数月前通过父母叙事的连贯性和父母的依恋风格被预测出来。安全型依恋的婴儿的父母能够提供流畅的叙事，并辅以互动的例子，很少有记忆缺口，并且很少将过去理想化。这些父母似乎没有明显的防御性扭曲，能够表达消极情绪而不被压倒，而且听众倾向于相信他们说的话。不难看出，这些父母最能提供足够好的社会环境，而这样的环境能够让孩子在安全与挑战、调谐与自主之间取得平衡。

现有我们一些证据表明，父母依恋婴儿的能力在他们自己的儿童期开始形成。他们为人父母的技能取决于他们的共情能力、情绪成熟度和神经整合，也就是说，基本上取决于他们自己还是孩子时如何被父母养育。一个年轻的女孩在自己还是孩子时可能就已经开始幻想有一天会有自己的孩子。她如何塑造这些虚构的孩子将受到她已满足的和未满足的需求的影响。每位父亲或母亲所获得的共情和关怀，以及他们在表达和理解内心世界时获得的帮助，都将影响他们未来的养育能力。母亲的童年可以决定她是否准备好为新生的孩子提供情绪支持，或者她是否会在不知不觉中要求孩子提供她年轻时没有得到的关注（Miller, 1981）。

因为依恋图式是内隐记忆的一部分，所以这个层次的照顾是自动发生的，并将几代人的无意识童年经历联系了起来。以这种方式，父母的无意识成为孩子的第一个现实。有趣的是，儿童期的负面事件不一定预示着不安全型或混乱型的依恋图式或未来的养育方式。化解、处理和整合早期经历，以及构建连贯的叙事，都可以更准确地预测父母是否有能力成为孩子的避风港。这种通过治愈童年伤口获得自主性（earned autonomy）似乎中断了负面依恋模式从上一代传到下一代的过程。

我们推断，被评定为"自主"的父母具有更高的神经整合水平。做出这一推断是因为他们能够以建设性的、有用的方式来访问和连接认知和情绪功能。他们似乎没有受困扰于未化解的创伤或分离性防御，并且已经拥有了很高的情感调节水平，其证据是他们有能力持续优雅地满足养育的需求。他们能够记住并理解自己的童年，并且可以在语言和情绪上为孩子提供帮助和支持。这类父母的孩子发展出的依恋图式使他们有把握，相信父母会是安全的避风港，会在威胁出现时抚慰和帮助自己。不足为奇的是，父母对自己情绪的理解和支持似乎与他们对孩子情绪的支持是对应的。

依恋研究中的三种不安全模式都反映了更低的心理和神经整合水平。它们还与使用更原始的心理防御有关，而这些防御与大脑内信息处理流的中断有关。疏离父母的回忆缺失和非黑即白思维可能反映了受阻的和未整合的神经连贯性。这种大脑组织使父母对孩子的关注和情绪支持降低。纠缠不清的父母难以在自己与他人，以及过去的记忆与现在的经历之间划清界限。这些内部问题和人际问题会导致父母不能始终如一地照顾孩子，并且会喋喋不休地说出大量令孩子迷惑的话语。因此，既焦虑又矛盾的孩子会寻求亲近，但由于父母的照顾不可预测，以及父母的信息和情绪在本质上是令人混淆的，而且会导致情绪失调，他们很难重新开始玩耍。这些孩子内化于心的母亲不是安全感和自主神经调节的来源，反而被他们组织成了一种不稳定的身心状态。

养育行为是父母的本能，实际上所有的照料行为都是养育行为，都依赖成功抑制竞争冲动和攻击冲动。然而，大多数时候，这种抑制是不完整的，所以我们有些人无法成为足够好的父母。当父母虐待、忽视或遗弃孩子时，父母就在向孩子传达他不那么适合生存的信息。因此，孩子的大脑可能会以不支持其长期生存的方式发育。缺乏爱意的行为向孩子表明，世界是一个危险的地方，并且告诉孩子不要去探索、发现或冒险。当儿童受到创伤、虐待或忽视时，他们得到他们不是"天选之子"的信息。他们发展出的想法、心智状态、情绪和免疫功能往往与幸福、成功生育和长期生存背道而驰。我尊重那句古老的格言，但我们也可以说，"那些杀不死我们的会让我们变得更脆弱"。

造成这个悲剧的原因是，早期经历会对大脑基础结构的发展产生极其不成比例的强烈影响。作为具有高度适应性的社会器官，我们的大脑能够适应不健康的环境和病态的照顾者，就像它能够适应足够好的父母一样。虽然我们的大脑被塑造得能够在早期的创伤环境中生存，但其中的许多适应可能会有妨碍作用，让我们不能生活得健康和幸福。生命早期的负面人际经历是人们出现诸多心理症状的主要原因。他们前来进行心理治疗以寻求缓解。

安全型依恋代表了交感神经和副交感神经唤醒的最佳平衡，而它们的不平衡则与不安全的依恋模式有关，例如战斗、逃跑或分裂（Schore, 1994）。这两个系统的平衡在生命早期建立起来，并会转化为持久的唤醒模式、应激反应性（stress reactivity），也与是否容易患上青少年和成人精神疾病有关。不良的依恋模式会导致整个身体和大脑内情绪唤醒和生理唤醒长期过度或不足。

安全和不安全的依恋模式大不相同。安全型依恋的孩子不会对压力产生肾上腺皮质反应，这表明安全型依恋能够充当一种成功的应对策略。另一方面，具有不安全型依恋模式的个体确实会表现出应激反应，这表明用唤醒模型，而不是成功应对模型来描述不安全依恋可能更好（Izard et al., 1991; Nachmias, Gunnar, Mangelsdorf, Parritz, & Buss, 1996; Spangler & Grossman, 1993; Spangler & Schieche, 1998）。换句话说，不安全型依恋个体的行为是他们在回应恐惧时表达出来的自主神经唤醒状态。

## 叙事共建

> 智者必须记住，他既是过去的后裔，也是未来的父母。
>
> ——赫伯特·斯宾塞

在情绪调谐的背景下进行的亲子对话为叙事共建打下了基础。随着时间推移，这些叙事会成为我们内在体验的主要部分以及个人身份认同和社会身份认同的参数。当口头互动包含对感觉、感受、行为和知识的参照时，这些互动就提供了一个媒介，通过这个媒介，儿童的大脑能够以连贯的方式整合其经验的各个方面。自传体记忆包含来自多个神经网络的输入，对其进行组织能够增强自我觉知以及解决问题、应对压力和调节情感的能力。当这种整合过程不存在时，心理治疗则会试图建立这个过程。

从原始部落到现代家庭，共同构建的叙事形成了人类群体的核心。照顾者和儿童共同参与讲述共享的经历能够组织记忆，将其嵌入社会环境中，并有助于将感受、行为和他人与自我联系起来。故事的创作和重复有助于儿童发展和练习回想能力，并让他们在关系中塑造记忆（Nelson, 1993）。儿童和照顾者之间这种记忆的相互塑造既可以导致积极结果，也可以导致消极结果。积极结果包括教导孩子记忆准确性的重要性，传授文化价值观，以及根据孩子在故事中的角色来塑造他们对自己的看法。消极结果包括将照顾者的恐惧和焦虑转移到儿童的叙事中，进而成为儿童经历的中心主题（Ochs & Capps, 2001）。

在照顾者无法忍受某些情绪时，他们将被排除在自己的叙事之外，或者这些叙事被扭曲成更容易接受的形式。他们孩子的叙事将反映出这些改动。在极端情况下，父母可能被与未化解的创伤相关的情绪压倒，他们的叙事因而变得脱节、不连贯。另一方面，努力将可怕的经历与文字整合起来的叙事可以成为疗愈的背景，因为它能够创造皮层激活，并同时增强对皮层下结构触发的情绪的下行控制。父母的叙事无论是连贯的还是不连贯的，都能成为孩子叙事的蓝图，还能成为组织和整合神经回路的蓝图。事实证明，孩子叙事的复杂性、自我对话，以及依恋模式的安全性之间似乎存在关联。

梅因、凯普兰和凯西迪（Main, Kaplan, and Cassidy, 1985）研究了一组 6 岁的儿童。在 1 岁时，这些儿童接受了婴儿陌生情境研究的评估。研究人员发现，安全型依恋的儿童在幼儿时期会进行自我对话，并在六岁时自发地说出具有自我反思性的言辞。这些儿童还倾向于评论自己的思考过程和记住自己历史的能力。这些心理过程反映出他们利用了叙事来发展自我身份认同，而这通常是不安全型依恋的儿童所欠缺的。这些过程还表明他们具备更复杂的元认知能力（对思考进行思考），代表了高水平的神经语言性的自我调节能力。这些似乎是他们对父母的自我调节机制的内化。正如你预料的那样，儿童虐待与儿童身上不那么安全的依恋模式以及他们谈论或思考自身内部状态的能力下降有关（Beeghly & Cicchetti, 1994）。

福纳吉、斯蒂尔、莫兰等（Fonagy, Steele, Steele, Moran, et al., 1991）研究了婴儿的安全感与父母的反思性自我功能之间的关系。他们发现，自我反思的程度和叙事连贯性之间存在着很强的相关性。事实上，当在统计分析中控制反思性自我功能时，连贯性便不再与婴儿的安全感有关。这表明连贯性和反思性自我功能之间的关系是强大的，而且自我反思在记忆、情感调节和组织这些处理网络的整合中发挥着重要作用。在讨论这些结果时，研究人员指出，"最大限度地表现出这种能力的照顾者将最有可能尊重孩子正在发展的脆弱心理世界，并将孩子需要求助于原始防御行为的场合减少到最低限度，而这些防御行为是不安全型依恋的特征"。

如果父母无法用语言表达内在和外在经验，孩子就会因此保持沉默，无法发展出能力来理解和管理自己的内在和外在世界。语言在有意识的层面整合神经结构和组织经验的能力就不会被利用起来。由于父母不具备疗愈性，所以当这些孩子在生命早期经历创伤时，每个新的发展挑战带来的压力都会成倍增加。同样，如果辅以情绪调谐，那么语言则会成为治疗过程中的一个核心工具，为神经生长和神经网络的整合创造机会。

如果孩子能够在主要照顾者之外的其他人的帮助下获得这种能力，那么他可能获得比父母 AAI 的评估结果所预测的水平更高的整合和安全感。这可能源于孩子所处环境中的其他重要人物，他们能够与孩子的世界保持调谐并协助孩子表达情绪生活。这也许能够解释我们在有些父母身上看到获得的自主性。这些父母有着消极的童年经历，但拥有连贯的叙事和为孩子提供避风港的能力。获得的自主性是令人信服的证据，表明早期的负面经历可以在以后的生活中被重新整合和修复。个人成长有疗愈的能力，因为社会脑一直具有可塑性。

儿童期形成的依恋模式在成年后可能会相对稳定下来，并已被证明会影响浪漫爱情、人际态度和精神病学症状（Brennan & Shaver, 1995; Hazan & Shaver, 1990）。焦虑父母的成年子女终其一生都会反复返回到父母身边，不断寻求安慰和避风港。这些孩子中的许多人会成为自己父母的"父母"，照顾本应照顾他们的人。他们总是会回到一口空井前，每次把桶放入井里时，他们都希望打上来的桶里会有他们所需的照顾，而每个打上来的空桶都加剧了他们安全感的匮乏。

# 儿童治疗师

　　把人们当作他们应该成为的人来对待，而你帮助他们成为他们能够成为的人。

——约翰·沃尔夫冈·冯·歌德

　　治疗师、养父母和心理健康方面的立法者普遍关心的一个问题是："什么时候为时已晚？"早期虐待、创伤和忽视的负面影响在孩子多大时会成为永久性的？如果我们深挖问题的核心，真正的问题则变成了"谁值得被治疗？"、"哪个小孩值得被收养？"以及"谁值得我们花费公共经费来为其康复投资？"在我看来，这些是道德问题而不是科学问题。有些专家认为他们已经找到了神经科学中所有问题的答案，但我对此持怀疑态度。我的倾向是，我相信神经可塑性和我们自己的独创性能够为这些问题找到新的答案。在我们思考这些问题时，下面这项研究可以为我们提供一些指导。

　　为了测试母爱剥夺（maternal deprivation）的影响，哈里·哈洛（Harry Harlow）不仅将新生的猴子与它们的母亲隔离开来，而且也与其他猴子隔离起来，让它们不能接触任何其他猴子。除了与它们进行最少的接触以照顾它们的基本需求，这些年幼的猴子被孤零零地放在笼子里。笼子里除了一些玩具几乎没有其他东西。这些孤单猴子的照片令人心碎——它们蜷缩在角落里，摇晃、咬自己，并蜷缩成胎儿的姿势。它们就好像被困在地狱里，等待着降生于社会世界。

　　这些被孤立的猴子在六个月大时被带到一群猴子中，它们因此感到害怕。这是可以理解的。这些猴子似乎不明白正在发生什么，它们会躲避其他好奇的猴子，并尽可能避免互动。最初，人们不由得认为六个月是依恋可塑性的截止点。也许依恋回路此时已经度过了硬连接的关键时期，六个月后，学习如何社交为时已晚。但就像对待神经科学中的每一个结论一样，我们需要谨慎。

哈洛和苏奥米（Harlow and Suomi, 1971）想知道，心理治疗是否可以帮助这些孤立的猴子克服恐惧并融入这群猴子的社会生活。但是如何对一只猴子进行心理治疗呢？是选择格式塔疗法、认知行为疗法还是精神分析疗法？他们最终选择将游戏疗法和依恋疗法结合起来。他们挑选来进行这项工作的"治疗师"是正常的三个月大的猴子。这些猴子被选中，是因为它们更小、渴望进行嬉戏、没那么好斗，而且可能也没那么有威胁性。

治疗包括在四周里每周三次进行两小时的治疗，总共 24 小时。当充当"治疗师"的小猴子来进行治疗时，被隔离的猴子吓坏了，于是退缩。但是小猴子接近了这些较大的猴子、触摸了它们，并爬到它身上。当大猴子的焦虑和自我刺激行为增加时，它们试图退缩。小猴子再次尝试互动，触摸大猴子、爬到它们身上，并挑衅这些大猴子。显然，当事关玩耍和社交活动时，一只三个月大的猴子是不会接受被拒绝的。根据报告，随着治疗的继续，被隔离的大猴子逐渐习惯并接受了它们的"治疗师"。这些互动中断了自闭的、自我刺激行为，大猴子最终开始与更年轻的小猴子进行身体接触和互动。治疗非常成功，作者甚至说，"到 1 岁时，就探究、运动和玩耍行为出现的频率而言，被隔离的猴子与正常的'治疗师'几乎没有区别"（Harlow & Suomi, 1971）。

经过一个疗程的治疗，当这些以前被隔离的猴子被带到一群猴子中时，它们表现得更好了，并且能够在群体和社会等级中找到属于它们的角色。它们受损了吗？最有可能的是，早期剥夺产生了长期影响，但在研究人员看来，它们已经实现了社会功能的恢复。这个结果令哈洛和苏奥米感到惊讶，因为他们之前对关键期的假设与此结果不符。他们也提醒了我，要保持开放的心态，并记住，放弃某个孩子或来访者是我不愿意做，也不准备做的事情。

## 本章小结

神经科学研究表明，爱的一个重要方面是没有恐惧。如果治疗师和养父母能够创造一种环境，该环境能够通过人类的同情心最大限度地减少恐惧，并强化依恋的积极神经化学过程，那么它就会刺激依恋回路的生长。这样的生长不仅具有疗愈能力，还可以让虐待和忽视的受害者冒险去与另一个人形成情感纽带。

因为依恋过程本质上是社会动物最初调节恐惧以及后来调节情感生活的一种方式，因此改变不安全的依恋模式首先需要建立安全可靠的关系。治疗师努力工作，以便为每位来访者建立这种关系，并创造出一种类似于三个月大的猴子给予年长的被隔离猴子的体验——在没有威胁或拒绝的情况下体验社会联结。

可能有成千上万份研究支持着我们凭直觉知道的道理——童年经历会影响日后的身心健康。许多心理学理论和社会理论都试图解释这种关系，而我们已经开始理解这些研究结果的生物学作用机制。普遍的问题是，早期的社会经历如何影响我们的神经生物学过程，并且在几十年后它持续影响我们？

# 第十三章　依恋的神经生物学机制

连同父母的基因，后代也会继承父母的父母、父母的同龄人，以及父母居住的地方。

——莱昂·艾森伯格（Leon Eisenberg）

我们每个的大脑架构都体现了我们的进化史、我们出生之前的数代人，以及我们与父母的独特关系这三者的协同作用（Eisenberg, 1995）。已经有成百上千份研究展示了早期经历与生命后期的身心健康有着怎样的关联。精神分析、流行病学、发展心理学和精神病学的研究都支持我们的常识性知识：美好的童年比糟糕的童年好；父母的积极关注很重要；生命早期的压力更少是一件好事。当然，每个领域都从自己的理论模型出发解释了这些发现，并倾向于将其他视角视为次要的。

分子生物学领域的研究为我们提供了一个具有开创性的视角，让我们得以观察早期经验影响基因表达的内在机制，即早期经验如何触发基因表达，从而引导我们的大脑走上特定的适应轨道。与其他研究领域内发现的关联因素不同的是，这一新研究探索了母性行为与儿童大脑构建之间的生物学因果关联。

当我们想到被我们内化在心中的母亲时，我们脑海中浮现的画面通常是友善的微笑、温暖的拥抱，并感到安全和被爱。对于某些文化中的人来说，他们可能记起妈妈准备感恩节晚餐、搅拌番茄酱或做炸鸡。我们当中不那么幸运的人脑海中的画面可能是妈妈愤怒地做出某些行为、无休止的批评或在喝了一整天酒后昏倒在沙发上。这些有意识的自传体记忆只是被我们内化在心中的母亲的一个层面。另一个更深入且同样有意义的层面是，这些早期经历如何塑造了我们大脑的神经生物学过程。

在本章中，我们会在进化阶梯中上下爬升，从人类到大鼠再回到人类。事实证明，通过探索大鼠妈妈的行为如何影响幼崽的大脑，我们学到了很多。进化过程对结构和功能的保存为我们提供了一个很好的关于母性行为如何影响大脑的动物模型。虽然这项研究尚未在人类身上进行，但大鼠和人类在行为和神经生物学过程上的相似程度令人震惊，这使得大鼠非常有助于我们理解神经生物学过程的人际层面。我们还会探索人脑的一些网络，这些网络依赖早期经历中类似的塑造过程。我们也会探索表观遗传因素可能如何影响从更年期何时发生到人类寿命长短的一切。

## 复杂性的进化

> 谁牵着孩子的手，谁就牵着母亲的心。
>
> ——德国谚语

我们最好的猜测是，更大、更复杂的大脑允许我们更多样地回应不同环境内的挑战性情境。我们的大脑使我们能够制作服装、建造带有供暖系统的房屋并开发出复杂的耕作技术，这些技术使我们能够扩展栖息地和食物来源。但这能解释我们彼此之间为什么产生关系吗？

我们知道，灵长类动物皮层的扩展与日益壮大的社会群体有关。生活在部落中的好处不仅在于人多安全，还在于群体能够使狩猎、采集和照料等能力变得专业化。因此，当许多鱼类和爬行动物在出生时就需要立即准备好迎接生存挑战，人类婴儿却可以在多年时间里完全依赖他人。在此期间，婴儿的大脑可以成长并高度适应特定的环境。成人与儿童互动的时间窗口更长，这使得儿童大脑在产后发育得越来越复杂、精密，并增加了我们在每个孩子身上投入的资源（Kaplan & Robson, 2002）。这种高社会投资提高了孩子生存的概率，而这又提高了我们的基因遗传到下一代的概率（Allen, Bruss, & Damasio, 2005; Charnov & Berrigan, 1993）。因此，大脑的发育、群体组织、照料和社会交往在相互依赖中共同进化了。

关于人类如何进化成为复杂的社会性动物，我们有许多有趣的理论。总体的故事脉络大概是这样的：

- 群体规模变大，提高了个体生存的可能性，但需要更大、更复杂的大脑来处理社会信息，因此更大的大脑进化出来。
- 更复杂的大脑需要更长的发育期并导致儿童长期依赖他人。
- 更长的依赖期需要我们在养育上投入更多的关注和精力、照料变得专业化，以及建立可以支持这种专业化的社会结构。
- 随着灵长类动物群体规模的扩大，理毛行为、咕噜声和手势变得不够用，并逐渐被塑造成口头语言。
- 复杂的社会结构促进了更复杂交流的发展，导致口头和书面语言发展。
- 随着社会群体规模的扩大和语言变得更为复杂，人们需要更大的皮层来处理日益复杂的信息。
- 语言和文化为我们不断扩展的大脑提供了记录和积累历史和信息的能力，以及发展出科学技术的能力。
- 文化上的成就使得更大的群体规模和更复杂的大脑得以形成。

很有可能是，某个版本的进化叙事塑造了当代人脑。但是，尽管取得了一些显著进步，我们仍然受到体内平衡、基本的趋近／回避选择，以及电信息和化学信息在我们整个大脑和身体中流动这些基本生物学原理的支配。像所有生命系统一样，从单个神经元到复杂的生态系统，大脑的生存依赖与其他大脑的相互作用。因为日益增长的复杂性需要更高程度的相互依赖，于是我们的大脑越来越深刻地生存在由其他大脑组成的网络中。

出生时，人类的生存和发育依赖照顾者。灵长类动物进化出了长期、复杂的育儿过程，这能够为出生后的生长发育提供越来越多的保护和支持。这使得每个人的大脑都能变成先天与后天的独特综合体，因为它通过互动和适应环境来构建自己的结构。父母的非语言交流和对婴儿基本需求的反应模式也会影响婴儿对世界的看法和自我感。因为生命的最初几年是大脑旺盛发育期，所以早期经历对神经系统的发育会产生极强的影响。

最开始，基因组织大脑并触发敏感期。在持续适应性地塑造神经系统的过程中，经验会精心组织基因转录，由此经验变成了我们大脑实质性的硬件。这个结构进而会组织其他大脑，从而使经验能够代际传递以及在群体间传递。虽然扎根在一个群体里带来了众多挑战，但它也赋予我们能力去互动并调节彼此的内部状态以及协助神经整合。

## 环境设定

由母亲、父亲和孩子组成的群体是人类的主要教育机构。

——马丁·路德·金（Martin Luther King，Jr.）

情感纽带体验转化为神经生物结构的过程是一个迷人的研究方向。它对了解我们一生中的关系如何影响我们的经验，进而塑造我们的大脑具有深刻的含义。多年来，迈克尔·米尼（Michael Meaney）及其同事一直在深入研究这个问题。他们通过研究雌性大鼠的母性行为中自然发生的变化来探索母鼠的照料对幼鼠大脑的影响。母鼠会舔舐幼崽、给它们喂奶，并在它们掉出巢穴时把它们叼回来。愿意观察的大学生可以很容易地观察到这三种行为并计算其次数，然后将它们与母子大脑中的行为变量和生物变量关联起来。

米尼和其他人的工作为我们提供了充足的证据，证明母鼠通过 DNA 传递它们的基因，并通过它们的行为来影响基因表达。**环境设定**（environmental programming）是一个术语，用于描述表观遗传因素在发育过程中的表达（Fish et al., 2004; Meaney & Szyf, 2005; Sapolsky, 2004）。因此，基因通过突变和自然选择在多代之间缓慢变化，以及基因表达在每一代之间快速变化这两种遗传机制并存（Clovis et al., 2005; Cameron et al., 2005; Meaney & Szyf, 2005; Zhang, Parent, Weaver, & Meaney, 2004）。迄今为止，他们的研究揭示了母性行为影响大脑结构改变有三种主要方式——学习和可塑性、应对压力的能力，以及成年后的母性行为。母亲会影响女儿抚养孩子的方式，这相当于一个平行的遗传渠道，它对环境条件高度敏感。

基因表达通过染色质结构的改变和 DNA 的甲基化由经验决定（Szyf, Weaver, & Meaney, 2007）。实际上，基因图谱就像琴键，而这些过程则选择哪些音符被弹奏出来。甲基化是将甲基添加到 DNA 上的过程。这已被证明是一种可逆但稳定的 DNA 修饰，它会传递给子细胞，并可能导致长期的基因沉默。如果母亲舔舐幼崽和帮幼崽理毛的行为很少，那么这会导致糖皮质激素受体甲基化增加、糖皮质激素受体表达减少和应激反应增加。舔舐和理毛会减少甲基化，增加糖皮质激素受体表达，并下调应激反应（Weaver et al., 2007）。因此，当我们向孩子表达爱意和善意时，我们可能正在构建更加坚韧的大脑。该基因变异的表现可能会让拉马克（Lamarck）[1] 微笑。

学界已采用了三种不同的研究方法来研究母性行为对基因表达的影响。在第一个模型中，人们测量了母性关注量，并比较了高关注组和低关注组中幼崽的行为和大脑。第二个模型检查了母爱剥夺期的影响，而第三个模型中研究人员对幼崽的处理为实验操纵。因为我们已经发现，人类的处理会激发更多的母性关注，所以第一种和第三种方法可能得到一致的研究结果（Garoflos et al., 2008）。

---

1 法国博物学家，进化论的倡导者和先驱。他在 1809 年提出"用进废退"和"获得性遗传"的理论，认为环境影响会使动物机体发生一定的改变。

母性关注水平已被证明会刺激或抑制相关基因表达，影响神经生长和可塑性、下丘脑-垂体-肾上腺轴（HPA 轴）活动的调节，以及对未来母性行为的编码（Szyf, McGowan, & Meaney, 2008）。激活多个脑区中的脑源性神经营养因子（brain-derived neurotrophic factor, 后简称为 BDNF）和信使 RNA 的表达能够刺激神经生长，因为这些过程与神经可塑性和学习的生化过程有关。应激反应性是由多个脑区中的苯二氮䓬类物质、催产素和糖皮质激素受体的水平控制的。更高水平的母性关注会导致更多这样的受体形成，从而抑制恐惧和焦虑并增加探究行为。母性行为由内侧视神经区域（在大鼠脑中，该区相当于我们的 OMPFC 区域）的生长和激活来支配，也由催产素和雌激素受体的调节来支配（Neumann, 2008）。有关每个研究领域内的一些具体研究结果，请参见表 13.1。

### 表 13.1 母性关注的影响

| 母性行为 | 相关研究发现 |
| --- | --- |
| **神经生长和可塑性方面** | |
| 舔舐 | 突触密度增加，树突分支更长，神经元存活率增加[①] |
| 舔舐 | 海马体中神经元存活率增加[②] |
| 舔舐 | 海马体与顶叶皮层和枕叶皮层中发生 Fos 蛋白[1] 表达[③] |
| 舔舐 / 喂养 | N-甲基-D-天冬氨酸和 BDNF 的表达增加，海马体的胆碱能神经支配增加[④] |
| **HPA 活动的调节方面** | |
| 舔舐 | 在回应压力时内侧前额叶皮层多巴胺增加，惊吓抑制增加[⑤] |
| 舔舐 / 喂养 | 恐惧反应性降低[⑥] |
| 舔舐 / 喂养 | 海马体中糖皮质激素受体基因启动因子的表观遗传表达增加[⑦] |

---

1 神经科学家利用 Fos 蛋白来检测脑部神经元或回路的激活。

**续 表**

| | |
|---|---|
| 舔舐 / 喂养 | 内侧前额叶皮层、海马体以及杏仁核的基底外侧和中央区域的 mRNA 表达增加[8] |
| 舔舐 / 喂养 | 杏仁核和蓝斑核的外侧、中央和基底外侧区域的苯二氮䓬受体水平增加,蓝斑核中 α−2 肾上腺素受体密度增加、促肾上腺皮质释放激素受体密度降低[9] |
| **未来母性行为的调节方面** | |
| 发出喂奶信号 | 中央前内侧皮层、前扣带回皮层和外侧丘脑的代谢激活增强[10] |
| 舔舐 | 雌激素 mRNA 水平升高,后期生活中有更多的母性行为[11] |
| 舔舐 / 喂养 | 内侧视前区催产素和雌激素受体水平增加(当它们有自己的幼崽时,母性行为增加)[12] |
| 舔舐 | 雌性的性行为减少,分娩后怀孕的可能性降低[13] |

  简要地说,获得更多母性关注的大鼠大脑更强健、更坚韧,也更会照顾其他同类。它们学得更快,记忆力也更持久。它们对压力的反应更小,这使它们能够在更高的唤醒水平下和更困难的情况下学习。因为它们能够在应激反应过后更迅速地下调皮质醇,所以皮质醇给它们造成的破坏性影响也更小。

  最后,在更细心的母亲照料下长大的女性会将这些积极特征传递给孩子。人类早期安全型依恋与更健康的身心之间的关联机制可能与之相似,但要复杂得多。

  母性关注会刺激大脑中最丰富的神经营养因子——BDNF 的表达。BDNF 有很多功能,包括调节对谷氨酸敏感的 N-甲基-D-天冬氨酸受体,进而能够调节长时程增强、长时程抑制和神经可塑性(Alonsoet al., 2002; Bekinschtein et al., 2008; Monfils, Cowansage, & LeDoux, 2007)。虽然皮质醇会抑制 BDNF(和新学习)的产生,但更高水平的 BDNF 似乎可以缓冲海马体所受的压力并促进持续的可塑性(Pencea, Bingaman, Wiegland, & Luskin, 2001; Radecki, Brown, Martinez, & Taylor, 2005; Schaaf, de Kloet, & Vreugdenhil, 2000)。由于 BDNF(和其他神经营养因子)的生产受表观遗传因素控制,因此身体体验、情绪体验和人际体验都会影响其产量和可用性（Berton et al., 2006; Branchi, Francia, & Alleva, 2004; Branchi et al., 2006）。

许多研究人员发现了海马体体积与抑郁症症状之间相关性。虽然大多数应激疾病都与海马体体积缩小有关，但人们猜测，抑郁症可能是海马体缩小的结果而不是原因。换句话说，抑郁症症状是神经可塑性被关闭这件事在经验上的表达。因此，如果我们的神经元变得抑郁，我们也会如此。由于抑郁症通常是长期压力的自然结果，一种将二者联系起来的作用机制可能是高水平的皮质醇会影响海马体内神经元的分解代谢。人们怀疑，抗抑郁药 SSRIs 和体育活动能够逆转皮质醇对海马体的负面影响，因为它们可以触发 BDNF 的合成（Fernandes et al., 2008; Russo-Neustadt, Beard, Huang, and Cotman, 2000; Warner-Schmidt & Duman, 2006）。直接施用 BDNF 也被证明具有持久的抗抑郁效果（Hoshaw, Malberg, & Lucki, 2005）。

更多的母性关注会导致幼崽整个大脑的生长速度加快和功能增强，而与母亲分离则被证明会产生相反的效果。因更多的母性关注而上调的那三个区域都会因她的缺席而下调。剥夺母性关注会增加神经元死亡和胶质细胞死亡，同时减少基因表达，进而损害幼崽的学习能力。母体分离还会减少蓝斑核中的抑制性 γ-氨基丁酸（γ-aminobutyric acid, 后简称为 GABA）受体，从而在应对压力时增加肾上腺素的分泌，同时降低杏仁核中苯二氮䓬受体的抗焦虑特性。海马体中皮质醇受体的减少也会削弱对压力系统的抑制性反馈，该反馈会关闭皮质醇的生产。请参阅表 13.2 以了解此信息所源自的那些具体研究。因此，我们再次看到与人类受试者类似的研究结果，即分离或抑郁症所造成的早期母爱剥夺会导致大脑功能下降、焦虑水平升高以及后续的依恋困难（Brennan et al., 2008; Tyrka et al, 2008）。

### 表 13.2　母体分离的影响

**神经生长和可塑性方面**

神经元和胶质细胞死亡增加[1]

腹侧海马体中神经营养因子水平降低[2]

续　表

神经胶质密度降低[③]

### HPA 活跃度的调节方面

蓝斑核中 GABA 受体减少

GABA 受体成熟度降低

中央和外侧杏仁核中的苯二氮䓬受体减少，杏仁核中的 mRNA 表达增加[④]

焦虑、恐惧和应激反应增加[⑤]

杏仁核-海马体突触的长时程增强和长时程抑制增加[⑥]

探究行为减少，回避新奇事物，更容易成瘾[⑦]

基因表达减少[⑧]

轻度应激下皮质醇分泌增多，惊吓反应和惊吓诱发的声音增加[⑨]

躯体镇痛减少、结肠动力增加，类似人类肠易激综合征[⑩]

谷氨酸受体的上调[⑪]

### 未来母性行为的调节方面

内侧前额叶皮层突触密度降低

母性神经网络中细胞存活率降低[⑫]

终纹床核和伏隔核的激活减少[⑬]

从对大鼠幼崽进行操作的研究中，以及高关注母亲与神经健康和焦虑调节的研究中，研究人员得到的证据基本相同。这支持了这样一个观点：它们可能都反映了更多母性关注的影响。更多的糖皮质激素受体、更低的皮质醇水平和更多的脑部活动都体现了大脑更适合在更少的焦虑、无助和恐惧下生存。于是，与没有被实验人员处理的幼崽相比，这些大鼠幼崽更加坚韧，会参与更复杂的探究行为，并且能更好地学习。人们在鹦鹉和猪身上也发现了类似的结果（参见表 13.3）。

## 表 13.3 人类的处理对大鼠、猪和鹦鹉的影响

### HPA 活跃度的调节方面

**大鼠幼崽**

海马体和额叶中糖皮质激素受体的浓度增加 [1]

海马体中糖皮质激素受体的结合能力增加 [2]

促肾上腺皮质激素释放因子（corticotrophin-releasing factor）mRNA 增加 [3]

抑制性回避减少、物体识别增加 [4]

对掠食性气味的应激反应更低 [5]

海马体和顶叶中神经营养因子-3 的表达和神经元激活增加 [6]

应激反应和高探究行为时皮质醇分泌降低 [7]

防止神经内分泌和行为随着年龄的增长而衰退 [8]

无助行为减少 [9]

**小猪**

血浆皮质醇水平和血浆游离皮质醇水平降低 [10]

**亚马孙鹦鹉**

应激时的血清皮质醇水平降低 [11]

这些研究和其他研究一起支持了这样一种观点：大脑对母性关注会产生反应不是一个抽象的理论，而是一种有据可查的现象，其作用机制正在慢慢被揭开。我们从不同物种身上观察到的行为、情绪和生物学研究结果高度一致，因而不容小觑。事实上，我们已发现，超过 900 个基因会因为母性行为量的不同产生差异化表达（Rampon et al., 2000; Weaver, Meaney, Szyf, 2006）。并且，我们没有理由相信，表观遗传的表达受母亲控制这一点未在灵长类动物和人类身上保存下来。

被剥夺母体接触的恒河猴的大脑中血清素及其受体的转录效率降低（Bennett

et al., 2002）。我们确实知道，人类低水平的母性关怀行为与更多的恐惧行为、更少积极的共同注意（joint attention）[1]，以及右侧的额叶激活相关，这些都与更高水平的压力和唤醒有关（Hane & Fox, 2006）。我们已经发现，自尊和控制点（locus of control）[2]与海马体的体积相关，而我们已经知道后者与皮质醇的调节有关（Pruessner et al., 2005）。在我看来，这些相似之处，以及进化过程倾向于保存这些机制，都能够强有力地支持这一理论：米尼及其同事在大鼠身上发现的过程在人类身上也存在。

一个令人激动的转折是，我们已经发现，生物干预和丰富的社会和物理环境可以逆转低水平的母性关注和早期剥夺对 HPA 活动和行为的影响（Bredy et al., 2004 年；Francis, Diorio, Plotsky, & Meaney, 2002; Hood, Dreschel, & Granger, 2003; Szyf et al., 2005; Weaver et al., 2005）。不幸的是，青春期和成年后的慢性压力或创伤也可以逆转生命早期高水平关注的积极影响，从而塑造出一个与被剥夺了早期母性关注的大脑相似的大脑（Ladd, Thrivikraman, Hout, & Plotsky, 2005）。这些研究都支持这样一种观点，即我们的大脑能够朝积极和消极的方向不断适应，并且成功的心理治疗能够建立一种养育性的关系，它很可能能够触发某些基因的表达，从而减轻压力、改善学习，并建立桥梁以通往新的、更健康的关系。

请记住，母大鼠对幼崽的关注程度存在于一个更广阔的适应性环境中。压力大的母亲进行舔舐和理毛的频率更低，这使幼崽的大脑准备好在压力环境中生活。换句话说，在不利的条件下，母性行为会减少，这会对后代进行设定以增强其对压力的反应性。这可能提高后代生存的可能性，同时也会增大生命后期出现身体和情绪病态的风险（Diorio & Meaney, 2007）。雄性和雌性幼崽对在出生后最初几天所受照顾的反应不同，这反映了它们在适应上的角色不同和对物种存活的贡献不同（Park, Hoang, Belluzzi, & Leslie, 2003; Ploj, Roman, Bergstrom, & Nylander, 2001; Stamatakis et al., 2008）。这些都表明，母性行为的水平与错综复杂

---

1 共同注意指一个人有目的地与另一个人把注意力聚焦在同一点上，例如妈妈和小孩共同观看一列玩具火车从面前开过。
2 控制点指个人在多大程度上相信自己有能力控制那些影响自己生活的情况和事情。

的适应选择交织在一起，而这些选择因外部因素不同而改变。生命早期启动的那些过程能够被随后的经验修改，这一事实证明大鼠有能力适应不断变化的环境。

该大鼠研究为未来我们探索人类的环境设定提供了指导方针。那些需要对大脑进行体检的研究存在着明显的局限性。我们将不得不依靠机会抽样[1]并采取严格的方法控制（methodological control）[2]来确保研究结果的质量。一项此类研究将自杀受害者的大脑与正常对照组进行了比较，发现自杀受害者的脑源性神经营养因子和络氨酸激酶受体 B 的 mRNA 水平更低，而这二者都与神经元的健康和可塑性有关。这些数据显示，早期环境设定可能使这些受害者更容易自杀和患抑郁症（Dwivedi et al., 2003）。更晚近的一项研究比较了在儿童期曾受到虐待和没有受到虐待的自杀受害者的大脑。该研究发现那些有早期受虐待史的人，其糖皮质激素受体的 mRNA、受体表达和生长因子转录水平更低（McGowan et al., 2009）。这些研究在很大程度上表明，我们有能力将动物研究结果类推到人类身上。

## 依恋与人脑

我的起居和梦寐里都有你，正像红酒总尝得出葡萄的味道。

——伊丽莎白·巴雷特·布朗宁（Elizabeth Barrett Browning）

事实证明，回应亲密接触的基因表达是双向的。生育和接触孩子会改变父母和照顾者的大脑，以辅助形成情感纽带、依恋和养育。我们在母大鼠脑中的一个主要发现是，它们的海马体会重塑和扩展，以便为发现、储存和取回更多的食物做好准备（Pawluski & Galea, 2006）。随着母鼠的大脑扩展以将新生幼崽融入自我体验，与幼崽的接触会增加母鼠内侧视前区、基底外侧杏仁核以及顶叶皮层和前额叶皮层的生长（Fleming & Korsmit, 1996; Kinsley et al., 2006; Lonstein, Simmons,

---

1 指以目标群体中有时间和愿意的人为样本，其优点是能够方便快捷地选择参与者，缺点是样本不一定有代表性，且可能有偏差。
2 指科学地设计实验以便成功去除混杂性变量。

Swann, & Stern, 1998）。即使是处女大鼠，如果给它一些幼崽让它照顾，其超视区的树突生长和神经元兴奋度也会增加。（Modney, Yang, & Hatton, 1990; Modney & Hatton, 1994; Salm, Modney, & Hatton, 1988）。因此，人际接触不仅会改变孩子的大脑，也会改变父母的大脑。

研究表明，当人类母亲听到婴儿的哭声时，她们右内侧前额叶皮层和前扣带回的活动会增加——我们已知这些区域会调节母性反应（Lorberbaum et al., 1999）。观看自己孩子的视频会激发母亲右前颞极、左杏仁核以及左右 OMPFC 的活动（Minagawa-Kawai et al., 2008; Nitschke et al., 2004; Ranote et al., 2004）。

有可能的是，就像母性关注会触发儿童的表观遗传因素一样，照顾孩子也可能改变照顾者的基因表达。祖母基因假说（grandmother gene hypothesis）表明，人类女性的更年期较早，这样她能够帮助抚养孙辈并避免交配和分娩所固有的风险。随着年龄的增长，母亲和孩子面临的此种风险均会提高（Lee, 2003; Rogers, 1993; Turke, 1997）。本质上，祖母基因假说表明，较早的更年期是自然选择的结果，这使女性孙辈的存活率提高。

西尔、梅斯和麦格雷戈（Sear, Mace, and McGregor, 2000）研究了冈比亚农村的部落生活。那里的家庭过着自给自足的生活，相互依赖以维持基本生存。他们的生活方式可能与我们大部分进化史中的社会和环境背景相似。研究结果表明，这些人的孩子的营养状况、身高和存活率与绝经的外婆是否在场显著相关。而另一方面，父亲、奶奶或其他男性亲属是否在场对后代营养状况或存活率的影响则微乎其微。对坦桑尼亚的狩猎采集人群、前现代日本、加拿大、芬兰，以及美国当代城市人口的研究也获得了类似的结果（Hawkes, O'Connell, & Jones, 1997; Lahdenperä et al., 2004; Pope et al., 1993）。

除了更年期发生的时间点的影响，女性寿命更长是否可能因为传统上她们会更多地照顾孩子？也就是说，照顾孩子是否因为会刺激大脑和体内的神经生物学过程而对健康有益？一些有趣的证据可能支持了养育孩子和寿命之间存在关联，这些证据来自对不同灵长类物种养育责任的观察。雌性的长寿优势确实存在于大猩猩、红毛猩猩和人类中，在这些物种中，雌性是主要的照顾者。另一方面，在夜猴和暗黑伶猴等物种中，雄性是婴儿主要的照顾者，而雄性的寿命往往更长。在共享照料责任的节尾猴中，两性的寿命是相当的（见表13.4）。

### 表13.4  灵长类动物育儿与寿命

| 灵长类动物 | 雌性/雄性存活率之比 | 雄性育儿情况 |
| --- | --- | --- |
| 黑猩猩 | 1.418 | 少有 |
| 蜘蛛猴 | 1.272 | 少有 |
| 红毛猩猩 | 1.203 | 无 |
| 大猩猩 | 1.199 | 成对生活，雄性几乎不直接参与育儿 |
| 长臂猿 | 1.125 | 雄性保护后代并与之玩耍 |
| 人类 | 1.052～1.082 | 经济上提供支持，有一些照顾 |
| 节尾猴 | 0.974 | 雌雄双方都会抱婴儿 |
| 合趾猿 | 0.915 | 雄性在婴儿2岁时开始抱婴儿 |
| 夜猴 | 0.869 | 雄性从婴儿出生起就会抱婴儿 |
| 暗黑伶猴 | 0.828 | 雄性从婴儿出生起就会抱婴儿 |

改编自 Allman, Rosin, Kumar & Hasenstaub, 1998。

鉴于有大量数据表明，安全型依恋、照料、人类触摸和社会支持有大量的益处，那么很可能养育、情绪调谐和身体接触会为主要照顾者提供生存优势。有可能的是，依恋纽带、照料经历以及它们所影响的神经化学物质和表观遗传现象会促进我们的健康和生存。也许照顾子孙比胆固醇药物和跑步机对我们健康长寿更有利。

有趣的是，比起较早生育的女性，40岁以后生育的女性活到100岁的可能性几乎是前者的4倍（Perls, Alpert, & Fretts, 1997）。虽然人们通常把这归因于与生育相关的激素具有保护特质，但她们寿命的延长可能与照顾幼儿所需的更广泛的生物和心理过程有关（King & Elder, 1997）。我们可以肯定的是，照顾孩子这一行为会使大脑和身体触发某些表观遗传过程和生化过程，从而促进健康和延缓衰老。

# 人类社会脑

*我们的大脑与他人的大脑进行切磋琢磨是件好事。*

*——蒙田（Montaigne）*

我们已经看到，大量证据表明，早期养育对社会脑及其情绪回路的塑造具有影响。因此，如果我们早期的关系令人恐惧、具有虐待性，或不存在，我们的大脑会尽职尽责地去适应不幸的现实。然而，我们有理由相信，这些回路在整个生命过程中都保持着依赖经验的可塑性，尤其是在亲密关系中（Bowlby, 1988; Davidson, 2000）。我们在多个脑区里都发现了依赖经验的可塑性，例如前额叶皮层和海马体（Kolb & Gibb, 2002; Maletic-Savatic, Malinow, & Svoboda, 1999）。

这些脑区对学习和记忆至关重要，也是塑造依恋图式的关键。此外，已有研究开始表明，在从约会到婚姻的过渡过程中存在着一种普遍趋势，即依恋图式会从不安全和紊乱的转变为越来越安全的（Crowell, Treboux, & Waters, 2002）。另一方面，社会压力会抑制细胞增殖和神经可塑性，而社会支持、同情和善意则会支持积极的神经生长（Czéh et al., 2007; Davidson, Jackson, & Kalin, 2000）。

虽然大鼠拥有形成情感纽带和开展母性行为的基本机制，但我们的大脑拥有更精细、更复杂的依恋机制。事实上，人脑中充满了纵横交错的神经网络，这些网络致力于通过社会突触来接收、处理和传达信息。人类的不同之处在于，这些依赖经验的回路的环境设定过程要冗长和复杂得多。表 13.5 中列出了我们复杂的社会脑网络包含的区域、神经系统和调控网络。

**表 13.5 社会脑的结构和系统**

---

**皮层和皮层下结构，包括：**

眶内侧前额叶皮层

扣带回皮层和梭形神经元（Von Economo neurons）

脑岛皮层

体感皮层

杏仁核、海马体

下丘脑

**感觉、运动和情感系统，包括：**

面部识别和表情阅读

模仿、镜映和共鸣系统

**调节系统，包括：**

依恋、压力和恐惧调节（OMPFC 与杏仁核之间的平衡）

社会参与（自主神经调节的迷走神经系统）

社会动机（奖励的表征和强化）

---

　　这些回路正是治疗师试图影响大脑去重塑的，其目的是使来访者在以后的生活中能够更积极地进行适应。心理治疗在某种程度上是在重新育儿，这个观点可能不仅是一个比喻。这可能正是我们试图在表观基因组层面实现的目标。该研究将注意力、关怀和养育当作影响我们大脑结构的一种方式，并将心理治疗置于生物干预的核心位置。有朝一日，卡尔·罗杰斯有可能会在生物学家的万神殿中与克里克（Crick）和沃森（Watson）[1]并排而坐。这个想法是不是有点儿奇怪呢？

---

1　弗朗西斯·克里克和詹姆斯·沃森于 1953 年一起发现了脱氧核糖核酸（DNA）的双螺旋结构，因此获得诺贝尔生理学奖或医学奖。

现在，让我们将注意力转向组织依恋、情感调节和压力调节的人脑结构。如果你想要更深入地探索社会脑，请参阅《人际关系中的神经科学（第二版）》（ *The Neuroscience of Human Relationships*, second edition; Cozolino, 2012）。请记住，就像在大鼠身上一样，这些系统也是由依恋构建的，但它们最终也会控制依恋。因此，我们的学习史最终会反映在我们神经系统的架构中。

## 皮层和皮层下结构

> 史前和原始时期是头脑发育的真正婴儿期。
>
> ——詹姆斯·鲍德温（James Baldwin）

OMPFC、脑岛和扣带回皮层，也就是皮层中最原始的区域，埋藏在后来进化出的皮层褶皱下面和里面。事实上，一些神经解剖学家认为这些相邻的结构创造出了一个被称为基底前脑的功能系统（Critchley, 2005; Heimer & Van Hoesen, 2006）。OMPFC 位于边缘系统的顶端。作为多种感觉信息、躯体信息和情绪信息的汇聚区，它处于一个能够综合内部和外部世界信息的完美位置。位于边缘系统顶端的 OMPFC 在自主神经功能中发挥抑制性作用，这突出了它对行为组织和情感调节的贡献。

OMPFC 允许我们将复杂的社会信息（例如面部表情、手势和眼神接触）的惩罚价值和奖励价值转化为有意义的信息，并将它们与我们自己的情绪关联起来，从而组织起依恋图式（O'Doherty et al., 2001; Tremblay & Schultz, 1999; Wang et al., 2014; Zald & Kim, 2001）。OMPFC 还调节情绪反应，并协调自主神经系统的交感神经和副交感神经分支的激活和平衡（Hariri et al., 2000; Price, Carmichael & Drevets, 1996）。

扣带回皮层是内脏、运动、触觉、自主神经和情绪信息的原始联合区域，它从我们两个月大时就开始参与脑部活动（Kennard, 1955）。在进化过程中，它首先出现在能进行母性行为、玩耍和哺乳的动物身上，并且出现在捕食者和猎物、潜在的配偶之间，以及母子之间交流需要发声时（MacLean, 1985）。扣带回使照料和共鸣成为可能，而这些行为也为社会合作和共情提供了重要的神经基础结构组件（Rilling et al., 2002; Vogt, 2005）。哺乳动物的前扣带回被破坏会导致缄默症、丧失母性反应、婴儿因被忽视而死亡，以及情绪和自主神经的不稳定性（Bush, Luu, & Posner, 2000; Bush et al., 2002; Paus, Petrides, Evans, & Meyer, 1993）。

前扣带回包含梭形神经元。这些神经元在人类和类人猿身上进化出来似乎是为了连接和调节发散的信息流（Nimchinsky et al., 1995, 1999）。这些细胞可能为发展自我控制和持续关注困难问题的能力提供必需的神经连接（Allman et al., 2001, 2005）。梭形细胞特别迷人，因为它们在出生后形成并依赖经验。早期忽视、压力和创伤可能会对前扣带回和梭形细胞的发育和组织产生负面影响，从而导致终生认知缺陷，而我们的情绪功能可能依赖这些结构的构建和健康（Cohen et al., 2006; Ovtscharoff, Helmeke, & Braun, 2006）。

脑岛的生命始于大脑的外侧面，它在额叶和颞叶快速扩展后才被掩盖起来（Uddin, 2014）。脑岛有时被描述为**边缘整合皮层**（limbic integration cortex），因为它与所有边缘结构都有大量连接，并与额叶、顶叶和颞叶有前馈联系（Augustine, 1996）。它为大脑提供了一种连接方式，能够将原始的身体状态与身体觉知、情绪和行为的体验和表达连接起来（Carr et al., 2003; Phan, Wager, Taylor, & Liberzon, 2002; Wiech et al., 2010）。

与前扣带回一起，脑岛使我们能够意识到体内正在发生的事情并对情绪体验进行反思（Bechara & Naqvi, 2004; Critchley et al., 2004; Gundel, Lopez-Sala, & Ceballos-Baumann, 2004）。右脑岛损伤可导致病感失认（anosognosia），这种病的患者似乎不会意识到自己身体左侧已严重瘫痪，也不会受其影响（Garavan, Ross, & Stein, 1999）。更近期的研究表明，脑岛参与介导从厌恶到爱的所有情绪（Bartels & Zeki, 2000; Calder et al., 2003; Menon & Uddin, 2010）。

位于顶叶前部的躯体感觉皮层能够处理跟身体经验有关的信息。它位于中央回的后面，并深深地裹藏于将顶叶与额叶分开的外侧裂（Sylvian fissure）中。它与脑岛和前扣带回皮层一起，包含多个身体表征，这些表征会处理和组织我们对触觉、温度、疼痛、关节位置和内脏状态（visceral state）[1]的体验。这些不同的信息处理流会结合起来，从而创造出我们对身体自我的体验。它还参与我们所谓的直觉，其方式是激活与我们经历相关的内隐记忆并帮助我们根据感受来做决定（Damasio, 1994）。我们对自己身体的体验会成为我们理解他人并与他人共情的模型（Damasio et al., 2000）。

皮层下的杏仁核是社会脑的另一个核心组成部分，它与 OMPFC 协同工作（Bickart et al., 2010）。到妊娠第八个月时，胎儿的杏仁核达到高度成熟。这使人们在出生前就能够将恐惧反应与刺激联系起来（LaBar, LeDoux, Spencer, & Phelps, 1995; Ulfig, Setzer, & Bohl, 2003）。杏仁核是一个原始的评估器官，它会密切监测安全和危险信号，并通过自主神经系统来介导战斗-逃跑反应（Davis, 1997; Ono, Nishijo, & Uwano, 1995; Phelps & Anderson, 1997; Rudebeck, Mitz, Chacka, & Murray, 2013）。OMPFC 能够根据有意识觉知和来自环境的反馈抑制杏仁核（Beer et al, 2003）。类似地，当我们受到惊吓且杏仁核被激活时，杏仁核会抑制 OMPFC，因此我们更加难以保持理性、逻辑性和控制我们的思维。杏仁核似乎也有助于我们有意识地体验情绪疼痛和身体疼痛（Mitra & Sapolsky, 2008; Neugebauer, Li, Bird, & Han, 2004）。由于连接 OMPFC 和杏仁核的网络是由经验塑造的，因此人们认为，我们学习什么安全、什么危险的历史，包括我们的依恋图式，都是在这个系统中编码的。

海马体位于大脑皮层和边缘系统的交界处，大脑两边各有一个。在像大鼠这样的低等哺乳动物身上，海马体是标记觅食范围的专业化空间地图。在人脑中，顶叶从海马体进化而来，并协助海马体进行复杂的视觉空间处理。人脑的海马体及其相邻结构（海马体旁回、齿状回）已经专门用于组织空间、顺序和情绪等的学习和记忆（Edelman, 1989; McGaugh et al., 1993; Sherry et al., 1992; ZolaMorgan & Squire, 1990）。与杏仁核相反，海马体大器晚成，到成年早期还会同它所依赖的 DLPFC 连接一起持续发育，直到成熟（Benes, 1989）。儿童期遗忘的发生，即

---

1　内脏状态指饥饿、口渴、性欲、体痛、瘾、渴求、强烈情绪等内脏因素占据主导控制的状态。在这种状态下，人们的理智、行为、认知、判断等都会受到影响。

我们对童年早期缺乏有意识的记忆，可能是海马体发育缓慢导致的（Fuster, 1996; Jacobs et al., 2000; McCarthy, 1995）。

下丘脑是一个小而古老的结构，位于大脑中心、丘脑下方、皮层和脑干的正中间。它与额叶、边缘系统和脑干内的社会脑结构有着广泛的联系。我将下丘脑列为社会脑的一部分，因为它不可或缺地参与有意识经验转译为身体过程，从而将早期经历转导为大脑和身体的构建。它的各种细胞核组织着许多身体功能，如温度调节、饥饿、口渴和活动水平。下丘脑还参与调节性行为和攻击行为。作为 HPA 轴的起点，下丘脑会将大脑过程转化为垂体前叶的激素分泌物。在垂体所产生的激素中，促卵泡激素和催乳素参与生殖和哺乳。促肾上腺皮质激素（adrenocorticotropic hormone, ACTH）通过血液被输送到肾上腺，并刺激皮质醇的生产。我们将在后面深入讨论这一点，因为它与照料和早期应激有关。

## 感觉、运动和情感系统

*常识用以判断其他感官赋予它的事物。*

*——列奥纳多·达·芬奇*

正是在颞叶中，"三位一体大脑"的所有层次都"垂直"连接了起来，我们不同的感官与原始内驱力和情绪意义得以整合、组织和结合（Adams, Victor, & Ropper, 1997）。例如，面部识别和表情读取发生在上-下网络中。参与阅读和识别面部表情的细胞都位于颞叶的相邻区域（Desimone, 1991; Hasselmo, Rolls, & Baylis, 1989）。当我们看到人脸时，大脑中被激活的区域处在专门负责识别视觉刺激的信息处理流中（Lu et al., 1991）。枕叶的联合区中，负责面部识别的是梭状回面孔区（fusiform face area）（Gauthier et al., 2000; Halgren et al., 1999）。这些区域会与负责眼睛凝视、身体姿势和面部表情的其他细胞群关联，以便大脑根据视觉信息的基本组成成分来构建复杂的感知和社会判断（Jellema, Baker, Wicker, & Perett, 2000）。

颞上沟前部的区域能够整合一个人各个方面的信息（体形、位置和运动），从而使我们能够从不同角度、不同位置，以及在他们运动时识别他们（Jellema, Maassen, & Perrett, 2004; Pelphrey et al., 2003; Vaina et al., 2001）。颞上沟还包含镜像神经元。当我们目睹他人参与行为或我们自己随后参与这些行为时，这些神经元会被激活。通过桥接感知和运动神经网络，镜像神经元能够将视觉体验和运动体验联系起来，从而将被观察者和观察者连接起来。基于镜映系统的共鸣行为是我们在与他人互动时做出的反射性模仿反应。有人提出这样的假说：镜映系统和共鸣行为让我们能够在内脏-情绪上体验他人正在经历的事情，从而使我们能够从内至外地了解他人。

## 调控系统

只有遵守自然法则我们才能达到目的；只有了解自然法则我们才能掌控自然。

——雅各布·布罗诺夫斯基（Jacob Bronowski）

身体的调控系统参与维持内部体内平衡过程，平衡趋近和回避、兴奋和抑制以及战斗和逃跑反应。它们还控制我们的新陈代谢、唤醒和免疫功能。正是通过这些系统，我们才能调节彼此的生理和情绪状态。

## 压力、恐惧和依恋系统

我不惧怕风暴，因为我正在学习如何航海。

——路易莎·梅·奥尔科特（Louisa May Alcott）

HPA 系统能调节某些激素的分泌，这些激素关系到我们的身体如何应对压力和威胁。对压力做出即时反应对于短期生存至关重要，而在威胁过后迅速恢复正常状态则对长期生存举足轻重。长时间的压力会导致系统损坏和崩溃。负面的养育经历、依恋的失败和早期创伤所造成的长期影响是通过 HPA 系统进行介导的。当恐惧发生时，我们会再次转向杏仁核，因为它会向各种大脑中枢发出警报——需要做出战斗-逃跑反应了。于是，激活自主神经系统的交感神经分支会产生焦虑、激动和惊恐的症状。杏仁核的主要指令是通过将刺激与恐惧反应配对来保护我们。它的反应非常快，因而这种配对的发生可能远远早于我们有意识地感知到威胁。在我们的一生中，尤其是在儿童期，与他人的关系能够调节我们的压力和恐惧。安全型依恋表明我们已经学会了成功利用与他人的关系来平息我们的恐惧并调节我们的唤醒。

## 社会参与系统

沟通造就社群，也就是说沟通会促成理解、亲密和相互重视。

——罗洛·梅（Rollo May）

第十对颅神经，也称为迷走神经，实际上是大脑与身体内多个点（包括心脏、肺、咽喉和消化系统）之间的复杂通信系统。它的传入纤维（感觉）和传出纤维（运动）使大脑和身体能够进行快速连续的反馈，以促进我们调节体内平衡和维持最佳的身体和情绪健康状况（Porges, Doussard-Roosevelt, & Maiti, 1994）。迷走神经系统是自主神经系统的一个核心组成部分。在没有外部挑战的情况下，迷走神经会促进消化、生长和社会交往。而当挑战确实出现时，迷走神经会减少激活，以促进交感神经唤醒、高能量输出和战斗-逃跑反应。在静息和全面激活之间，迷走神经会调节我们在情绪化人际交往时的唤醒，从而使我们能够保持持续参与。迷走神经系统通过调节和微调交感神经唤醒来实现这一点。

就像前面描述的依恋系统一样，我们这个参与系统的发展和迷走神经刹车的微调可以调节情感，而这似乎取决于童年早期依恋关系的质量。这使我们能够把从与照顾者的相处中学到的东西内化为每时每刻的躯体调节。迷走神经系统还控制着参与交流的主要面部、口部和喉肌肉，并将它们与对内部状态的意识和控制联系起来，从而协调人际关系所需的认知处理和情绪处理。

迷走神经的"张力"指迷走神经系统在调节心脏和其他靶器官上的灵巧性（Porges et al., 1996）。如果依赖经验的迷走神经张力发育不足，那么各个层次的心理社会发展和认知发展都会受到影响（Porges et al., 1994）。迷走神经张力差的儿童在需要保持注意的情况下难以抑制情绪，这使他们难以与父母互动、持续与玩伴保持共同的注意焦点以及持续关注课堂上的重要材料（更多详细信息请参见表 13.6）。

表 13.6　与迷走神经张力相关的因素

| 与较高迷走神经张力相关的因素 | 与较低迷走神经张力相关的因素 |
| --- | --- |
| 易激惹的自我调节能力 | 易激惹 |
| 3 个月大时的自我安抚能力 | 3 岁时的行为问题 |
| 情绪状态的范围和控制 | 情绪失调 |
| 更可靠的自主神经反应 | 注意力分散 |
| 对心率变异性的抑制 | 对环境刺激和内脏刺激的过度反应 |
| 保持注意和吸收信息的能力提高 | |
| 积极的社会参与 | 社会退缩 |
| 行为的组织性增加 | 冲动或将负面情绪付诸行动 |
| 始终如一的照料或安全型依恋 | 不安全型依恋 |

迷走神经调节使我们能够在对所爱的人感到沮丧、焦虑或生气的同时，不退缩或变得在生理层面有攻击性。我们可以假设，许多参与家暴、虐待儿童和有其他形式攻击行为的人，可能不具有建立良好的迷走神经系统所需的那种早期依恋关系。因此，良好的养育不仅会教人们在具有挑战性的人际情况中做出适当的反应，还能建立持续的参与所必需的迷走神经回路。

# 社会动机系统

> 相互依存是而且应该是人的理想，就像自给自足一样。人是一种社
> 会存在。
>
> ——圣雄甘地（Mahatma Gandhi）

纳尔逊和潘克塞普（Nelson and Panksepp, 1998）假设一个社会动机系统（social motivation system）存在，它由催产素、加压素、内源性内啡肽和其他与犒赏、减少身体疼痛和幸福感相关的神经化学物质调节。虽然社会动机系统是从更原始的趋近-回避回路和疼痛调节回路保存下来的，但它延伸到了杏仁核、前扣带回和OMPFC里。人们认为，这些回路和神经化学物质可以调节依恋、对偶联结、共情和利他行为（Decety & Lamm, 2006; Schneiderman et al., 2012; Seitz, Nickel, & Azari, 2006）。换句话说，正如费舍尔（Fisher, 1998）说明的，社会动机系统可以分为三类：情感联结和依恋（由肽、加压素和催产素调节）、吸引（由多巴胺和其他儿茶酚胺调节）和性欲（由雄激素和雌激素调节）。这些不同生化元素及其受体的产生都受到生命早期经验的影响。

此外，腹侧纹状体是皮层下区域的多巴胺犒赏系统，它参与对犒赏和社会动机的更复杂的分析。在我们期望得到某种社会犒赏时腹侧纹状体会被激活，比如我们期望得到糖果或积极关注时（Kampe, Frith, Dolan, & Frith, 2001; Pagnoni, Zink, Montague, & Berns, 2002; Schultz, Apicella, Scarnati, & Ljunberg, 1992）。举个例子，一旦大脑皮层确定我们觉得某人有吸引力，那么当对方看向我们时，我们的腹侧纹状体就会被激活，并发出信号告诉我们，获得我们渴望结果的可能性已经增加了（Elliott, Friston, & Dolan, 2000; Schultz, Dayan, & Montague, 1997; Schultz, 1998）。腹侧纹状体的激活将我们对犒赏的期望转化为想要趋近的身体冲动。通过这种方式，对我们有吸引力的人实际上拥有一种像引力一样的东西。

# 本章小结

科学研究为我们提供了一些理解早期经验如何构建大脑的新途径。人们已经把母性关注与那些有关学习和记忆、压力调节和依恋行为等系统的神经生物学过程关联了起来。尽管该研究是在动物身上进行的，而人脑要复杂得多，但人们在一系列广泛学科中进行的人类研究都在学习、韧性和依恋领域取得了一致结果。我们在这里描述的神经枢纽和调控网络都是以依赖经验的方式构建的。早期关系会塑造神经回路的构建方式，从而指导我们如何学习、应对压力以及依恋他人。这种影响方式与在前面讨论过的动物研究中见到的方式类似。随着我们更多地了解人脑的复杂性，我们将了解关系如何构建大脑，以及爱如何变得具象化。

# 第十四章　利他主义与心理治疗：让社会脑为改变服务

> 找寻自我最好的方法就是在为他人服务中放下自我。
>
> ——圣雄甘地

我们大多数人都体会过，给予和接受善举都会给我们带来积极的念头和温暖的感觉。给予会温暖我们的内心，将我们与他人联结起来，并让我们自我感觉更好。人是社会物种。照顾他人的行为之所以进化出来，是因为它对个人和群体的生存都是必不可少的。利他主义具有悠久历史，其证据是，我们在家人、朋友和陌生人之间均能观察到这样的行为，甚至在我们的灵长类表亲身上也能观察到（de Waal, 2008; Warneken et al., 2007）。依恋的神经生物学机制驱动了利他行为，这些行为现在已经编入了我们的基因序列，扎根在我们的大脑中，融入了我们的文化。

在漫长的历史中，人类都是狩猎采集者，小群体聚居，生活在相对稳定的环境中。面对气候变化和地质剧变，早期人类为了生存不得不适应新的挑战。由于自然选择偏爱那些更具探索性、适应性和合作性的群体，我们的大脑进化成越来越社会化的器官。拥有更多"团队合作者"的群体能够更成功地狩猎、战斗和繁殖。如果你为团队效力，那么你的团队就更可能存活下来，你的孩子也更可能存活下来，你的基因"遗产"也更可能流传下去（Boehm, 2009; Bowles, Choi, & Hopfensitz, 2003; Wilson, 2012）。

最开始我们出于本能与孩子形成情感纽带、照顾孩子，随着时间推移，这种本能随后让我们开始对配偶、大家庭和部落成员产生依恋。大脑不断壮大其能力来认同越来越大的群体，这使得部落能够聚集在一起形成王国、城邦和民族。时至今日，无法发展壮大和协同工作的群体很容易成为其他群体的猎物，从而导致他们被剥削甚至灭亡。鉴于我们的进化史，我们很容易理解，为什么我们具备自私和无私的双重动机。我们所说的道德、伦理和黄金法则[1]都是这种自我与他者微妙协商的文化表达。我们所钦佩的利他主义、自我牺牲和英勇之举反映了一种集体生存策略，而它是我们当前进化阶段必要的前兆。

研究表明，利他行为与更高的生活满意度、更长的寿命和更健康的身体相关，这证明了利他主义的重要性（Post, 2005）。利他者报告说他们更快乐，表现出的精神障碍更少，消极想法也更少（Brown, Consedine, & Magai, 2005; Nakamarua & Iwasab, 2006; Post, 2005; Tankersley, Stowe, & Huettel, 2007）。这意味着，无私的人将存活更长时间来为部落做贡献，而他们所获得的回报是拥有更愉悦的生活。

对于像我们这样的社会动物来说，依恋、情绪调谐和联结也能够起到治疗心理困扰的作用。这就是为什么治疗关系是心理治疗中最强大的改变杠杆。早在心理治疗出现之前，治疗工作就在日常生活中，在与家人、朋友、神职人员和其他智慧长者的关系中展开。随着谈话疗法将自然具有疗愈性的社会互动转化为一种专业干预，疗愈与现实世界彻底分离。人际疗愈的专业化将利他主义等概念抛诸脑后。

利他主义作为一种单向关系，已经处在心理治疗的核心地位。研究一致表

---

1 指按照自己想要被对待的方式去对待他人，这是许多文化和宗教都倡导的为人处世之道，例如儒家就说"己所不欲，勿施于人"。

明，心理治疗的成功在很大程度上取决于治疗联盟（therapeutic alliance）[1]——支持、慷慨的精神、尊重，以及积极的关注。传统的治疗关系是一种专业化的利他主义，即一种非互惠关系，其建立目的是让来访者探索和发展他们的内心世界。作为治疗师，因为我们的服务并非无偿提供，所以我们无法将自己的行为定义为无私的，但是我们都明白，我们的工作超出了简单的按服务收费的关系。我们在咨询室内进行的关怀、关爱和再次养育需要我们的个人投入；我们非常容易受到来访者的痛苦、喜悦和心碎的影响。

神经生物学研究表明，在进行利他行为时大脑以特定方式被激活可能也是心理治疗中重要的积极改变得以发生的原因。关心他人和自我成长这二者的相互作用给我们提出了两个问题：第一，这些过程是否反映了积极治疗关系的潜在价值？第二，在治疗会面之间进行利他活动能否对治疗产生积极影响？换句话说，利他主义可以成为促进治疗过程的工具吗？在本章中，我将探讨利他大脑中发生的事情，以及受引导的利他活动如何才能服务于治疗、它为何对治疗有益。

## 利他主义和大脑

> 个体选择与群体选择之间的较量导致社会成员身上混合了利他与自私、美德与罪恶。
>
> —— E. O. 威尔逊（E. O. Wilson）

神经系统的使用和发展之间存在直接关联。换句话说，大脑在刺激、挑战和使用中成长。这就是为什么有经验的冥想者大脑中参与自我觉知的脑区更大、钢琴家控制手指的皮层区域更大、从事具有挑战性职业的人拥有的神经网络更复杂（Stern, 2002）。利他行为能否以支持治疗取得成功的方式来发展神经网络？

我们越来越清楚，我们大脑中主司自我经验和他者经验的网络是重叠的。这

---

1 指合作性的来访者-治疗师关系。

就是为什么更了解自己有助于我们更关注他人，以及为什么自我同情会导致我们对他人拥有更强烈的同情。由于这些，利他行为可能会促进大脑中专注于依恋、自我效能感（self-efficacy）[1]、换位思考和同情心等区域的发展，这些都非常有利于在心理治疗中引发积极的改变。支持这一观点的不仅有大脑研究，还有民间智慧、宗教传统和许多社会组织的管理哲学。

人类并不是唯一拥有社会脑的物种。大象、海豚和许多其他物种也拥有社会脑。早在智人出现之前，依恋和长期的对偶联结就从母子关系的内在生物学机制中发展了起来。随着灵长类动物和后来的人脑变得更加复杂，这些本能发展壮大了，从而使我们能与其他许多人建立联结。今天，我们的社会归属是由从原始神经激素到复杂皮层网络的一系列神经生物学过程驱动的。这些神经化学物质和脑区共同组成了我们所谓的利他主义回路。

从母性本能进化到极端的利他行为，比如给陌生人捐肾，反映了人脑在漫长的进化过程中激进地社会化了。尽管为了方便，我使用"利他主义回路"这个术语来讨论利他行为的神经性驱动因素，但我们并没有专门的利他主义回路。促使利他主义产生的每一种神经化学物质和每一个神经网络都出于多种目的进化而来，它们协同工作以增强我们与他人进行联结的能力，以及感觉与家庭、部落或物种团结在一起的能力。无论是奇迹还是自然选择，利他主义都是一项了不起的进化成就。

## 神经化学物质：催产素和多巴胺

尽管有一系列神经化学物质驱动我们去建立情感纽带和依恋，但在这里我要关注两个主要的分子——催产素和多巴胺。当母亲和孩子走到一起、分开和再次团聚时，他们的催产素水平会上升、下降，然后再上升。孩子的分离焦虑和我们

---

1 指个人在多大程度上相信自己有能力去执行某些行为，从而达到自己想要实现的目标。例如相信自己有能力打败疾病、恢复健康、定期运动、保持良好的作息、理解课堂所学内容等。

找不到孩子时体验到的痛苦都是由催产素水平急剧下降导致的。杏仁核是恐惧回路的执行中心，它富含催产素受体，并受到催产素的抑制。通过抑制杏仁核，催产素让我们感觉更安全，从而促进神经可塑性、新学习和具有适应性的改变。随着我们进化成更复杂的生物，催产素也参与到我们的快乐、痛苦、焦虑、易激惹和攻击等体验中。正如你所料，催产素水平的升高会增强我们的幸福感并减少恐惧，这是我们亲近和照顾所爱之人的回报。

许多人开始一段关系是为了调节焦虑、孤独和抑郁等负面情绪。这是因为，催产素的增加会让我们感觉更安全，并引发一系列积极的身体体验和情绪体验。相比之下，催产素的减少会让我们感到被遗弃和迷失，并使我们面临出现自毁和自杀行为的风险。对爱上瘾实际上意味着我们对它所激活的神经化学物质上瘾。这也是为什么批判性的、有敌意的和虐待性的关系会对我们的心智、身体和精神造成极其负面的影响。

那些报告参与了更多利他行为的人催产素水平更高，这表明催产素可能会刺激和强化利他行为，进而可能解释了为什么为他人付出会让我们感觉那么好（Zak, Stanton, & Ahmadi, 2007）。更高水平的催产素还与更强的信任、共情、合作和内群体偏见（in-group bias）[1] 相关（De Dreu et al., 2010; Luo et al., 2015; Zak et al., 2007）。当我们感到迷茫、害怕或抑郁时，催产素的激活可能会减少负面情绪，并促使我们寻求他人的安慰。利用受引导的利他主义（guided altruism）来刺激催产素激活可以提升治疗关系和心理治疗的有益效果。

与催产素协同工作的是多巴胺，它是大脑中主要的犒赏性神经化学物质。如果自然选择让我们做某事来提高生存概率，那么该行为很可能会被辅以多巴胺。多巴胺的激活让我们与活动、物体和他人建立积极的关联。多巴胺驱动着我们的购物模式、饮食行为以及我们与谁相处。利他行为之所以让人感觉非常好，一定程度上是因为腹侧被盖区和中脑边缘通路变得更活跃了，而这二者会制造多巴胺并将其输送到大脑的其余部位（Moll et al., 2006）。

---

1 指人们倾向于偏爱自己所在的群体而排斥外来群体。

催产素和多巴胺有着非常特殊且重要的关系。当我们看到某物，比如看到一辆新车，我们的多巴胺犒赏中心会受到刺激，买车就会让我们感觉很棒。一个月后，我们会觉得这辆车"只不过是一辆车"，因为我们已经习惯它了。但如果我们看到的某种东西同时激活了多巴胺和催产素的释放，比如一个新生儿，那么一个月后他对我们仍然会是非常特别的。这是因为，催产素和多巴胺的同时激活会抑制多巴胺的习惯化。这就是为什么时尚来来去去，以及我们最终会厌倦拥有的物品，但总是期待看到所爱之人。

在催产素和多巴胺调节和加强我们与他人联结的同时，有一系列神经网络使我们能够理解和体恤周围人的内部状态并与之调谐。在利他状态变得活跃的各种脑区都专注于社会智力（social intelligence）、情绪调节和自我经验。这些神经网络使我们能够识别重要他人，对他们的感觉感同身受，从而为调谐和共情奠定基础。

## 右侧杏仁核

虽然杏仁核是我们恐惧回路的执行中心，但它的作用远不止于此。它是一个评估我们世界中事物好坏的结构。它向身体发出信号，让我们趋利避害。与大脑半球一样，杏仁核位于大脑的两侧，并具有偏侧化的专长。左侧杏仁核更多地关注外部世界，而右侧则专注于内部体验。右侧杏仁核与右侧皮层的功能性专长一起，参与自我和他人的内部情绪体验。当我们与情绪痛苦、羞耻和孤独斗争时，右侧杏仁核很可能参与其中。

那些被称为"非凡的利他主义者"的人，例如给陌生人捐肾的人，他们的右侧杏仁核明显更大。在应对可怕的面部表情时，右侧杏仁核比左侧杏仁核更活跃（Marsh et al., 2014）。这表明，这些非凡的利他主义者对他人的痛苦可能有更深的认识和更强烈的情绪反应。相比之下，缺乏共情和利他主义的精神变态者右侧杏仁核体积明显更小。由于其功能上的专长，右侧杏仁核是利他主义回路成员的一个有力候选者。

## 眶内侧前额叶皮层

OMPFC 是组织社会联结的一个关键结构，而且，当我们的注意力转向自我经验和与他人共情时，它也是一个关键结构（Frith & Frith, 1999; Gusnard et al., 2001; Gusnard & Raichle, 2001; Lane et al., 1997; Reiman et al., 1997）。因此，我们在某个个体实施利他行为期间看到其 OMPFC 非常活跃也就不足为奇了（Moll et al., 2006; Skuse & Gallagher, 2008）。OMPFC 位于依恋回路的顶点，能够调节杏仁核和其他皮层下结构，从而使我们通过靠近照顾者和所爱之人来调节焦虑和恐惧。我们所说的安全型依恋本质上是在没有自主唤醒的情况下经受压力的能力（例如战斗-逃跑反应）。

你可能已经猜到了，我们已发现，安全型依恋的人更愿帮助他人，并参与更多的利他行为。他们还表达出更多的同情心，并更多地照顾他人（Post, 2005）。在利他主义者感到安全的情况下，利他行为所激活的 OMPFC 回路可能会刺激情感纽带和依恋的建立。这可能就是为什么，对于社交焦虑症或创伤后应激障碍患者来说，照顾动物通常可以搭起一座通往与他人建立关系的桥梁。这可能是朝着联结迈出的一步，也许能让来访者去试验与他人建立风险更高的关系。将 OMPFC 和杏仁核连接起来的回路是心理治疗试图改变的主要神经目标。

## 颞顶联合区

颞叶和顶叶交会的皮层区域被称为颞顶联合区（the temporal-parietal junction, TPJ），它参与存储社会记忆和情绪记忆，以及体验自我与他人的联系。在我们观察他人时，这个区域可能会激活我们的个人记忆，从而导致投射和移情。与利他回路中的其他候选成员一样，当我们决定参与利他行为时，以及决定回应他人共情和同情心的表达时，颞顶联合区会变得比其他皮层区域更活跃（Jackson, Meltzoff, & Decety, 2005）。利他主义个体的颞顶联合区中有更多灰质，这表明他们可能会更深刻地被他人触动并体验更深刻的自我-他人互动（Morishima et al., 2012）。

研究表明，颞顶联合区参与识别和处理他人发出的社会信号以及行使自我能动性（self-agency）（Decety & Jackson, 2004）。颞顶联合区很可能会自动将我们在他人身上看到的痛苦与我们自己的痛苦记忆联系起来，从而使我们能够反射性地利用自己的个人史来同情他人，并采取行动帮助他们。我们有道理提出这样一个假设：在调谐、移情、反移情和投射性认同的状态下，颞顶联合区是来访者和治疗师大脑中激活的重要区域，因为有意识和无意识的记忆在治疗期间都会被激活。

## 上颞区

与颞顶联合区相邻的是上颞区（superior temporal zone, 后简称为 STZ），这是另一个在实施利他行为期间变得活跃的脑区（Lutz et al., 2008; Tankersley et al., 2007）。这些区域（后上颞皮层和颞上沟）专注于社会联结（social connectedness）的不同方面。后上颞皮层负责接受性语言，而颞上沟则帮助我们理解面部表情（Perrett et al., 1984; Jellema et al., 2000; Jellema & Perrett, 2003）。它们共同支持一些社会过程，例如模仿、共同注意和心理理论。在心理治疗的面对面互动中上颞区特别活跃。

## 镜像神经元

额叶和顶叶内的镜像神经元在我们进行某种行为时和观察另一个人从事相同行为时都会激活。人们认为，大脑之所以能通过观察和模仿来学习，以及我们之所以能发展出手势交流和口语，镜像神经元在其中都扮演着核心角色。由于镜像神经元连接着其他社会和情绪神经网络，人们假定，镜像神经元在我们感受到他人的痛苦和他们接受我们帮助时的喜悦方面发挥着重要作用，而这些都是利他主义和治疗联结的核心方面。

### 默认模式网络

我们已经发现，所谓的默认模式网络（DMN）是一个连贯的功能网络，当我们经历对自己和他人的反思性体验时，它会变得活跃（Beckmann et al, 2005; Mitchell, Banaji, & Macrae, 2005）。DMN 很可能还充当社会认知、共情和利他主义等的神经平台（Schilbach et al., 2008）。DMN 似乎与其他神经网络一起把我们对身体和外部世界的感觉体验结合起来，从而使我们能够随着时间流逝在想象空间中有意识地体验自己。在这个想象空间中，我们可以融入关系，采取他人的视角，解决道德困境，并想象社会行为在未来的结果（Maguire & Mummery, 1999; Iacoboni et al., 2005; Uddin et al., 2004; Spreng & Grady, 2010）。这一功能对于主观性体验、自我经验，以及理解他人的经验的发展都至关重要（Morcom & Fletcher, 2007）。

当我们鼓励来访者从防御姿态转变为开放的自我反思姿态，或从思考外部世界转变为反思痛苦的情绪和记忆时，我们很可能正在试着激活这个回路。当我们的解释一针见血且来访者的反射性防御突然中止时，这个回路很可能是变得最活跃的回路（见表 14.1）。在这种状态下出现的面部表情通常反映了来访者一直在防御的情绪。

#### 表 14.1　利他主义的神经生物学机制

| 利他主义激活了 | 支持了 |
| --- | --- |
| 催产素 | 形成情感纽带和依恋<br>减少压力和增加神经可塑性 |
| 多巴胺 | 帮助他人，从而获得犒赏<br>看到他人因反社会行为受到惩罚，从而获得犒赏 |
| 右侧杏仁核 | 关注他人的感受 |
| 眶内侧前额叶皮层 | 安全型依恋、情感调节和情绪安全<br>心理理论和理解他人的经验 |

续　表

| 颞顶联合区 | 自我能动性、自我效能感、自尊<br>个人责任感<br>增加对反馈的考虑 / 理解<br>增强理解他人经验的能力<br>共情 |
| --- | --- |
| 上颞区 | 与他人联结和行为上与他人同步 |
| 镜像神经元 | 模仿、调谐、共情、心理理论 |
| 默认模式网络 | 连贯的自我感<br>理解自我和他人内部状态的能力 |

这些将大脑塑造成社会器官的神经回路都充当着语言和文化的基础结构。作为文化的一部分而出现的宗教信仰和政治制度反映了一些挑战，即我们在自我保存（self-preservation）和关心他人的相互交织的内驱力中如何定向。因此，我们的宗教和政治信念是了解我们的大脑和心智如何努力处理社会信息的重要线索。作为治疗师，我们需要对来访者的许多信念持开放和接纳的态度，同时记住这些信念提供了宝贵的线索，我们能够通过它们来了解来访者的大脑如何组织。

## 宗教和政治中的利他主义

现代保守派从事着人类最古老的道德哲学实践之一：为自私寻找更高尚的道德理由。

——约翰·肯尼斯·加尔布雷思（John Kenneth Galbraith）

爱和攻击的共同进化增强了我们依恋和保护最亲近人的能力（Choi & Bowles, 2007）。这些有时相互冲突的本能并列存在，这可能有助于我们理解，为什么我们容易遭受家暴和嫉妒导致的怒火；或者为什么有些人对某些人非常友善，对其他人却非常残忍。在日常生活中上演的共情和自私之间的斗争是世俗法律和宗教戒律关注的焦点。

大多数宗教传统都提倡全世界人民和谐共处、团结友爱，并且许多宗教都将利他行为置于其信仰体系的中心。尽管精神传统多种多样，但对于人类联结的深刻理解——物种意识（species consciousness）——是它们一致的主题。时至今日，那些认为自己有宗教信仰的人觉得自己更加利他、更能共情和更加亲社会，别人也这样看待他们（Saroglou, 2013; Saroglou et al., 2005）。这向我们表明，物种意识是宏大的适应进程的一部分，它深深地扎根在我们内心之中。

我们自私和利他的矛盾本能反映在保守派和自由派之间的两极分化上。保守派通常被描述为以自我为中心、保护自己利益的。相比之下，自由派被视为过于关注正义和平等问题，而不够关注财政现实。保守派和自由派之间不断扩大的分歧导致我们的政治制度停滞不前，甚至引起了神经科学家的注意。虽然只有少数研究比较了保守派和自由派的大脑，但一些有趣的研究结果已经出现了。

正如你可能已经预料到的那样，自由主义者的大脑有更大的前扣带回，该区域专门用于依恋和恐惧调节（Jost & Amodio, 2012）。在评估风险时，自由派的左脑岛活跃程度更高，这表明他们对自己的内部状态和他人的内部状态更加敏感（Kanai et al., 2011）。换句话说，他们能更强烈地体会自己和他人的感受。这使得他们在做政治决定时，共情成为强有力的指导因素。自由派也许也能更好地调节他们在人际情境中的恐惧。相比之下，保守派的大脑似乎倾向于将世界视为危险的，并更少关注他人的体验和需求。保守派的杏仁核体积更大、右侧杏仁核更活跃、面对威胁时的恐惧反应也更强烈。与此同时，保守派的大脑显示出前扣带回的体积缩小，这表明他们的依恋回路缺乏激活，并且他们觉察论点中更细微差异的能力下降（Amodio, Jost, Master, & Yee, 2007; Schreiber et al., 2013）。保守派更多地将问题视为非黑即白并有明确解决方案的。

在面对政治问题时，我们在保守派和自由派的大脑中发现他们关注自我和他者的程度不同，而这会影响他们如何思考问题和寻找解决方案。恐惧（由杏仁核的激活驱动）使所有人都更注重自我保护，导致我们以非黑即白的方式思考，也使我们的信念变得更加僵化。为他人着想需要激活依恋回路，而这会抑制杏仁核并激活前扣带回，从而使这些个体能够区分不同程度的灰色地带并容忍不确定性带来的焦虑。因此，来访者的政治观点可能会为我们提供线索，让我们了解其大脑如何组织以及我们应该如何调整治疗以适应他们。政治似乎会发掘利用自由派的利他内驱力，而抑制保守派的这种内驱力。当然了，这两个立场中的任何一个在现实世界中的适应性价值都取决于具体情况。如果内维尔·张伯伦（Neville Chamberlin）对阿道夫·希特勒的疑心更重，情况可能好得多；而如果英国人对甘地要求印度独立的呼吁有更多的共情，他们就会受益更多。

至于在从事利他之举时保守派和自由派的行为是否不同，还没有研究解决了这个问题。我们不知道两个团体中的哪个（假如他们会这样做）更有可能不遗余力地帮助邻居、给慈善机构捐款捐物，或者牺牲自己的需求以满足他人的需求。也许保守派对他们认识的人更慷慨，而自由派对陌生人的利他态度更明显，但对亲密的人则不那么慷慨。就我们目前的讨论来说，重要的问题是，这些态度上的差异也许能让我们洞察来访者神经回路组织中的偏见。

## 受引导的利他主义作为心理治疗的辅助手段

> 每个人都必须决定，他将在创造性的利他主义的光芒中行走，还是在破坏性的自私自利的黑暗中行走。
>
> ——马丁·路德·金

将受引导的利他主义当作心理治疗的辅助手段可能会产生一系列积极的影响，它能够激活特定的神经生物学过程和心理过程来提高治疗的成功率：

1. 减少压力，加深来访者与治疗师的关系，以及增强神经可塑性。这些结果通过增加催产素和多巴胺、激活 OMPFC 的依恋回路，以及抑制杏仁核介导。

2. 提高自我觉知、自我反思能力、换位思考能力、对反馈的开放性态度，以及更深地内化治疗体验。这些结果通过激活颞叶、前额叶和 DMN 内的相关区域介导。

3. 提高自尊、自我能动性、个人责任感和共情。这些结果通过激活颞顶联合区、上颞区、OMPFC、右侧杏仁核和镜像神经元介导。

最开始，利他主义可以激活与情感纽带和安全型依恋相关联的区域。这会增强来访者和治疗师之间的平台，在这个平台上他们得以合作，并创造出对神经生长和学习持更开放态度的大脑和心智状态。下一步，心理感受性（psychological mindedness）允许来访者使用语言和自我反思来扩展对自己和世界的觉知。第三步是将情绪安全感与更广阔的视角结合起来，这是通过改变他们在世界上体验自我的方式——从受害者变成命运的主人，从无助变成有用，从服从者变成领导者。

我们都会发展出个人叙事，它由我们讲述的关于自己的故事组成。这种个人叙事会成为我们身份的重心，并充当未来行为的蓝图。鉴于我们的自我认同扎根在关系的背景中，通过讲述我们自己是给予者、照顾者或行善者的故事，我们可以自然地提高效能和自尊。我们更有可能与他人互动并获得积极的反馈，而这也会成为我们故事的一部分。利他使我们成为贡献者而不是受害者，有效而不是无助，并使我们能够与社会建立联系，从而为重新联结、蜕变和救赎创造机会。

匿名戒酒会（Alcoholics Anonymous, 后简称为AA）[1]是一个很好的例子，它能说明利他主义长期以来如何在非治疗环境中充当个人蜕变的工具。AA 的价值观在《匿名酗酒者大全》（Big Book）[2]和十二步骤疗法中，它包括对团体共同福利的承诺，将 AA 的信息介绍给其他酗酒者，并担任其他戒酒时间更短的人的帮助者（Alcoholics Anonymous, 2015）。另一个使用利他主义回路的地方是十二步骤疗法中的第九个步骤，在此期间，个人对过去自己伤害过的人进行补偿。这需要利他主义回路的一些方面，包括自我反思、换位思考、共情和谦逊。AA 的大多数成员都认识到，为他人付出和补偿他们伤害过的人是非常重要的，这是让他们保持清醒的关

---

1　也称嗜酒者互诫协会，匿名戒酒互助社、酗酒者互诫协会，是一个国际性社会互助团体，成立于 1935 年，总部位于纽约。

2　指匿名戒酒会出品的书籍 *Alcoholics Anonymous*，其内容包括对 AA 康复项目的描述、酗酒者的人生故事等。它被认为是匿名戒酒会的基础文本。

键要素。

我建议，在治疗的中期，也就是初始危机和眼前的问题得到了解决、治疗关系建立起来之后，让引导利他主义回路成为心理治疗的一部分。对于那些似乎对自己的情绪、过去的被害经历或自己生活中的无力感特别有执念的来访者，我们应该考虑使用它。我们应深思熟虑地选择来访者在何处、何时以及如何从事利他活动，从而使其最好地匹配来访者的优劣势和个人需求。例如，在儿童医院、无家可归者收容所或临终关怀社区做志愿者对某些人来说可能是鼓舞人心的，但对其他人来说却是难以承受的。在公共图书馆给孩子们读书或帮动物收容所遛狗的活动应符合来访者所能承受的极限。受引导的利他主义的目标是帮助来访者感觉他们正在为社会做出积极贡献、体验自我效能感，并看到在为意义和爱而奋斗的过程中他们并不孤单。

将为他人服务当作通向自我成长的道路的想法并不新鲜。许多宗教传统，包括基督教和佛教，都相信为他人服务会促进健康、疗愈和精神成长。日本的内观疗法（Naikan therapy）将精神疾病等同于缺乏对他人的感恩（Reynolds, 1980）。该疗法包括在两周内进行受引导的冥想和记日记，重点是记住他人为你所做的事，不管这件事多小。从内观疗法的角度来看，以自我为中心让我们感到被孤立、愤怒并与群体心智脱节，而这会导致一种利他主义缺陷障碍。内观疗法旨在重新激活我们对他人的欣赏，以便再次建立平衡的心态。在心理治疗中加入受引导的利他主义非常符合这些长期存在的实践和传统。

## 借着天堂之光看撒旦

> 利他主义是与生俱来的，但不是本能的。虽然每个人都配备了接线，但还须按下开关。

>> ——戴维·雷科夫（David Rakoff）

文学和民间传说中有许多这样的故事：利他行为导致我们在心理治疗中经常

努力想要实现的那种个人蜕变。我最喜欢的故事之一是维克多·雨果的小说《悲惨世界》（*Les Miserables*）开篇的故事，它讲的是罪犯冉阿让遇到了一位善良而慷慨的主教。他们相遇时，冉阿让正在与他痛苦的过去带来的羞耻感、愤怒和创伤斗争。冉阿让因偷面包服刑，最近刚从监狱中释放出来，他感到被社会唾弃和愤怒，并挣扎着求生。

他并不期待任何怜悯或恩典，所以在主教欢迎他进入家门，并给他提供友谊、食物和住宿时，他很惊讶。冉阿让怀疑主教的意图，因为他的内心只有残忍。吃了晚饭后，他和这家人一起休息。冉阿让丝毫并没有被主教的善良打动，所以等到大家都睡着了，他悄悄地拿走大量银器，偷偷溜进夜色。第二天，他很快被逮捕并带回主教的家以验明身份。听到敲门声后，主教前去开门。主教发现冉阿让被宪兵抓着，他手还里拿着银器。

主教并没有说冉阿让是小偷并将他送回监狱，而是告诉宪兵，他们一定是搞错了；冉阿让是他的朋友，银器是送给他的礼物。就在困惑的宪兵要走开时，主教告诉冉阿让，他忘了拿与银器相配的烛台。主教随后把冉阿让拉到身边，说："你答应过我要成为一个诚实的人。我在赎买你的灵魂。我将它从毁灭的精神中解救出来，交还给上帝！"当冉阿让离开主教的房子，他心中的某些东西崩塌了，他以前对世界的理解也崩塌了；冉阿让陷入了危机。

他隐隐觉得，这位神父的赦免，是他这辈子承受过的最猛烈的抨击、最强大的攻击。若能抵挡这种善意，他的心会刚硬到底；如果他屈服，他将不得不放弃多年来充满他灵魂的仇恨。其他人的所作所为引发了这些仇恨，而他从中感到满足。这一次，他必须征服或被征服，而这场斗争，一场宏大而决定性的斗争，已经在他自己的错误和这个人的善良之间开始了。

冉阿让的脑子里可能正在发生什么？我可以想象，主教的同情心激活了催产素，从而催生了冉阿让已经多年没有体验过的被关心的感觉和积极的社会情绪。

冉阿让内心被唤起的感受让他质疑自己是否需要使用冷酷和仇恨来进行自我防御。颞顶联合区、上颞区和默认模式网络中的活动可能让他拥有更强的自我反思能力并从更广阔的视角来审视自己，从而赋予他能力来想象自己能够改变。由于催产素的激活会导致他对外部威胁的警惕性降低，因此这会提高神经可塑性的灵活度，从而使他的经历更有可能转化为脑内的持续改变。

在这种危急状态下，冉阿让遇到了小男孩小热尔韦，并偷走了他的一枚硬币。过去他会毫不犹豫地这样做，而现在他拥有了一种内在视角，可以观察和思考自己的行为。他现在将偷窃的冲动视为一种邪恶的本能，而不再是简单的反射行为。他将自己的小偷小摸重新想象为一个野蛮人、一个住在他身体里的野兽的行为，一想到他的行为，他就害怕地退缩。别人对待他的方式让他感到愤怒和仇恨，这种愤怒和仇恨驱动了他的行为，而现在这些行为却让他感到陌生和厌恶。

这是一个奇怪的现象，只有在他目前的状态下才有可能发生，但事实是，从孩子那里偷钱这件事他再也做不到了。他可以看到自己的生命，它看起来很可怕；他可以看到自己的灵魂，它看起来很恐怖。然而，有一种更温和的光芒照耀着那生命和灵魂。在他看来，他正在借着天堂之光看撒旦。

我分享这个案例研究是想表明，主教的利他行为导致了冉阿让在情绪、心智和行为上发生了一连串的变化，使他从愤怒的野兽进化成了一个富有同情心的人。他现在拥有了内心世界，这让他有能力反思自己的经历、考虑新的存在方式，以及对自己和他人产生同情。他不再是内心冲动的囚徒，现在也有可能加入群体心智并建立积极的人际关系。结果，一种新的、更具适应性的世界叙事产生了，这种叙事包含自我反思和个人责任。

如果主教是治疗师，他肯定会认为，他对冉阿让的短暂干预取得了成功。如果你不知道故事的其余部分，我在这里简述一下——冉阿让后来成了年幼孤儿珂赛特的监护人，抚养她并保护她免受曾对他自己造成严重伤害的严酷世界的影响。跟许多其他人一样，冉阿让得到疗愈的一个核心要素是给予一个孩子他小时候从未得到过的东西。他最终成为一个有品格的人和一个正直的公民，帮助了许多人。

## 本章小结

> 我们的良心何时才会变得如此温柔，以至于我们会感动到去预防痛苦，而不仅仅是为它复仇？
>
> ——埃莉诺·罗斯福（Eleanor Roosevelt）

让来访者参与利他行为很可能会促进神经可塑性和积极的改变，因为利他主义会自然地影响大脑、心智和关系。激活利他主义回路似乎能够对症治疗许多脑区，这些区域正好也是我们想要优化心理治疗效果的区域。例如，在利他行为期间激活 DMN 可能会帮助许多来访者发展自我反思能力。众所周知，社会智力的一个要素是能够像他人一样看自己。与此对应的另一面是，我们能够领会到，他人的内心世界、感受和视角可能与我们自己的完全不同。

我强烈怀疑卡尔·罗杰斯使用温暖、关怀和无条件的积极关注激活了这些区域。这可能就是为什么治疗关系的质量始终是治疗获得成功的最有影响力的因素。此外，以下观点是有道理的：来访者也是积极的社会行动者（social agent），这两种身份让他们同时处于利他主义的两端，这将有助于促进利他主义回路的激活和成长，并推动治疗成功。

在治疗时使用受引导的利他行为可能有助于将通常孤立的治疗体验融入社区，并增强来访者的自我效能感、能力和内在力量。它可以抵消过分依赖治疗师的风险，以及与此相关的自我效能感下降。治疗师还应该考虑组建团体的潜在价值。这些团体围绕社区服务组织起来，在这种团体中，自我探索能够与一起为一项共同事业奋斗相平衡。这样，团体就可以通过共同目标、团队合作和团队成就成长为一个部落。

　　进化是一个极其不平衡的过程。一方面，许多人仍在进行部落战争，但另一些人已经开始超越这些本土关系而看向一个更广阔的世界了。随着地球上的生活变得越来越拥挤、复杂和冲突不断，我们对有意义的、持续的亲社会行为的需求将变得更加迫切。"传递爱心"可能必须从一句口号变成一种显著的社会行为，而对我们这个物种和整个地球的利他行为可能会成为我们持续生存所必需的。

第五部分

# 经验的混乱

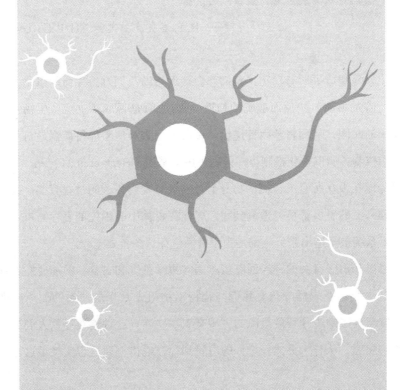

# 第十五章　焦虑和恐惧的大脑

恐惧是人类最古老、最强烈的情绪。

——H. P. 洛夫克拉夫特（H. P. Lovecraft）

进化如是塑造了所有动物：我们都会接近帮助我们维持生命的事物并避免可能带来危险的事物。快速而准确的趋近-回避决策是否成功决定了生物体是否能活足够长的时间，从而将基因传递给下一代。因为对危险保持警惕是自然选择的一个核心机制，所以进化机制可能偏爱焦虑的基因（Beck et al., 1979）。有些焦虑似乎深深地扎根在所有灵长类动物身上，并且与我们久远的过去有关。我们对蜘蛛、蛇和高度的恐惧都可以追溯到我们居住在森林中的祖先的生存需求。我们复杂的神经系统被塑造出来，全都是为了遵循生存这个首要指令。

与恐惧和焦虑有关的神经回路虽然偏向边缘系统和右脑，但需要左右脑与所有层次的大脑以及脊髓参与。我们与爬行动物祖先共享最原始的战斗或逃跑回路，而它与皮层中进化程度最高的区域交织在一起。这种连接导致人们会对所有事物感到焦虑，从有人突然轻拍你的肩膀到存在危机，而这也支持了这样一种理论——所有焦虑本质上都是对死亡的恐惧（Tillich, 1974）。

焦虑和恐惧是身体在持续评估威胁的有意识表现，让我们准备采取行动。焦虑可以由无数有意识或无意识的线索触发，它有能力塑造我们的行为、想法和感受。在最具适应性的情况下，焦虑会鼓励我们从悬崖边缘退后一步，或者在密封信封之前检查我们是否在税表上签了名；在最不具适应性的情况下，焦虑使我们拒绝承担适当的风险或从事新的、可能有益的行为。

应激反应会导致一系列生理变化，这些变化旨在让身体为战斗或逃跑做好准备（Selye, 1979）。通过增加心血管和肌张力，并抑制消化、生长和免疫反应，能量被调动起来。在 HPA 轴以及整个自主神经系统中都会发生一系列生化变化，从而介导压力在生理和心理上的表现。糖皮质激素、肾上腺素和内源性阿片样物质水平的升高与压力和创伤造成的心理影响尤其相关，因为它们会影响我们的注意力、认知和记忆力。我们在一系列情况下都能体验到压力的影响。这些情况不只是消极的，也有积极的，从车祸到婚姻、体育赛事的关键时刻，以及公开演讲都包括在内。危险可能是真实的、想象的或间接经历的，比如观察他人处在危险情况之中。

随着大脑皮层的扩展和想象力出现，我们已经能够对永远不会经历的情况感到焦虑。我们现在会担心有怪物生活在床底下或者 10 亿年后太阳会膨胀导致地球焚毁。因为想象能力使我们能够构建自我，所以我们也会担心可能威胁自己心理生存和社会生存的潜在事物。心理治疗师常常治疗各种焦虑症，这些焦虑症都源于对社会性死亡的恐惧。害怕被他人拒绝会导致社会退缩，害怕在戏剧表演中忘记台词会导致怯场。在我们进化出意识和自我（ego）时，身体生存系统也被保留了下来，所以当威胁这些抽象建构物的事物被激活时，这些身体生存系统也会被触发。

例如，从在儿童期遭受过性虐待或情绪虐待，因而产生严重的体重问题，并因此来接受心理治疗的成年来访者身上，我们可以看到上述情况。他们原本在节食方面做得很好，直到他们开始在他人眼中变得有魅力。在他们的内隐记忆中，有魅力与童年的痛苦和羞耻经历有关。这些反应于是导致他们通过吃东西逃避自己的感受、让自己感到被养育，并增加体重以保护自己免受性侵犯。

有意识地经历的焦虑给我们提供了机会去面对和化解我们的恐惧。"重新爬上把你甩下来的那匹马"的民间智慧给我们提供了一条建议，它明确教导我们，不要用回避来控制焦虑。事实上，通过回避来减少焦虑会强化我们害怕的刺激物的力量。不幸的是，焦虑会与各种感觉、情绪和想法结合在一起，从而无意识地塑造我们的行为。回避与我们害怕的刺激物相关的想法和感受既反映了神经网络之间缺乏整合，也会使这种缺乏整合的状态持续存在。让问题变得更加复杂的是，左脑解释者会提供支持和强化回避的理由——"骑马是不人道的！""不然谁还需要飞机？""在家这么舒服为什么还要出去？"。直面自己的恐惧是所有形式的心理治疗的一个核心部分。

因此，我们祖先脑中的小小的皮层最初只是一个直截了当的以生存为核心的警报系统，但对我们来说却变成了一件麻烦事。这使得理解焦虑和恐惧的神经科学有助于许多临床疾病的概念化和治疗。在接下来的几页中，我们将探讨约瑟夫·勒杜（Joseph LeDoux）概述的两个恐惧回路、迈克尔·戴维斯（Michael Davis）提出的杏仁核在调节恐惧和焦虑中的作用，以及罗伯特·萨波尔斯基关于长期压力的负面影响的研究。

## 快速和慢速恐惧网络

> 恐惧是维持生存必不可少的一种情绪。
>
> ——汉娜·阿伦特（Hannah Arendt）

通过研究动物，勒杜（1994）证明了它们身上存在两个彼此独立但相互关联的调节恐惧的神经回路。在灵长类动物的进化过程中，这些更原始的系统被保留了下来，使我们能够将勒杜的许多研究结果应用于人类经验（Phelps, Delgado, Nearing, & LeDoux, 2004）。这两个系统（我们称之为快系统和慢系统）在我们应对危险的方式中扮演着不同的角色。向焦虑和恐惧的来访者描述这个模型可能有用，因为它能够帮助他们理解令他们不安的那些经历得以产生的内在神经生物学机制。

反射性的快系统通常立即行动，将信息直接从感觉器官（眼睛、耳朵、皮肤、鼻子、舌头）经丘脑发送到杏仁核。我说的"快"是真的很快——这些处理过程可以在十二分之一秒内发生。杏仁核会评估感觉输入，并将其转化为身体反应，后者通过其与自主神经系统的许多连接得以发生。丘脑可以帮助杏仁核进行这种快速评估，因为在历史上，我们在环境中遇到过很多潜在的危险事物，例如蜘蛛、高度和危险的捕食者，而丘脑保留了对这些事物的粗略表征（Brosch, Sander, & Scherer, 2007）。在这些快速评估和反应的过程中，杏仁核和皮层下结构发挥着执行作用。即使我们的皮层极大地发展了，它们仍然保留了这一作用，因为把皮层包括进来会增加处理时间，而这肯定曾导致了过高的生存成本。

在快系统做出反应时，这些信息会发送至慢系统，即海马体和皮层，以供进一步评估。该系统更慢，因为它包含更多的处理中心和更多的突触连接，并且需要非常缓慢的有意识处理。皮层回路会更仔细地检查这些信息，将其与记忆中的类似情况进行比较，然后决定下一步该怎么办。慢系统能够帮助处理恐惧，因为它能把信息置于时空语境中。人类的这个慢系统还有一个额外的任务，那就是理解快系统已经启动了的行为反应和内脏反应。通过这种方式，我们有意识的执行功能会发觉我们的原始执行官已经做出了的决定。当我们最初察觉到有什么事情让我们害怕时，我们发现自己已经害怕了；或者当所爱之人进入我们的视线时，我们已经欣喜若狂了。图 15.1 描绘了快速和慢速恐惧网络的神经回路。

这种快慢双重回路能够帮助我们理解，为什么我们经常不假思索就对事情做出反应，然后不得不回过头来道歉。在心理治疗中，我们经常尝试利用慢回路有意识的语言结构来修改或抑制快回路功能失调的反射和情绪评估。如果辅以放松技巧和对这个过程的有意识觉知和理解，那么暴露于可怕的刺激之下可以增强慢速皮层回路的调控性输入。这是通过建立新的神经连接实现的，而这些连接可以增强皮层抑制杏仁核的能力。

## 图 15.1　快速与慢速恐惧回路

信息抵达杏仁核的两条通路——

一条直接从丘脑抵达杏仁核，另一条则途经皮层和海马体。

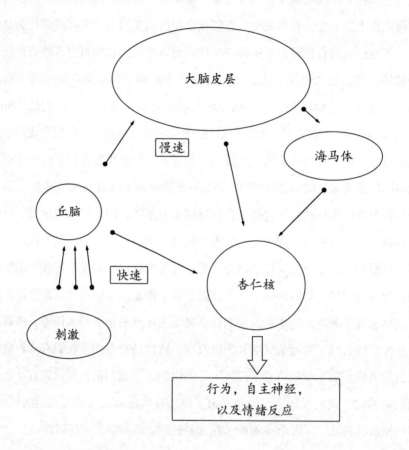

改编自 J.勒杜的文章《情绪、记忆和大脑》（Emotion, memory, and the brain）。

我有一个例子来说明这两个系统的运作。有一天我走进车库里去找一个工具。从余光里我看到脚附近有一个棕色的小物体。我居住的小区里有很多小动物，它们经常爬来爬去、挖洞或飞到我家里。想到这里，我立即往后一跳，心跳加速，眼睛瞪大。我紧张起来，准备行动。我后退了几步，朝那个东西看去。它更像是一块木头，而不是一只啮齿动物，于是我放松下来。几秒钟后，我的心率和唤醒水平恢复了正常；潜在的危险已经过去了。

我们可以从这两个系统的角度来分析这次体验。我的周边视觉看到了这个物体，而我的杏仁核将其笼统地评估为一个威胁。我的杏仁核激活了多种交感神经反应，包括惊吓、呼吸急促、输出肾上腺素和行为上躲避。在我的身体做出反应时，我反射性地看向那个物体，这将它置于我视网膜的中央凹，从而为我的海马体和皮层提供更详细的视觉信息。这让我的慢系统能够比我胆怯的杏仁核更准确地评估情况。我们这个物种所特有的对危险昆虫和小生物的恐惧能够解释，为什么我们对体重只有几十克的动物会产生如此强烈的反应。这个例子虽然微不足道，却能够引导我们把勒杜的理论更严肃地应用在人际关系上。

杏仁核是我们社会脑的核心。我们会评估从关系史中学到的东西，而这种评估由杏仁核来组织。在人际情景中，我们的杏仁核会根据过往经历反射性地、无意识地评估他人。在亲密关系中，这被称为依恋图式。每时每刻，我们快系统的反射性激活机制（由过去的学习所组织）都影响着我们当下经历的性质（Bar et al., 2006）。这是一种强大的机制，早期的社会学习会通过这种机制影响我们现在的经历。因此，当我们注意到他人时，我们的大脑已经对他们做出了决定。以对人肤色的歧视为例，肤色会触发我们用以评估他人的一系列假定（Olsson, Ebert, Banaji, & Phelps, 2005）。在另一个极端，一见钟情是一种积极的偏见，它由催产素所驱动的情绪记忆引发，而这些记忆被投射到了另一个人身上。

## 杏仁核在焦虑和恐惧中的作用

> 没有任何一种激情能像恐惧一样有效地剥夺头脑所有的行动和理性思维能力。

—— 埃德蒙·伯克（Edmund Burke）

虽然杏仁核是一个评估正面和负面刺激的器官，但它最原始、最基本的功能是将危险转化为战斗-逃跑反应。对杏仁核的中央核进行电刺激会导致我们产生恐惧体验，而杏仁核被破坏则会消除先前的恐惧反应并导致我们无法获得条件恐惧反应（conditioned fear response）（Carvey, 1998）。在进化过程中，为了处理日益复杂的认知、情绪和社会输入，它被保存、扩展并与其他脑区更广泛地连接了起来。它对记忆处理、情绪调节、依恋和复杂的社会互动都至关重要。

尽管从基因的角度我们被设定得害怕蛇和社会排斥等事物，但只要将任何想法、感受或感觉与有害或痛苦的刺激匹配起来，我们同样也能快速学会恐惧反应（Corcoran & Quirk, 2007）。这种一次尝试学习正是杏仁核的评价机制发挥作用的结果。杏仁核能够将任何刺激（甚至是正面的身体亲近、喜爱或赞美）与恐惧匹配起来。与海马体一样，杏仁核的外侧区域能够进行长时程增强，这个过程会强化神经元连接。请记住，人们认为，长时程增强的过程中，神经元的关联被强化，学习得以发生。

正如我们之前看到的，海马体和杏仁核组织相互作用但可分离的记忆系统。贝沙拉及其同事（Bechara and colleagues, 1995）报告称，双侧（左-右）杏仁核均受损的患者无法获得对感觉刺激的条件自主神经反应。然而，该患者能够有意识地记住条件作用情景（the conditioning situation），因为他的海马体仍然完好无损。另一名双侧海马体均受损的患者没有表现出对条件作用情景的有意识记忆，但的确习得了自主神经和行为的条件作用。换句话说，该患者体验到了恐惧反应，但没有学习它的记忆。报告作者得出结论，杏仁核对于把情绪条件作用与感觉信息结合起来是"不可或缺的"，而海马体则是有意识的回想和情景记忆所必需的（Bechara et al., 1995）。

从杏仁核伸向众多解剖目标部位的神经投射会导致焦虑、恐惧和惊恐在身体上以多种方式表达出来。从杏仁核向外侧下丘脑的投射会导致交感神经激活，从而导致心率和血压升高。杏仁核如果刺激三叉神经的面部运动神经，甚至会导致我们出现象征害怕的面部表情（Davis, 1992）。杏仁核对于解读他人害怕的面部表情也至关重要（Baird et al., 1999）。从图 15.2 中可以看出，杏仁核连接通畅使得恐惧反应成为一种强大的全身体验。

## 图 15.2 恐惧反应中杏仁核的一些目标部位

恐惧反应中杏仁核的众多目标解剖部位，以及它们在生理上和行为上的贡献。

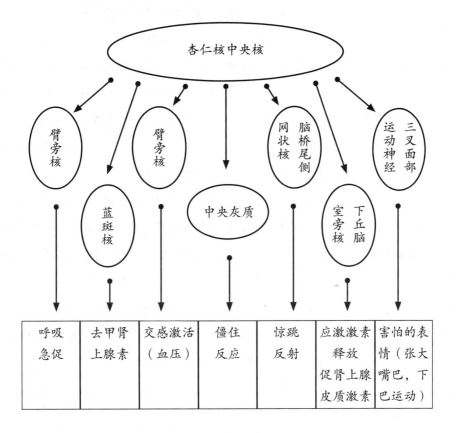

在没有明显外部危险的情况下，杏仁核如果触发了自主神经系统，就会导致惊恐发作。惊恐发作的受害者显示出杏仁核内神经活动增加（Reiman et al.,1989）。惊恐发作的体验非常强烈，导致患者经常因为确信自己肯定马上就要死于心脏病发作而跑去急诊室。在心理上，受害者报告说有一种厄运即将到来的感觉，仿佛现实解体了，并害怕自己疯掉。惊恐发作通常是由患者生活中的压力或其他冲突引发的，但患者很少将这些事件与惊恐发作联系起来。因为那些神经连接包含在隐藏的神经层中，而这些隐藏层在有意识觉知之下运转，所以受害者感觉惊恐感的出现很突然，这让他们感到困惑和不知所措，于是会缩小思维、感受和活动的范围。

因为杏仁核的工作是保护我们远离危险，所以它倾向于把一种可怕的刺激泛化为多种多样的内部和外部信号（Douglas & Pribram, 1966）。例如，广场恐惧症是一种对开阔空间的恐惧，它发展出来是因为惊恐发作的受害者将恐惧与多种多样的情景关联了起来。为了避免这些惊恐发作，患者限制自己的活动范围，最终达到不出大门的程度。同时，对于患有恐惧症的人来说，他们的杏仁核已经习惯于更快地做出反应，从而形成了焦虑和恐惧的恶性循环（Larson et al., 2006）。另一方面，我们这些杏仁核反应更慢、更不活跃的人会拥有更高的心理健康水平（van Reekum et al., 2007）。变老给我们赠送了一份礼物，那就是，随着年龄的增长，杏仁核似乎变得对恐惧不那么敏感（Mather et al., 2004）。

杏仁核的发育和连接对儿童的早期发展和心理治疗都有诸多影响。因为杏仁核早在出生前就开始运作，所以恐惧的体验可能是我们生命早期最强烈的情绪。如果没有后期发展出来的海马体-皮层网络的抑制性影响，早期的恐惧体验就是不受调控的、压倒性的全身体验。早期情绪学习的力量可能一部分来源于这些不受调控的负面情绪对我们早期的神经基础设施的强烈塑造。婴儿完全依赖照顾者来调节这些强大的负面身体状态和情绪。杏仁核和海马体介导的记忆系统能够彼此分离，这意味着，早期和后期的创伤记忆可以在没有有意识觉知或皮层控制的情况下被储存起来。然而，它们会以感觉、运动和情绪记忆等形式出现在闪回、噩梦和惊恐发作中。

另一个与杏仁核紧密相连的边缘结构是终纹床核（bed nucleus of the stria terminalis, BNST）。事实上，许多人认为终纹床核是所谓的"扩展的杏仁核"的一部分。像杏仁核的其余部分一样，它向上连接到前额叶皮层，向下连接到自主神经系统。与杏仁核的核心结构不同的是，终纹床核对前额叶皮层介导的抽象线索很敏感，并且能够长期激活（Lebow & Chen, 2016; Somerville et al., 2010; Walker, Miles, & Davis, 2009）。这两种能力可能表明它进化得比较晚，并且在预期焦虑中扮演着某些角色（Davis, 1998; Kalin, Shelton, Davidson, & Kelley, 2001）。有可能的是，杏仁核的核心部位专门处理恐惧，而终纹床核进化出来是为了处理因为我们变得更有想象未来结果的能力而出现的更复杂的焦虑触发因素。有趣的是，大鼠的终纹床核是一种响应母性责任而生长的结构。我们不得不怀疑，随着大脑变得专门从事照料，以及我们需要在孩子周围建立保护他们的脚手架，这些变化是否也推动了我们进化出预测潜在危险的能力。很多父母说，生孩子就意味着担心，不管孩子多大都会担心他们。这个说法想起来也很有意思。

## 蓝斑核与去甲肾上腺素

忧虑给小事蒙上大阴影。

——瑞典谚语

杏仁核和终纹床核的一个重要下行神经投射将它们与蓝斑核连接起来。蓝斑核是一个小结构，但其神经投射涵盖整个脑干、中脑和大脑皮层。事实上，在迄今为止我们发现的所有神经结构中，它与最多的大脑部位相连（Aston-Jones, Valentino, VanBockstaele, & Meyerson, 1994）。蓝斑核是大脑主要的去甲肾上腺素生产器。去甲肾上腺素驱动交感神经系统的活动和战斗-逃跑反应。去甲肾上腺素的一个作用是基于过去的恐惧反应促进与当前经历高度相关的神经元的放电，同时抑制与基线活动相关的活动。

这意味着，刺激蓝斑核会激活主司注意力和行动准备的回路，从而使我们准备好去应对危险。去甲肾上腺素的激活使我们扫视环境以发现危险并保持紧张的准备姿态。它还会增强我们对危险的记忆，从而为杏仁核记忆回路创建出一种类似截屏的东西（Livingston, 1967）。包含这些创伤记忆的通路会变得过度活化（hyperpotentiated），意思是它们更容易被不那么严重的后续应激源触发。这使我们在未来可以记起类似的危险。在海马体—皮层参与程度降低的期间（例如，中毒或即将入睡的状态），这些充满压力的创伤记忆可能会以侵入性图像和闪回的形式被解除抑制。用更通俗的语言来说，这意味着在安全时期，去甲肾上腺素的激增可能会导致与过去的创伤相关联的内容（焦虑、惊吓、视觉图像等）被带入觉知，从而遮盖当前经历。

对动物的蓝斑核进行电刺激会中断其正在进行的行为并触发定向反射（orienting reflex），就像我对那块小木头的反应一样。这在创伤后应激障碍患者身上可以看到，几十年后，在遇到与创伤相关的线索时，他们仍然会体验杏仁核激活和自主神经唤醒反应。灵长类动物的蓝斑核活动会导致其高度警惕，同时中断睡眠、理毛和进食。通过一系列连接，杏仁核的中央核会刺激蓝斑核，而蓝斑核又被认为是交感神经系统的一个主要控制区（Aston-Jones et al., 1994）。了解蓝斑核的生化过程和功能是了解焦虑症的重要一环（Svensson, 1987）。

## 应激与海马体

> 焦虑是一股细细的恐惧在脑海中流淌。如果受到鼓励，它会开出一条通道，而其他想法都会汇流至此。
>
> ——亚瑟·萨默斯·罗奇（Arthur Somers Roche）

人脑有能力承受短暂应激而不会受到长期损害。在最佳状态下，应激体验可以快速避免或解决。然而，人们经常因漫长的焦虑史前来接受心理治疗，焦虑史对他们的应对能力和大脑都造成了伤害。萨波尔斯基及其同事对大鼠和黑长尾猴进行了研究，证明持续的应激会导致海马体萎缩和各种各样的功能障碍（Sapolsky, 1990; Sapolsky, Uno, Rebert, & Finch, 1990）。他的研究特别重要，因为它可能有助于解释童年应激造成的一些长期负面影响。

长期应激和海马体萎缩之间的生理联系似乎是通过应激激素影响分解代谢介导的。皮质醇这样的糖皮质激素由肾上腺分泌，以促进复杂化合物的分解，从而为我们提供即时能量。第一个被发现的应激激素可以分解复杂的糖，因此得名糖皮质激素。后来人们发现，它们还会阻断蛋白质合成，从而抑制参与免疫功能的新的神经生长和蛋白质生成。总的来说，它们会为了眼前的生存牺牲长期的学习和生理健康。如果应激源是短暂存在的，这是有道理的。但是，当应激长期存在时，持续高的皮质醇水平会使我们面临患上身体疾病、学习功能障碍以及出现记忆缺陷的风险。表 15.1 列出了皮质醇的一些作用、它对大脑的影响，以及它与各种疾病的关系。

### 表 15.1　应激和海马体

---

**皮质醇的作用**

分解脂肪和蛋白质以获得即时能量

抑制发炎过程

抑制免疫系统内的蛋白质合成（白细胞、B 细胞、T 细胞和自然杀伤细胞等）

抑制支持神经健康、生长和学习的性激素

**长期高水平的皮质醇 / 糖皮质激素导致**

神经可塑性降低[1]

树突变性[2]

髓鞘再生缺陷[3]

细胞死亡[4]

抑制神经发生和神经生长[5]

**高水平的皮质醇关联着**

陈述性记忆和空间推理能力[1]受损[6]

**受损的海马体导致**

新学习方面的缺陷[7]

短期和长期记忆缺陷[8]

---

1　空间推理能力即在三维空间中思考和操作物体的能力。

**拥有更小的海马体的个体包括或患有**

早期创伤的成人受害者[9]

创伤后应激障碍[10]

颞叶癫痫[11]

精神分裂症[12]

库欣病（皮质醇增多症）[13]

在战斗-逃跑反应中，对即时生存的关注会取代所有的长期维护措施，这类似于在冬天烧家具以防止冻死。该系统旨在应对紧急情况下的短暂应激，而不是一次维持数周或数年。这些生理过程需要在危险过后尽快被逆转，从而让身体有机会恢复和修复。皮层信息加工和预期焦虑的复杂性与我们原始的应激系统极不相配。

长期的应激会抑制蛋白质的生产，从而转移所需能量以维持更高水平的新陈代谢。毫无疑问，蛋白质是免疫系统（白细胞、B 细胞、T 细胞、自然杀伤细胞等）的组成要素，抑制蛋白质合成也会抑制我们身体抵抗感染和疾病的能力。这是应激引发疾病的主要原因之一。由此造成的更高水平的新陈代谢会导致钠持续被泵入神经元，直到最终压垮细胞再次将其输送出去的能力。这会导致细胞膜被破坏，细胞最终死亡。我们已发现，这个过程对海马体的神经元特别有害，会导致各种记忆缺陷和抑郁症。人们也发现，海马体体积的减少与糖皮质激素暴露的累积有关（Sapolsky et al., 1990）。持续高水平的应激部分地解释了，为什么早期负面的养育和依恋经历会对身体健康、心理健康和学习产生终生性的影响。

富含糖皮质激素受体的海马体对肾上腺起负反馈作用，以抑制糖皮质激素的生产。如果海马体检测到过多的糖皮质激素，那么它会向肾上腺发送信息（通过下丘脑或垂体）以减缓糖皮质激素的生产（Sapolsky, Krey, & McEwen, 1984）。我们拥有的受体越多，减少皮质醇生产的反馈能力就越强。长期高水平的糖皮质激素会使海马体更容易遭受一些潜在的代谢损伤（Sapolsky, 1985; Woolley, Gould, & McEwen, 1990）。用高剂量的皮质醇来治疗自身免疫性疾病也可能导致海马体受损（Sapolsky, 1996）。目前，我们尚不清楚，海马体体积缩小是表明它遭受了永久性损伤，还是说新神经元的生长受到了可逆的抑制。不管是哪种情况，体积更小的海马体都意味着糖皮质激素受体更少，这反过来又意味着对肾上腺的负反馈更少。

早期创伤会损害海马体，从而降低我们调节和抑制情绪的能力。此外，短期记忆和现实检验的缺陷会使得把创伤经历整合到有意识觉知里这一过程变得更加困难。这意味着，在治疗遭受早期创伤的受害者时，我们可能需要花更长时间去建立关系和使用实用的减压技巧。海马体对缺氧也非常敏感，因此有心血管问题、头部外伤或癫痫病史的患者可能会出现海马体受损，容易经历缺氧期的登山者和潜水员也可能出现同样的问题（Lombroso & Sapolsky, 1998; Regard, Oelz, Brugger, & Landis, 1989）。我们在询问有认知症状和神经症状的来访者的病史时，应记住这些因素。

对于许多来访者来说，早期慢性应激对海马体造成的损害可能使治疗过程变得更加困难。例如，斯坦因、科维罗拉、汉娜、托兹阿和麦卡拉蒂（Stein, Koverola, Hanna, Torchia, and McClarty, 1997）发现，童年时受过虐待的成年女性的左侧海马体体积显著缩小。他们还发现，海马体缩小的量与分离症状的增加显著相关。这种关联表明，左侧海马体在语义记忆叙事中扮演着某些角色，也在将新信息灵活地融入现有记忆结构方面起到作用（Eichenbaum, 1992）。如果真是这样，早期虐待可能会损坏更新旧叙事和创造新叙事所需的神经结构。

除了胡须长度，大鼠和人类在许多方面都存在差异。人脑更大的体积及更强的处理能力使我们有可能担心更多的潜在危险，无论是真实的还是想象的。此外，人脑使我们能够创造出复杂的情况，例如拥堵的交通和负担过重的日程安排，从而产生越来越高水平的应激。诸如此类的应激源，往往会导致更高水平的皮质醇激活，并对大脑造成更严重的负面影响，尤其在人们感觉无法逃避它们时。尽管我们喜欢将童年视为无忧无虑的纯真时光，但许多孩子在持续的痛苦状态中长大。我们在依恋研究中清楚地看到了这一点，焦虑型依恋的成人无法回想起很多童年时光。父母的身体或精神疾病、社区暴力、贫穷和许多其他因素都可能导致皮质醇的慢性释放。童年的长期应激会对某些功能产生终生性影响，而这与海马体受损、免疫抑制和其他与应激相关的损伤有关。

## 学习不害怕

*勇气是不顾恐惧而行动。*

——霍华德·W. 亨特（Howard W. Hunter）

杏仁核在出生前就已发育成熟，而抑制它的系统则需要多年时间才能发展起来，这是我们的进化历程中出现的一个不幸的意外转折。这让我们很容易感受到压倒性的恐惧，并且几乎没有能力保护自己。另一方面，进化也为我们提供了照顾者，他们允许我们连接并利用他们发达的皮层，直到我们自己的皮层准备好。他们保护我们免受恐惧之影响和调节我们焦虑的方式会成为我们自己大脑发育的模板。因此，我们将亲近父母当作调节恐惧的关键方法，就像冷血动物通过运动和改变位置来调节体温一样。我们的依恋图式反映了我们与父母一起经历这个过程的方式是成功的还是失败的。我们已经从大鼠研究中看到，更多的母性关注会促进大脑更好地调节压力、学习、适应和生存。

当我们学习新信息和新技能时，海马体会不断重塑，而杏仁核的作用是记住每一个威胁并将它们带入未来。因为杏仁核能持续地塑型树突，所以我们无法彻底地忘记痛苦和创伤经历（Rainnie et al., 2004; Vyas, Bernal, & Chattarji, 2003; Vyas & Chattarji, 2004）。由于杏仁核具有强大的力量来保护我们免遭所有可能的危险，并且对此尽心尽力，这使我们更侧重于焦虑和恐惧。

克服害怕和恐惧并不一定需要我们忘记害怕；相反，恐惧的消退代表我们皮层和海马体的慢系统组织了新学习。换句话说，消退学习（extinction learning）表明新的神经关联形成，从而能够以某种方式防止存储在杏仁核的记忆触发交感神经系统（Milad & Quirk, 2002; Rau & Fanselow, 2007）。旧恐惧和恐惧症的重现表明我们希望早已消失的恐惧其实一直储存在我们的杏仁核中（Vansteenwegen et al., 2005）。

前额叶皮层调节杏仁核的能力是通过发展下行抑制性回路实现的（Akirav & Maroun, 2007; Ochsner et al., 2004）。这种皮层-杏仁核网络表现出相互影响的激活模式；更多的皮层激活会导致更少的杏仁核激活，反之亦然。这就是为什么，当我们害怕时，我们解决问题的能力会下降；这也是为什么，为某种情况做好充分的准备会减少我们的恐惧。当我们成功地使用认知技术来减少焦虑时，我们正在构建这种下行皮层网络（Schaefer et al., 2002）。

杏仁核的中央核是一个输出区域，它能投射到中脑和下丘脑，后面这两个部位负责产生恐惧反应的不同方面。OMPFC 与中央杏仁核的连接特别强，尤其是与被称为闰细胞（intercalated cells）的 γ-氨基丁酸能（抑制性）神经元（Freedman, Insel, & Smith, 2000; McDonald et al., 1999; Royer, Martina, & Paré, 1999）。现在人们认为，正是在从 OMPFC 到杏仁核中央核的下行网络中，消退学习被记住并发挥其抑制作用（Gottfried & Dolan, 2004; Quirk, 2004）。由于该神经回路中的学习与我们已知的一般性学习的神经生物学机制相吻合，所以 N-甲基-D-天冬氨酸受体、蛋白质合成、皮质醇和其他调节学习的因素可能都会参与到消退学习中（Elvander-Tottie et al., 2006; Santini et al., 2004）。

学习不害怕，就像安全型依恋一样，是 OMPFC 的一项重要成就（Morgan, Romanski, & LeDoux, 1993; Phelps et al., 2004）。对大鼠皮层的同源区域进行电刺激会抑制其杏仁核和减少条件恐惧（Milad, Vidal-Gonzalez, & Quirk, 2004; Pérez-Jaranay & Vives, 1991; Quirk, Likhtik, Pelletier, & Paré, 2003）。在人体身上，OMPFC 的大小与我们抑制恐惧反应的能力呈正相关（Milad, Quinn et al., 2005）。因此，情况似乎是，对杏仁核的皮层控制使我们能够中止对害怕的事情做出恐惧反应。如果我们指导受试者把惊讶的脸解释为负面的，那么受试的杏仁核会出现更多的激活，而如果我们告诉他们把惊讶的脸解释为正面的，他们则表现出更多的 OMPFC 激活（Kim et al., 2003）。这些研究支持了这样一个观点，即 OMPFC

依据具体的情境因素和动机因素来调节杏仁核的激活（Kim et al., 2005; Myers & Davis, 2007; Ochsner, Bunge, Gross, & Gabrieli, 2002; Phan et al., 2005）。换句话说，慢系统能够调节快系统。

这些自上而下的回路能够组织、调节和引导我们的注意力，从而影响我们的体验和强化目前的情绪状态（Bishop, 2007; Christakou, Robbins, & Everitt, 2004）。焦虑与对威胁线索施加的自上而下的控制减少有关，就像抑郁导致对负面刺激的控制减少一样（Bishop et al., 2004; Brewin & Smart, 2005）。换句话说，焦虑的人倾向于发现危险，而抑郁的人则倾向于发现环境中的消极方面。虽然对注意力有更强控制力的人仍然偏向发现威胁，但当他们意识到刺激时，会施加更多自上而下的控制（Derryberry & Reed, 2002）。再一次，慢系统调节了快系统。

研究已经表明，前额叶皮层和杏仁核之间的激活平衡能够根据相关性、情绪和动机来引导我们的视觉注意力（Gazzaley et al., 2007; Geday, Kupers, & Gjedde, 2007）。这可能是创伤后应激障碍（PTSD）患者失调的众多网络之一，导致感觉处理和记忆处理障碍（Gilboa et al., 2004; Rauch, Shin, & Phelps, 2006）。对于具有分离症状的 PTSD 患者，参与表征身体状态的神经网络中具有更强的激活，这表明前额叶皮层对这些网络缺乏足够的自上而下调节（Lanius et al., 2005）。正如人们所料，PTSD 症状的严重程度与杏仁核激活呈正相关，而与 OMPFC 的大小和激活呈负相关（Shin, Rauch, & Pitman, 2006; Williams et al., 2006）。

研究表明，那些对可怕面孔进行认知评估的受试者，同时表现出杏仁核激活减少和前额叶激活增加（Hariri et al., 2000, 2003）。同样的杏仁核-前额叶活动的转变也发生在安慰剂效应被激活时（Wager et al., 2004），以及看到负面情绪材料后的恢复阶段（Jackson et al., 2003）。与不这样做的人相比，能够设法控制恐惧的人右额叶区域往往激活更多（Johanson et al., 1998）。

消退学习缺陷可能是描述 PTSD 的另一种方法。患有 PTSD 的来访者表现出杏仁核抑制异常，这使他们容易遭受侵入和唤醒等典型症状的影响（Akirav & Maroun, 2007）。此外，OMPFC 内有一些亚区域，人们假定闰细胞存在于这些区域。研究也显示，PTSD 患者该区域面积更小（Rauch et al., 2003）。此外，PTSD

患者在消退训练期间，前额叶区域的厚度和活跃程度与其症状相关，这表明，他们的症状与基于皮层的消退学习缺陷之间存在着某种关联（Milad, Orr, Pitman, & Rauch, 2005; Phelps et al ., 2004）。

## 在压力下从恐惧和恐惧症中恢复过来

危险带来恐惧，而恐惧会带来更多的危险。

——理查德·巴克斯特（Richard Baxter）

雅各布斯和纳德尔（Jacobs and Nadel, 1985）提出，我们的大脑中存在两个学习和记忆系统参与恐惧和恐惧症。这两个系统预测了勒杜的快速和慢速恐惧回路模型。类别系统（taxon system）（快系统或杏仁核系统）负责学习技能和规则，并负责对刺激-反应的结合施加条件作用。该系统与语境无关，这意味着它不包含有关学习发生的时间或地点的信息。类别系统的学习高度泛化，而且主要是无意识的。这个系统组织和存储着我们早期对恐惧、安全和依恋的学习。类别系统体现在认知心理学家所说的内隐记忆和程序性记忆中。

情景系统（locale system）的核心是海马体和皮层，它负责认知地图、心理表征和情景记忆。情景记忆系统与海马体—皮层回路同步缓慢发展。因此，尽管大量的社会情感学习发生在人生最初几年，但没有来源归因或自传体叙事与这些记忆有关。例如，当陌生人接近时，母亲害怕的表情可能会导致她的孩子对世界产生一种总体的警惕性，但在以后的生活中遇到类似情况时，这个孩子却无法知道这种担忧的根源是什么。

在我们进入儿童期中期时，我们的神经网络已被早期学习的经验设定，而我们将其体验为既定事实。在没有创伤的情况下，成人的学习需要类别系统和情景系统的平衡整合，这会将记忆的感觉、运动和情绪方面与其语义成分和自传体成分联系起来。对于儿童和受过创伤的成人，类别系统可能会独立运作，从而导致各种记忆系统和有意识觉知系统之间产生适应性分离。

极端的压力会激活类别系统和抑制情景系统，进而改变大脑的生理环境。压力会削弱或降低情景系统的功能，从而导致我们退回更原始的类别系统（杏仁核）。这些变化导致先前已被成功抑制的恐惧或可怕经历重新浮现。这一理论当然与大量研究吻合，这些研究证明了压力对精神疾病和身体疾病的出现或恶化具有很大影响。从精神分析的角度来看，这个过程可以理解为退行到更原始的自我状态和防御机制。这个过程也与阿尔茨海默病或其他形式的脑损伤患者表现出的新生儿反射抑制解除相似。

尽管表面上恐惧症或恐惧消退了，但原始记忆仍然保留着，并且能够在压力下被重新激活。这能够在神经层面解答杏仁核如何牢牢抓住过去的恐惧不放，以及解释弗洛伊德的症状替代（symptom substitution）[1]概念，在该情形下，恐惧的一种根源可能被另一种替代。换句话说，一个新的触发因素会重新激活依然未被触及的底层神经回路。因此，雅各布斯和纳德尔（1985）建议，治疗恐惧和恐惧症的治疗师可能需要在症状看起来已经消除后持续进行治疗，并进行压力管理训练。如果能够降低整体压力水平，那么抑制原始恐惧记忆的可能性就会增加。

如果要对焦虑、恐惧和恐惧症成功进行心理治疗，那么必须整合快慢回路、类别系统和情景系统，以及抑制杏仁核的负面记忆。认知疗法就是利用慢速的情景系统来抑制和调节以不利于适应的方式形成的快速的类别系统。暴露、反应预防和放松训练能够增加海马体—皮层网络对杏仁核回路进行下行抑制的可能性。无论是否存在惊恐障碍或焦虑障碍，这个记忆模型都可应用于大多数临床情况。

## 淹没在厄运之海

> 没有比成为恐惧的囚徒更可怕的地狱了。
>
> ——本·约翰逊（Ben Johnson）

---

1  指在治疗后某个症状消失但新的症状出现，其根本原因是问题的真正根源没有得到解决。一个常见的例子是酗酒的人戒掉了酒瘾，但是又对垃圾食品上瘾，这很多时候是因为成瘾的根源没有得到成功处理。

在去了急诊室三次后，蒂娜的心脏病医生建议她去看心理治疗师。每一次去急诊室前，蒂娜似乎都毫无缘由地感到气喘吁吁、头晕目眩；她的心跳越来越快，直到它似乎要从胸口爆裂开来。蒂娜确信自己心脏病发作，所以会打电话给急救医疗人员。蒂娜报告说，在等待救护车时，她感觉自己像是被淹没在了"厄运之海"中。她想象着自己十几岁的孩子们在没有她的情况下成长，并生动地回忆起小时候母亲去世时的情景。这些感觉和画面，再加上对死亡的恐惧，让她更加害怕。她告诉我，等待救护车的时间似乎是"没有尽头的"。

实际上，蒂娜健康状况良好，她一再被告知她有惊恐发作的问题。经历了三次这样令人尴尬的事件后，她才最终被说服去寻求心理治疗。她来到我办公室时感到很挫败，非常害怕，好像她在这场以掌控一切为目标的终生斗争中失败了。在我们第一次治疗会面时，我了解到，蒂娜的童年非常艰难。她被父亲遗弃、长期经济困难、15岁时母亲去世。蒂娜在与姨妈一起生活时完成了高中学业，然后供自己读完了大学，并成了一名成功的房地产经纪人。她的婚姻只维持了四年。她与前夫生的两个孩子现在都十几岁了，由她自己一个人抚养。蒂娜认为自己是一个幸存者和努力工作的人，不允许自己依赖他人。惊恐发作动摇了她的自信心，让她害怕回到童年的混乱、痛苦和依赖。她曾希望自己的症状能够得到医学理论的解释，好让她避免重温过去。

心理治疗的第一步是教育蒂娜，让她明白她身体的恐惧反应是怎么一回事，以及她为什么会感觉那像是心脏病发作。她心跳加速、头晕、呼吸急促，她感觉危险降临了，这些都是因为杏仁核发出了多个信号以让她准备好去战斗或逃跑。有意识地调节杏仁核的警报回路是她的首要任务。我们讨论了抵御这些攻击的策略，例如放慢呼吸和采用一些放松技巧。在进行治疗时，我会让蒂娜使自己焦虑起来，然后帮助她冷静下来。这让她感觉自己掌握了如何调节杏仁核的激活。由于她了解体内正在发生什么并知道自己没有生命危险，所以这帮她减轻了一些恐惧。

治疗的第二阶段侧重于解决把她困在慢性压力状态中的那些长期存在的生活方式问题。我们分析了她的生活。她肩负了太多责任，这让她不堪重荷；她还缺乏休闲娱乐。对财务问题的担忧导致蒂娜超额安排自己的工作，直到她精疲力竭。我了解到，蒂娜经常在洛杉矶高速公路系统中穿梭，每年行驶 40 000 到 65 000 公里。她经常带人看房，还要从学校接孩子去参加各种活动。我们计算出，她每天与交通问题"斗争"的时间最长可达六个小时，这通常会使她赶不上日程安排。她开始了解到，惊恐发作是她的身体在向她发出信号，让她做出一些改变来减轻压力。事实证明，定期锻炼、缩小工作范围，以及为孩子的一部分出行计划做出替代安排是这些问题最有用的解决方案。

随着这些干预措施变得越来越常规，我们探讨了她的童年经历如何影响她的自我形象和生活方式。蒂娜害怕自己会像母亲一样死去，留孩子们孤零零地活在这个世界上。所以她竭尽全力为孩子们操办所有事，存下他们上大学需要的所有钱，而这期间她一直认为她不会在他们身边待太久。她的财务计划很详细，多年来几乎一丝不苟地贯彻执行。问题是，这份财务计划最初是在她和前夫有两份收入的情况下制订的，但现在她独自一人做这件事。她最终明白了，她对死亡的恐惧可能成为一个自我实现预言。蒂娜也终于意识到，她的心自从母亲去世就破碎了，可她从未允许自己哀悼母亲的离世，因为她觉得这是自己无法承受的奢侈。敞开心扉表达这些失去的感受是她的治疗的开始。

## 本章小结

恐惧大脑有两个相互关联的系统，负责恐惧处理的不同方面。以杏仁核为核心的快速或类别系统做出快速的、反射性的、无意识的决定，以便为眼前的生存做准备。该系统先发展出来并组织与依恋和情感调节相关的学习。它包含早期生活中和后来的创伤记忆里典型的感觉、运动和情感记忆。基于海马体—皮层网络的慢速或情景系统将正在处理的内容置于语境中并使之变成有意识的。慢系统的工作任务是调节杏仁核的活动，其方式是对潜在的危险情况进行更复杂的评估来调节杏仁核的输出。该系统将经验置于时空情境中加以处理，并通过皮层连接来辅助有意识觉知。

同时涵盖上-下和左-右回路的这两个系统在长期的压力或创伤中可能会分离。在心理治疗中，我们试图激活快速和慢速回路、类别系统和情景系统，以及内隐记忆和外显记忆，从而让它们相互交流和彼此教育。当情绪分类网络受到抑制，我们会使用一些技术来触发它们，以便它们可以被激活并与慢速区域回路进行整合。而当这些网络失控时，我们则会动员区域回路来将它们置于时空情境中，并让皮层过程的下行抑制性能力驯服它们。我们的总体目标是激活和整合这两个系统。

# 第十六章　早期创伤性应激：自我及他人的分裂

我们的大脑被设计得有意模糊自我与他人之间的界限。这种古老的神经回路是从老鼠到大象的多种哺乳动物的标志性特点。

——弗朗茨·德瓦尔（Franz de Waal）

我们研究童年早期应激与成人精神疾病之间的关联已经一个世纪了，现在可能终于发现了一个内在的作用机制。现在大多数科学家都认为，通过被称为表观遗传的过程（Hoffman & Spengler, 2014），我们遗传密码的特定部分被转录，从而将早期经验转化为大脑的神经生物结构和生化结构。正是通过表观遗传过程，经验如是塑造了我们的大脑——它要么增强、要么减弱我们在面对后续应激时的复原能力和适应能力。不仅是早期剥夺、贫困、家庭功能失调、身体虐待和性虐待会影响我们神经系统的基础设施以及我们生存和茁壮成长的能力，事实上，所有早期经历都会对此产生影响（Engle & Black, 2008; Felitti et al., 1998）。

PTSD 历来被认为是功能正常的成人经历了一件创伤事件的结果。该过程是这样的：身体或情绪的威胁触发了战斗-逃跑反应，威胁得到了处理，战斗-逃跑反应平息下来，大脑和身体恢复到保存和维持能量的状态。另一方面，儿童没有能力自主应对威胁。他们有限的机动能力、力量和经验使战斗或逃跑不可能发生。孩子们需要紧紧跟随他们的照顾者，而后者应该为他们提供这种生存功能。对于人类，照顾和对他人的攻击共同进化了出来，这样我们才能更好地保护那些依附于我们的人。

很多时候，孩子要么得不到足够的保护，要么因照顾者遭受创伤。这会导致一系列神经解剖过程和神经化学过程，类似于遭受了创伤的成人所经历的过程。然而，缺乏足够的应对策略和自我安慰能力会损害大脑、心智和依恋策略的发展、组织和整合（Perry et al., 1995）。如果创伤发生在自我感稳定下来之前，那么对创伤的适应会扭曲甚至阻止连贯自我感的发展。

被忽视和遭受过创伤的儿童所表现出的焦虑不安可能会被误诊为注意缺陷多动障碍，而婴儿的麻木反应可能会被误解为他们不能察觉自己的感受。直到最近，婴儿的手术还经常在不加麻醉的情况下进行——他们不会抗议或表达震惊，而这被误解为他们对疼痛不敏感（Marshall, Stratton, Moore, & Boxerman, 1980; Zeltzer, Anderson, & Schecter, 1990）。20世纪90年代的调查研究表明，只有不到25%的医生在对新生儿进行包皮环切术时会进行麻醉（Hoyle et al., 1983; Wellington & Rieder, 1993）。这些做法似乎是新生儿的神经系统非常不成熟，因而无法体验疼痛这一信念的延续。我们对新生儿和儿童也有可能有创伤性反应这一点的忽视，可能导致无意间给他们造成创伤。

严重忽视可能是所有形式的早期应激中最具破坏性的。作为具有适应性的器官，我们的大脑依赖刺激来生长。当孩子受到了身体虐待时，大脑被迫对其进行适应，而这会刺激神经生长和连接。但是，如果孩子遭受了极度的忽视，那么由此产生的神经萎缩会从皮层向下扩散到纹状体、尾状核和小脑（Bauer et al., 2009; Hanson et al., 2013a, 2013b; Takiguchi et al., 2015）。遭受过严重忽视的受害者都在感觉、认知和社会功能等方面都表现出持续缺陷（Kaler & Freeman, 1994; Pollak et al., 2010）。

尽管我们倾向于去考虑特定诊断类别的特定症候群，但早期创伤会导致一系列极度多样化的症状和一系列重叠的、偏离正常发展轨道的神经生物改变和行为改变。这些改变会影响孩子们如何体验和应对他们的世界——在学校如何表现、如何与父母互动，以及选择与谁成为朋友。有些早期应激会影响特定结构，如杏仁核和海马体，而另一些则会影响整个大脑的发育。例如，早期应激会导致左脑听觉处理的组织减少和视觉皮层灰质减少，这表明，连我们的感觉系统都受到了负面情绪经验的影响——这也许是为了保护我们免受压倒性应激的伤害（Choi et al., 2009; Shimada et al., 2015; Tomoda et al., 2009; Tomoda, Polcari, Anderson, & Teicher, et al., 2012）。

边缘型人格障碍（BPD）症状与童年虐待之间的关联早已得到了认可（Sansone, Sansone, & Gaither, 2004; Wingenfeld et al., 2011）。与其他精神疾病患者相比，患有 BPD 的成人倾向于报告更高程度的童年创伤和更低程度的父母照顾（Machizawa-Summers, 2007）。人们发现，澳大利亚的 BPD 门诊患者中，在儿童时期遭受过身体和情绪虐待的人所占比例很高（Watson, Chilton, Fairchild, & Whewell, 2006）。人们对土耳其的大学生进行了大量采样研究，发现 BPD 与童年创伤之间存在显著的相关性（Sar et al., 2006）。BPD 的特点是自我经验和维持社会联结的能力受到各种各样的干扰。

这些人的经历和症状强烈表明，他们早期的依恋经历是高度创伤性的，甚至危及生命（Fonagy, Target, & Gergely, 2000）。与这些经历一致的是，在他们眼里，世界更加邪恶，他们自己也不如其他人那么幸运（Giesen-Bloo & Arntz, 2005）。人际背叛造成的创伤似乎在他们脑海中尤为显著（Kaehler & Freyd, 2009, 2011）。我们尚不清楚，这些看法是源于负面经历、遗传偏向，还是二者的结合（Judd, 2005）。有趣的是，我曾治疗过的所有表现出了边缘型人格障碍症状的来访者，他们的兄弟姐妹都有没有表现出相同的症状，即使他们有共同的父母和家庭环境也是如此。

依恋创伤可能源自身体虐待、性虐待、忽视或亲子之间的严重不调谐。在这些来访者及其父母身上，情感障碍的发生率也高于平均水平，而这可能是导致情绪调节困难的一个因素。无论是什么原因，孩子都无法利用他人来发展出安全型依恋或调节压倒性的焦虑和恐惧。其结果是，真实的或想象的遗弃都会引发一种恐惧状态，这种状态类似于儿童与母亲分离时的体验。

对于不同的诊断类别和早期应激的不同受害群体，早期应激所造成的神经生物学影响存着结构上的相似性。表 16.1 是一份目前的研究结果的样本，这些结果将早期应激神经发育异常及其后果关联了起来。

基于这些重叠的结果，我们将重点关注患有复杂型创伤后应激障碍（complex posttraumatic stress disorder, 后简称为 C-PTSD）、反应性依恋障碍（reactive attachment disorder, 后简称为 RAD）和 BPD 的个人，以及其他经历过早期虐待和忽视的人。这三个诊断组中的个体都经历了依恋创伤、忽视、过度体罚、家暴或虐待的某种组合。这些诊断类别的一个标志是情绪失调、难以建立和维持关系，以及分裂的自我感。这些三合一的缺陷似乎扎根在情感调节、依恋和自我经验等的早期发展中，以及这三者协同作用而形成的神经架构中。

### 表 16.1　各种形式的早期创伤对神经发展的影响

| 神经生物学发现 | 应激源 | 发育缺陷或其所在领域 |
| --- | --- | --- |
| 海马体灰质体积缩小 [1] | RAD、BPD、PTSD<br>虐待<br>贫困<br>早产 | 记忆<br>学习能力<br>现实检验<br>情绪调节 |
| 视觉皮层的灰质体积缩小 [2] | RAD<br>身体虐待<br>家庭暴力 | 视觉敏锐度和细节<br>社会信息加工 |
| 额叶灰质体积缩小 [3] | RAD、BPD<br>体罚<br>虐待<br>早产 | 执行功能<br>情感调节<br>问题解决<br>学习能力 |

续　表

| | | |
|---|---|---|
| 灰质引发杏仁核体积异常[④] | RAD、BPD<br>忽视<br>被福利院收养 | 情感调节<br>糟糕的趋近 / 回避选择<br>恐惧激活增强或减弱 |
| 皮层灰质减少[⑤] | 贫困<br>身体虐待<br>虐待<br>忽视<br>被福利院收养 | 学业<br>问题解决<br>判断力 |
| 白质异常[⑥] | 虐待<br>忽视<br>早产 | 神经网络的整合<br>学业 |
| 扣带回皮层灰质体积缩小[⑦] | BPD<br>体罚 | 形成情感纽带和依恋<br>情感调节<br>感觉加工 |
| 皮质醇失调[⑧] | BPD、PTSD、RAD<br>家庭不稳定<br>被收养 | 学习免疫活动<br>神经解剖结构的生长 + 整合 |

RAD：反应性依恋障碍；BPD：边缘型人格障碍；PTSD：创伤后应激障碍。

# 复杂型 PTSD

> 人生最大的满足，就是能够把大部分的自己奉献给他人。
>
> ——德日进（Pierre Teilhard de Chardin）

之所以发生 C-PTSD 或发展性创伤障碍（developmental trauma disorder），是因为情绪虐待、身体虐待、忽视和缺乏养育关爱的某种组合造成了早期或长期不可避免的压力。虽然它尚未出现在我们的诊断手册中，但它是一组具有临床效用的症状群。之所以把它与典型的 PTSD 区分开来，是因为它发病较早、在所有发展领域都会产生广泛影响，并且在患者的一生中持久存在（Herman, 1992; Navalta et al., 2004）。C-PTSD 与以下事物密切相关：一系列神经异常、持久的人格特征，以及某些减少积极适应并让受害者更容易在未来遭受创伤的应对策略（Green, 1981; Gurvits et al., 2000）。换句话说，没有杀死我们的东西会使我们变得更脆弱。

尽管极端或慢性压力在生命中任何时候都会损害大脑和身体，但它对年幼的孩子尤其有害。研究一致表明，受忽视和 / 或创伤的程度越严重、时间越长、发生越早，其负面后果就越强。我们还了解到，应激源的影响力不能从成人的视角来判断，而必须根据孩子的发展阶段和性格来考虑。例如，在孩子 3 岁时，父母离开两周对一些孩子来说是毁灭性的，但对其他孩子可能只不过是情感雷达上短暂出现的一个光点。这样的差别与各种遗传、表观遗传和情境变量有关。尽管家暴、离婚或体罚会在不同的孩子身上产生不同的影响，但我们不可小觑它们，因为它们有可能成为潜在的改变人生的应激源。

患 C-PTSD 儿童的个性在创伤的阴影下发展，他们似乎从未实现从杏仁核到皮层执行功能的发育跳跃。患儿的生活以生存为核心，以杏仁核为中心，与群体心智的共识性现实联结较少。从本质上讲，他们总是更容易被现代人脑的一个更原始版本接管，而他们的任务却是和与自己大脑组织方式不同的其他人一起生活。于是乎，对他们来说日常生活充满了压力和威胁，难以驾驭。

不要简单地在新来访者报告表中勾选"所有发展里程碑均已按时达到"。我们应该了解他们成长的社会情感环境，例如是否他们的母亲患产后抑郁症、祖母因暴力死亡[1]、父亲失业。如果错过了这些对心理发展至关重要的因素，就可能导致治疗中持续多年的困惑。在安全型依恋的情况下，孩子能将父母当作避风港，避免交感神经系统因压力而激活。这就是为什么早期关系的质量在早期应激反应中是强大的调节因素。

分离允许遭受过创伤的个体通过一些生理和心理过程来逃离创伤。现实解体和人格解体等反应使受害者能够避免直面自己情况的现实，或者作为一个超然和

---

1　美国疾病控制与预防中心的国家暴力死亡报告系统给出的定义是，蓄意使用暴力针对自己、他人、团体和社区而导致的死亡，不管是将暴力当作一种威胁还是实际动用暴力手段。

安全的观察者从想象的距离来观看它。与饮食和赌博相关的强迫性防御以及躯体化障碍（情绪转化为身体症状）都反映了受害者对早期剥夺和创伤进行了复杂适应。虽然这些策略使我们能够在儿童期存活下来，但它们日后可能会损害我们适应非创伤性世界的能力。

## 反应性依恋障碍

孤独与生俱来。

——惠特尼·休斯敦（Whitney Houston）

20 世纪 80 年代，罗马尼亚的政治经济状况导致数以万计的孤儿与残疾人及精神病人一起被关在仓库里。他们所获得的关注、监督或医疗护理少得可怜，同时还要忍受忽视、身体和性虐待，并被迫服用镇静药，以便控制管理者他们的行为（Wilson, 2003; Zeanah et al., 2004）。这些情况被曝光后，来自世界各地的家庭收养了很多这些孤儿。

与同龄儿童的平均水平相比，这些罗马尼亚孤儿通常体格更小，在专注力、注意力和依恋等方面均有困难，并且出现通常与精神疾病、孤独症和创伤后应激障碍相关的症状。因为他们语言能力差、记忆力不足，并表现出了自我刺激行为，人们有时用福利机构性孤独症（institutional autism）一词来描述他们（Federici, 1998; Minnis et al., 2013）。这些早期经历也明显影响了这些孤儿组织情绪调节和依恋的皮层-杏仁核回路的发展。他们经历的行为、情绪和认知后效成了推动人们来诊断 RAD 的最初动力（Kay & Green, 2012）。

RAD 的一个显著特征是患者与其他人相处的方式。一些孩子不能发起或回应社会互动，而另一些孩子则随便接近陌生人——这种行为也出现在一些在寄养家庭里长大的孩子身上（Pears, Bruce, Fisher, & Kim, 2009）。哈里·哈洛创建了 RAD 的一个早期动物模型。他饲养了一些年幼的恒河猴，使其在成长过程中被孤立。六个月后，当他第一次把这些猴子与一群猴子放在一起时，这些猴子被吓坏了，蜷缩成胎儿的姿势，待在角落里，或想尽办法远离周围的猴子。由于这些被隔离的猴子没有发育出皮层-杏仁核回路，所以对它们来说，其他猴子很可能是难以理解的可怕生物，因此急于躲避其他猴子。

杏仁核是一个评估器官，它辨别什么是好，什么是坏，我们应该趋近或回避什么，而这个角色使杏仁核成为社会脑的关键结构。众所周知，杏仁核是灵长类动物的"社交制动器"，可以防止它们接近可能攻击自己的陌生个体或地位更高的熟识个体。当杏仁核受到损害时，灵长类动物会无选择性地靠近其他个体，不仅靠近行为不当的他者，还会靠近蛇等天敌（Amaral, 2002）。早期应激和剥夺会强有力地影响杏仁核的发育和连接，以及它所服务的基本生存技能（Chisholm, 1998; Lyons-Ruth et al., 2009）。

对生活在福利机构的儿童的研究显示出，他们的杏仁核对母亲和陌生人的区别对待减少了（还表现出无选择性的友好），这让我们确信，在灵长类动物的进化过程中，杏仁核的社会角色保存了下来（Olsavsky et al., 2013）。其他研究表明，与其他情况相当但未接触过严重早期应激源的儿童相比，福利机构中的儿童的杏仁核体积不同（Hanson et al., 2015; Mehta et al., 2009; Tottenham et al., 2010, 2011）。鉴于进化过程塑造了依恋行为，使我们能够通过安全的趋近 / 回避选择来优化生存，这些孩子无选择性地接近陌生人是一个明确的信号，表明他们的杏仁核出了严重问题。

人们对这些罗马尼亚孤儿进行了后续研究，令人振奋的消息是，被安置在健康和能滋养他们的家庭中的许多孤儿都在很大程度上"赶上"了正常水平。这种追赶证明了可塑性的力量、收养家庭的慷慨，以及他们具有求生和茁壮成长的本能（Rutter et al., 1997, 2007）。然而，我们必须记住，早期的情绪忽视与后来的疾病相关，并且在以后的生活中，这些孩子仍然可能因身体和心理困境而变得脆弱（Fantuzzo et al., 2005; Felitti et al., 1998; McLaughlin et al., 2015; Sánchez et al., 2005; Wilson et al., 2012）。

# 边缘型人格障碍

*我们亲密地在一起，但也正在死于孤独。*

——阿尔伯特·施魏策尔（Albert Schweitzer）

尽管关于边缘型人格障碍的病因有多种理论，但它最有可能源于早期情绪调节缺陷与有问题的依恋关系的某种组合。这一观点得到了如下事实的支持：这些患者身上频繁发生早期虐待、创伤，并表现出分离症状。这些患者报告的病史和症状表明，在他们的体验中，早期依恋是创伤性的、威胁性的，甚至可能危及生命。被诊断患有此障碍的来访者具有以下特点：

1. 对真实或想象中的遗弃非常敏感

2. 具有自我认同障碍

3. 关系紧张而不稳定

4. 交替理想化和贬低自己和他人

5. 具有强迫的、冒险的、自毁的行为

边缘型人格障碍的受害者为我们提供了一个窗口，我们能够从中了解在婴儿期经历的情绪失调有多么激烈而混乱。杏仁核的高唤醒水平因额叶和海马体回路发育不足且活动减退而进一步恶化，使得受害者被不可预测和压倒性的情绪弄得反复无常。由此产生的慢性焦虑会导致他们建立问题性的混乱关系，而这些关系不仅会增加他们的压力，还会导致一系列无休止的遗弃。

在患者的体验中，他们时刻被来自四面八方的批评、羞辱和遗弃轰炸。哪怕面对一丝批评或拒绝，他们都会在情绪上被压垮，然后突然攻击他人或伤害自己。朋友和家人成为他们暴怒的对象，并被指责像虐待狂一样给他们造成痛苦。他们突变的情绪和不可预测的行为则让朋友和家人感到不知所措。

与那些被 C-PTSD 和 RAD 困扰的人一样，我们之所以在边缘型人格障碍患者的生活中看到这些现象，似乎是因为他们的社会脑与其他神经系统的发育和整合被破坏了，而这些系统控制着我们的情绪调节、执行功能、人际经验和连贯的自我感。很有可能的是，这些神经发育异常是先天基因变异与生活经历相互作用的结果（Distel et al., 2011）。也有证据表明，早在儿童期时，这些个体的大脑成熟模式就已经被改变了（Houston, Ceballos, Hesselbrock, & Bauer, 2005）。

　　传统的神经心理学测试表明，这些人的执行功能、注意力、记忆力和各种认知过程均存在缺陷，类似于额叶和颞叶遭受损伤的内科患者（Coolidge, Segal, Stewart, & Eliot, 2000; Dinn et al., 2004; Paris et al., 1999; Posner et al., 2002; Swirsky-Sacchetti et al., 1993; van Reekum et al., 1993）。扫描研究进一步显示出，这些患者几个脑区的尺寸、激活模式和神经化学物质水平均存在异常（Cowdry, Pickar, & Davies, 1985; Johnson et al., 2003; Lange et al., 2005）。他们的海马体、杏仁核、左眼眶内侧和右前扣带回皮层中的灰质减少了，而且多个其他神经解剖结构也存在异常（Bremner et al., 2000; Chanen et al., 2008; Johnson et al., 2003; Takahashi et al., 2009）。

　　正如我们所预料的那样，研究人员发现，他们的大脑与其他人的不同之处位于那些参与情感调节以及自我和他人经验的网络中（Bazanis et al., 2002; Johnson et al., 2003）。这些发现可能反映出我们执行网络的发展依赖经验，以及早期应激对破坏其最佳发展具有强大影响力。另一种假设是，发展出边缘症状的个体可能存在一种总体的偏向，而这导致了神经发育异常，从而使他们不可能进行正常的情感调节和依恋。

　　在休息时，具有边缘症状个体的大脑前额叶、扣带回和海马体区都表现出更低的代谢活动（Díaz-Marsá et al., 2011; Juengling et al., 2003; Soloff et al., 2003）。有趣的是，在这些患者的额叶中也发现了更高水平的神经毒素（Tebartz van Elst et al., 2001）。尽管这些人在心率、皮肤电导和疼痛敏感性等方面的唤醒水平不足（Bohus et al., 2000; de la Fuente et al., 1997; Goyer et al., 1994; Herpertz, Kunert, Schwenger, & Sass, 1999），但是，当向他们呈现会引发负面情绪的情境的幻灯片时，他们的杏仁核、前额叶皮层、颞叶、枕叶以及梭状回表现出更高程度的激活

（Herpertz et al., 2001; Johnson et al., 2003; Juengling et al., 2003）。

特别值得一提的是这些患者在视觉处理和视觉记忆方面的缺陷，这也许能够解释为什么边缘型人格障碍和躯体变形障碍（body dysmorphic disorder）共病程度很高（Beblo et al., 2006; Harris, Dinn, & Marcinkiewicz, 2002; Semiz et al., 2008）。在评估情绪表情时，有边缘症状的来访者表现出右枕叶新陈代谢降低（Merkl et al., 2010）。这可能与他们倾向于误解或夸大中性和消极的表情，并且更有可能看到他人脸上的厌恶和惊讶，而对恐惧辨认不足有关（Unoka, Fogd, Füzy, & Csukly, 2011）。当一个人面对负面刺激时，杏仁核的激活及其与初级视觉区域的连接可能会消极地扭曲他们对面孔的感知，并激活更高水平的焦虑和恐惧（Koenigsberg et al., 2009）。

边缘型人格障碍和创伤后应激障碍患者在回应面部表情时左侧杏仁核激活更强烈，从而导致他们将中性表情体验成消极或有威胁性的（Donegan et al., 2003; Umiltà et al., 2013）。因此，他们存在对中性信息进行负面扭曲和个人化的倾向，而这可能驱动他们产生对抗情绪、多疑和攻击性（King-Casas et al., 2008; Minzenberg, Poole, & Vinogradov, 2006）。他们对明显的和无意识的负面社会线索特别警惕和敏感（Sieswerda, Arntz, Mertens, & Vertommen, 2006），并且会因不愉快的话语表现出更强的惊吓反应（Hazlett et al., 2007），从而使得合作和解决社交问题变得非常困难（Dixon-Gordon, Chapman, Lovasz, & Walters, 2011; Maurex et al., 2010）。

边缘型人格障碍患者对任何压力（尤其是拒绝）都非常敏感，无论是他们自己经受的压力还是他们看到的发生在他人身上的压力或社会排斥（Buchheim et al., 2008; Minzenberg et al., 2008; Ruocco et al., 2010）。我们还发现，具有边缘型人格障碍特征的个体成年后在遭遇家暴的情况下更容易患上创伤后应激障碍（Kuijpers et al, 2011）。被遗弃的记忆与双侧 DLPFC 激活增加、右前扣带回皮层激活减少有关，这表明他们倾向于远离自我觉知和共情，更有可能通过采取行动来应对压力（Schmahl et al., 2003）。有这些症状的人会不遗余力地惩罚那些他们认为对自己不公的人，并且特别有可能致力于动物救援等事业，因为在那里他们可以与不公正斗争。

杏仁核的激活是情绪记忆和创伤记忆的核心，它抑制了可以将这些情绪记忆置于情境中并使其减弱的神经网络（额叶-海马体）（Cahill & McGaugh, 1998; McGaugh, 1990）。在治疗中，对情绪的阐释能够引发灾难性反应，就像分离和遗弃一样。与我们相处的个体患有边缘型人格障碍的最显著迹象是我们感觉受到了攻击、无力和处在情绪危险之中。这可能正是他们的感受，而他们非常擅长在他人身上创造这种感受。这些反应以及我们对它们的反应可能是一个最佳窗口，从中我们能够了解患者童年早期混乱的情绪世界。

尽管他们容易受到他人痛苦的影响，但在执行共情任务期间，他们在共情的情绪和认知方面都表现出缺陷，并且右脑岛和左颞上沟的功能出现异常（Dziobek et al., 2011）。共情需要个体有能力搁置自己的视角和安排。这项任务需要情绪调节和执行功能，而这些患者觉得这非常困难。与抑郁症患者一样，患边缘型人格障碍来访者似乎在将心智状态从自我转移到他人方面存在缺陷，这可能是他们无法将与他人高度的情绪调谐转化为对他人的共情的原因（Schnell et al., 2007）。

这些患者的大脑对危险保持着高度警惕，会错判和扭曲传入的信息，同时减少抑制、现实检验和情绪控制。当有边缘症状的来访者体验到负面情绪时，他们会感到不知所措，且无法通过有意识的皮层信息加工来检测自己的反应是否合适或能解决面临的问题。他们不能客观地看待问题、记住快乐的感觉，或者相信自己有可能再次感到愉悦。压倒性的恐惧和无法客观地看待问题协同作用，让他们感觉自己的生命处于危险之中。许多早期应激、创伤和忽视的受害者都容易受到压倒性情绪的影响。

## 自我分裂

与自己交朋友很重要，因为如果不这样做，你将无法与世界上任何人成为朋友。

——埃莉诺·罗斯福

我们主观的自我感取决于身体、心理和社会过程的结合，它们使我们随时间流逝获得的体验变得连续且相互衔接。一系列有意识和无意识的过程协同作用编织出了我们的自我感。我们的呼吸和心跳创造了背景节奏，而内脏器官则将我们与身体绑定了起来。关系提醒我们自己具有怎样的社会身份，我们的个人叙事和文化叙事则提供了行动蓝图，也在群体史中为我们提供了一个角色。

自我保存的本能和保护自己免受身体和社会伤害的强烈欲望可能也帮助我们建构自我感。自我照顾和自我保存的行为让我们体会到，我们有一个自我需要被保护。自我保存的普遍性能够帮助我们理解自伤和自杀的力量多么强大。我们的生物设定和社会设定的某些基础因素肯定被破坏了，自伤才会发生。

反复自伤的成人几乎总是有一个被照顾者虐待、忽视、残酷戏弄和羞辱的童年（Mazza & Reynolds, 1998; Pfeffer et al., 1997; Zoroglu et al., 2003）。自杀企图，尤其是那些患有 BPD 的人的自杀企图，几乎总是与羞耻、遗弃和丧失有关（Brodsky et al., 2006）。医疗保健专业人士、家人和朋友的迅速关注似乎也会强化反复的自伤和自杀企图（Schwartz, 1979）。因此，我们可以合乎逻辑地认为，被遗弃和被排斥的痛苦有能力压倒我们保护自己身体的原始本能。

内啡肽是天然产生的吗啡样物质，它（与催产素和血清素一起）为我们提供与安全型依恋相关的幸福感。遗弃和自伤之间有可能也存在某种重要关联，而这种关联也由内啡肽介导。在受伤或长时间体力消耗的情况下，身体会释放内啡肽来镇痛，使我们能够继续战斗或逃跑（Villalba & Harrington, 2003）。因恐惧而释放的内啡肽也有助于我们抑制焦虑并增强应对压力的能力（Fanselow, 1986; Kirmayer & Carroll, 1987）。我们已发现，自伤（非自杀性）患者身上同时存在有问题的依恋史和更低的内啡肽水平（New & Stanley, 2010; Prossin et al., 2010; Stanley et al., 2010）。这意味着人们可用的内啡肽水平可能与早期经历的质量和性质有关。

这些内啡肽的镇痛作用也许能够解释，为什么自伤后焦虑会减轻，人会感到平静。这可能是一种激活内啡肽、获得与安全型依恋有关的生理感受的方法。这一理论得到了以下事实的支持：当患者服用一种阻断内啡肽作用的药物时，自伤行为会减少或完全停止（Pitman et al., 1990; van der Kolk, 1988）。因此，被遗弃触发的自伤和自杀愿望可能会被安全型依恋的生化过程强化。

反复的自伤和自杀举动是边缘型人格障碍的常见症状。对这些人来说，一个基本的情绪现实是，他们有一种身体层面的自我厌恶感，并感到自己有缺陷、不值得被爱。就算他们颇有成就，勤勉认真，并且是一个全面发展的好公民，他们仍会坚信这个持久的情绪真理。然而，尽管自我厌恶的感受缺乏客观验证，但一意识到自我，他们就会对自己感到反感，而这肯定会使反思成为一种痛苦的体验。我们很容易想象，这些感受会削弱自尊和安全型依恋，并触发自毁的念头。

厌恶是一种极其原始的情绪，它让我们反射性地逃避潜在的危险，例如腐烂的食物或腐坏的肉体。遭受过创伤和忽视的人的早期经历可能会导致他们将自我经验与厌恶联系起来。将他们推开或厌恶地看着他们的照顾者可能会被内化为"内在客体"。有趣的是，一项研究发现，患有边缘型人格障碍或创伤后应激障碍的女性在讨论自我形象时具有更高的"厌恶敏感性"并且"易生厌恶"（Rüsch et al., 2011）。另一项研究发现，当患有 BPD 的女性回想童年时，她们往往会表现出厌恶的面部表情（Buchheim et al., 2007）。

厌恶可能会通过某个神经生物学路径变成自我形象的一部分。脑岛和前扣带回就像一幅身体地图，它们将原始的身体状态与行为、认知和从爱到厌恶等情绪的体验和表达整合起来（Bartels & Zeki, 2000; Calder et al., 2003; Carr et al., 2003; Phan et al., 2002）。脑岛对于我们在空间中的身体感以及区分自我与他人的能力来说也至关重要（Bechara & Naqvi, 2004; Critchley et al., 2004; Farrer & Frith, 2002; Gundel et al., 2004）。当人们被要求回忆让他们感到羞耻的行为时，脑岛和前扣带回都会被激活（Shin et al., 2000）。一项研究中，在要求受试者做出道德判断之前，研究人员给他们一些甜或苦的东西，这分别影响了他们朝着积极或消极方向做出决定。这可以说明身体状态与认知和理性思维的联系有多紧密（Eskine, Kacinik, & Prinz, 2011）。

考虑到脑岛和前扣带回的功能以及它们发育得很早，它们可能负责将对自己身体状态的有意识感觉与情绪建立基本的关联。例如，在安全依恋的背景下，脑岛可能会将爱的感受、身体健康与自我觉知联系起来。另一方面，被忽视、虐待的经历，或从照顾者眼中看到的厌恶，可能会在神经系统上与正在形成的自我认同关联起来。这可能会成为自我厌恶和核心羞耻感（core shame）的神经生物学基底，从而使自我觉知成为不惜一切代价也要避免的事物。

调谐他人感受的能力对于亲密关系和与群体心智进行联结的能力都至关重要。创伤后应激障碍患者身上普遍存在麻木、社会退缩和"自我强加"的孤立的特质，这些都反映出他们基本的社会能力已被破坏了（Galovski & Lyons, 2004; Nietlisbach & Maercker, 2009; Ray & Vanstone, 2009; Riggs, Byrne, Weathers, & Litz, 1998）。

## 社会分裂

有哪一种孤独比得过信任缺失？

——乔治·艾略特（George Eliot）

许多早期创伤和压力受害者都有一个核心特征，那就是，他们是无法建立和维持人际关系（McFarlane & Bookless, 2010）。他们身上似乎存在一系列复杂的神经发育缺陷，这导致他们与群体心智脱节。根据记录，这种现象最常出现在患边缘型人格障碍的来访者身上，但许多患有反应性依恋障碍、创伤后应激障碍和复杂型创伤后应激障碍的人身上也存在这个问题。自我的分裂——羞耻感、自我厌恶、自伤行为和自杀企图——通常与亲密和依恋等问题融合在一起。然而，一个核心问题是，分裂的社会关系是其他症状的简单副产品，还是创伤的单独后果、有其自身的神经机制？

在描述大脑的执行功能时，我们讨论了两个不同的皮层系统：第一个是负责监控和执行外部世界任务的额顶网络；第二个是默认模式网络，它在我们的注意力转向思考自我和理解他人时被激活。这两个系统总体上是负相关的，也就是说，当一个系统处于活跃状态时，另一个会被抑制。你可能还记得，我们有一个以脑岛和前扣带回皮层为中心的突显网络。在遇到新奇和危险的情况时，突显网络会向额顶系统发出信号，让它活跃起来，而这也会抑制默认模式网络（Bruce et al., 2013; Thome et al., 2014; Zhang et al., 2015）。通过这些较新的神经生物学洞见，我们能否更好地理解那些经历过早期应激和极端创伤的人所表现来出的自我分裂和社会关系问题？

很明显，创伤影响了这些人大脑的结构和神经化学过程，使其更侧重于持续觉醒、过度警觉和慢性焦虑。这意味着以杏仁核为中心的大脑的原始执行网络可以激活突显系统并抑制默认模式网络（Palaniyappan, 2012; Patel et al., 2012; Rabinak et al., 2011; Seeley et al., 2007; Shin et al., 2008; Sridharan et al., 2008）。从很小的时候起，创伤和压力的受害者就会在休息和面对挑战时均感到更大的压力。他们的突显网络过度活跃、额顶网络也更活跃，而默认模式网络则被抑制了（Lieb et al., 2004; Lyons-Ruth et al., 2011）。

如果默认模式网络在早期发育期间被长期抑制，或在成年期间遭受严重创伤后被长期抑制，这将显著损害受害者发展出连贯的自我感、调节情感、内省或与他人共情的能力。如果压力和创伤发生在童年早期，那么这些人可能永远无法构建出能够让他们隐退其中、栖息心灵的安全的内心世界。从让我们拥有自我感到阅读社会线索，再到想象未来，默认模式网络具有许多功能。长期抑制这个重要网络当然有可能彻底改变我们身为人类的体验。这一理论得到了以下研究结果的支持：患有创伤后应激障碍和边缘型人格障碍的人在共情、自我参照加工、自传体记忆和心理理论方面均表现出了缺陷，而这些都需要默认模式网络的参与（Frewen et al., 2011; Nietlisbach & Maercker, 2009）。

在静息状态，患有边缘型人格障碍的个体表现出额叶代谢减退，而运动皮层和前扣带回代谢亢进（Salavert et al., 2011）。他们还表现出皮层连接和额叶—边缘区连接降低，以及皮层抑制出现缺陷（Barnow et al., 2009; Cullen et al., 2011; Wolf et al., 2011; Zhou et al., 2012）。代谢缺陷也见于楔前叶顶叶和后扣带回区，而这些都是默认模式网络的组成部分，它们参与内在自我经验和自传体记忆的组织（Lange et al., 2005）。总而言之，这样的激活模式使受害者更难停下来反思和评估他们的处境，而更有可能行动、做出反应，并被原始恐惧和其他情绪所引导。

我们已经证明，患有边缘型人格障碍的人很难反思自己的想法，尤其是在经受压力时。也就是说，他们失去了反思自己思维的能力，而这使得跨越不同情绪状态的元认知和自我监控非常成问题。他们在进行解释时有时会代偿失调（decompensation），就像他们对真实或想象中的遗弃做出的反应。这反映了他们快速地从额叶占主导转变为皮层下结构（杏仁核）占主导的状态，而这会表现为情绪风暴并导致功能退行。当杏仁核在情绪唤醒的状态下劫持对大脑的执行控制时，反思性的自我就会消失。

总之，这些数据表明，即使在没有刺激的情况下，早期依恋创伤的受害者也可能很难甚至不可能在自己内心找到一个安全之地。事实上，尝试放松、冥想或上瑜伽课可能会让他们被内心难以控制的想法和痛苦的感受压倒。焦虑和扭曲的社会信息会协同作用，驱使他们过分担心自己可能被遗弃（Sharp et al., 2011）。因此，虽然冥想和自我反思对许多人来说可能是一种积极的应对方式，但这些人为了感到平静则需要把注意力从自我觉知上转移开来。

治疗早期创伤受害者的焦点是因人制宜、量体裁衣地调节唤醒。第一步是让治疗师和治疗语境（therapeutic context）充当"杏仁核耳语者"。对有边缘型人格障碍症状的来访者进行治疗的关键是在治疗过程中设置一些结构和限制，并辅以灵活性和耐心。治疗师必须提供一个外在的执行脚手架，让来访者可以在其中构建记忆、自我组织和情感调节的大脑网络，而这些在他们生命早些时候不可能发生。通过这种方式，治疗师能够充当外部神经回路，以帮助来访者整合在他们的发展过程中不发达和分离的网络。

总而言之，在我看来，这些新的科学发现表明，对于本章所讨论的诊断来说，自我和他人的分裂应该被视为单独的症状群。尽管默认模式网络的抑制继发于高水平的唤醒，但我认为，自我经验以及与他人进行调谐和联结能力的扭曲并不会在焦虑减少时简单地消失。默认模式网络被长期抑制（尤其当它发生在生命早期）的后果会对默认模式网络和一系列广泛的功能造成永久性影响，而这些都需要单独和有针对性的干预。

# 本章小结

我们需要扩展创伤的概念，使它不仅指成年后的灾难性事件，也包括我们儿童期赖以生存的日常互动。我们大部分的学习和适应都不是创伤性的，而是不易察觉的，且大多是无意识的。父母与孩子之间的互动、校园里的地位竞争以及小小的胜利和失败经历都会影响我们成为什么样的人。我们需要记住，作为灵长类动物，对于我们来说，依恋等于生存，遗弃等于死亡。这可能有助于我们理解为什么父母的虐待和遗弃具有的力量强大到足以影响孩子的一生。

忽视、遗弃和虐待等形式的早期压力对大脑发育的许多方面都会造成深远的影响。那些依赖经验发展的、使我们能够与他人联结并发展出积极的自我认同感的网络似乎受到的影响最强。我们在反应性依恋障碍、复杂型创伤后应激障碍和边缘型人格障碍患者身上目睹，这些压力会影响受害者的一生，影响他们稳定地、建设性地调节情绪、依恋他人和正常生活的能力。

因为我们最近发现了默认模式网络，所以对于组织自我和他人可能至关重要的那个神经网络，现在我们有了一个模型。这为我们提供了一个机会，让我们能够以前所未有的方式来探索主观经验的构建及其调控性功能。默认模式网络和我们可用的新技术也许能让我们把冥想和瑜伽这样的传统和技巧加入主流的心理治疗方案。

# 第十七章　创伤的影响：生化失调和神经网络分离

这世上的美是一把双刃剑，一边是欢笑，一边是痛苦，叫人撕心裂肺。

——弗吉尼亚·伍尔夫

对于我们每个人来说，恐惧越过某个界限都会变成创伤，进而导致感觉、情绪和认知处理的分裂。创伤会造成长期的心理和神经生物性后果，其严重程度是一个宽幅的连续体。一般而言，创伤发生得越早、程度越严重、存在时间越长，其影响就越负面、越深远（De Bellis, Baum, et al., 1999; De Bellis, Keshavan, et al., 1999）。随着时间推移，未化解的创伤会导致创伤后应激障碍（PTSD）症状。

## 创伤后应激障碍的症状

最好的出路是迎难而上。

——罗伯特·弗罗斯特（Robert Frost）

创伤经历会导致人们对威胁做出一系列生理和心理反应，而我们对这些反应已经有了充分的理解。这些反应会触发一些可预测的症状。如果我们能够得到他人的支持并反复分享我们的经历，那么创伤就能够化解，随后这些症状往往会逐渐减弱。这些疗愈性的情境使我们能够逐渐恢复神经生物性的体内平衡和心理整合。

在支持性的情绪环境中构建叙事能够支持心理和神经生物整合，而这种整合是避免分离反应所必需的。与提供支持的人谈论创伤会创造重建神经连贯性所需的神经生物条件。叙事会推动认知、情感、感觉和行为的整合，而这些可能持续保持分离状态，尤其是在诸如童年时受到性虐待的早期创伤从未被谈论时。政治和社会动态往往会鼓励个人对可怕经历保持沉默，而这会加剧大屠杀幸存者和退伍军人等群体的痛苦。

如果创伤很严重或是慢性的，那么个体可能会患上 PTSD。该障碍被诱发的原因是，负责评估和应对威胁的神经生物学过程失调了。当该系统失调时，身体会做出反应，就像过去的创伤仍在持续发生一样。PTSD 的三个主要症候群——过度唤醒、侵入和回避——反映出控制认知、感觉、情感和行为的神经网络失去整合了。

过度唤醒反映出，应激引起了杏仁核和自主神经系统的失调，从而导致患者出现过度的惊吓反射、躁动不安、焦虑和易激惹。慢性的过度唤醒导致他们将世界视为一个更加危险、更加有敌意的地方。持续的躁动和警惕使他们不太适合做同伴，并且这些症状常常使他们无法获得人际关系的疗愈性效果。

如果创伤经历闯入患者的有意识觉知并让他们感觉它们好像就发生在当下，那么患者就会出现侵入性症状。患者在时间或地点上对创伤没有距离感，因为他们的皮层-海马体网络未能把躯体、感觉和情绪记忆整合在自传体记忆中，并将其置于具体情境。侵入性症状可能表现为闪回，这会导致退伍军人因汽车回火爆鸣而伏地趴下，或强奸受害者在与丈夫做爱时惊恐发作。这是因为，某些刺激让他们联想到了创伤，从而引发了皮层下系统的激活。你可能还记得，从关于记忆的第五章和关于恐惧的第七章中，我们了解到，杏仁核既控制这种激活，又倾向于从最初的刺激泛化到各种线索。过度泛化的结果是，越来越多的轻微或无威胁刺激触发个体的创伤记忆。

回避指患者在尝试防御感知到的危险，回避的方式通常是限制与世界接触、远离他人以及缩小自己有意识地体验到的想法和感受的范围。回避可能表现为否认和压抑，而在更极端的情况下，它会表现为分离和遗忘。威廉斯（Williams, 1994）的研究凸显了回避的力量。她发现，在有记录证实其遭受过性虐待的成年女性中，有38%的受害者对被虐待没有任何记忆。强迫活动有助于患者回避负面情感，酒精和药物滥用也一样，而这二者在创伤受害者中都很常见。回避可以在短期内减少焦虑，同时维持神经网络缺乏整合的状态，从而导致疾病长期存在。

如果同时经历这些症状，患者会在激活和麻木的状态中无限循环，从而反映出身体记住了创伤并持续受害于创伤（van der Kolk, 1994）。创伤记忆并没有被用来调动身体去应对新的外部威胁，反而引发了持续的、令人恐惧的情绪反应。患有PTSD的人会陷入无意识的自我创伤（self-traumatization）和战斗-逃跑反应的循环中。如果这些症状被长期体验，那么它们会破坏患者生活的方方面面，从身体健康到人际关系的质量，再到个体对世界的体验。

我们都听说过"杀不死你的都会让你变得更强大"和"时间会治愈所有伤口"这些话。这些共识让人眼前浮现出艰难和创伤经历的画面，而这些经历一旦被克服，就会带来更高水平的身心健康。尽管磨难确实可以塑造性格，但它也可能永久性地损害我们的生理、神经和心理功能。创伤会造成广泛的体内平衡失调，从而对个人、人际和身体机能的所有领域造成干扰（Perry et al., 1995; Winning et al., 2015）。

人们认为，创伤造成的影响无处不在。支持这个观点的研究表明，一生中累积起来的创伤会增加个体患PTSD的可能性（Yehuda et al., 1995）。如果个体以前曾多次被袭击，那么这会增加个体在被强奸后患上PTSD的概率（Resnick, Yehuda, Pitman, & Foy, 1995）。同样地，童年受过虐待的受害者在成年期经历战斗后更有可能患上PTSD（Bremner, Southwick, et al., 1993）。人们还发现，战斗期间严重的应激反应使个体更有可能在后来对轻度或中度应激源产生负面反应

（Solomon, 1990）。所有证据都表明，没有杀死你的东西会让你未来更容易受到应激源的影响。

## 创伤后应激障碍的神经化学机制

海湾战争综合征不止有一种原因，也不止是一种疾病。它有很多原因，它是多种疾病。

——克里斯托弗·谢伊斯（Christopher Shays）

急性应激状态会导致我们体内发生一系列可预测的生化变化，包括去甲肾上腺素、多巴胺、内啡肽和糖皮质激素的增加以及血清素的减少。发生这些变化是因为身体在调动资源以应对应激源。当应激延长或变成慢性应激，这些神经化学物质的基础生成水平、可得性和体内平衡调节均会持续改变，从而改变长期的行为功能和心理功能。这些物质中的每一种在应激反应中都发挥着自己的作用，并以不同的方式导致 PTSD 带来的长期影响。

正如我们看到的，去甲肾上腺素水平的提高会使我们做好准备去战斗或逃跑，并强化对创伤记忆的生理编码。长期高水平的去甲肾上腺素会导致唤醒、焦虑、易激惹水平提高，以及更剧烈的或未经调控的惊吓反应（Butler et al., 1990; Ornitz & Pynoos, 1989）。除了变得更强烈，惊吓反应也会变得更抗拒适应随后出现的更温和的新应激源（Nisenbaum, Zigmond, Sved, & Abercrombie, 1991; Petty et al., 1994; van der Kolk, 1994）。持续受到惊吓会使受害者更倾向于将世界视为令人不安的危险地方，从而在生理和心理过程之间形成一个不断升级的正反馈循环。事实上，人们正在对阻断去甲肾上腺素影响的药物进行实验，以确定它们能否帮助 PTSD 患者减少对创伤提醒物的生理反应（Brunet et al., 2008）。去甲肾上腺素水平也与知觉体验的生动性有关，这也许能够解释为什么知觉体验在创伤期间增强了（Todd et al., 2015）。

对大鼠的研究表明，如果大鼠遭受了无法逃避的电击，它们的海马体对随后在压力下释放的去甲肾上腺素会更敏感（Petty et al., 1994）。这表明，长期的压力和创伤可能会导致我们对随后出现的更温和的应激源做出更剧烈的反应。这可能有助于解释为什么 PTSD 患者难以应对轻至中度压力（Petty et al., 1994）。回想一下谢尔顿的例子，他在二战期间的经历已经过去 60 年了，但他仍然饱受焦虑之苦。

在压力下，高水平的多巴胺与过度警觉、偏执和知觉的扭曲相关。社会退缩和回避新的或不熟悉的情况（恐新症）等症状出现是因为受到了这些生化变化的影响。在战斗或逃跑情况下，更高水平的内源性阿片样物质会充当镇痛剂来缓解疼痛，而这可能会对认知、记忆和现实检验产生深刻的负面影响。更高的阿片样物质水平也会导致情感迟钝、分离、人格解体和现实解体，这些都让患者与遭受了创伤的身体保持一种距离感（Shilony & Grossman, 1993）。然而，当它们变成有害的或不利于适应的防御时，它们会破坏我们持续参与日常生活的能力。

正如我们所见，高水平的糖皮质激素对神经系统有分解代谢的作用，并且，人们认为，它是海马体体积缩小和相关记忆缺陷产生的原因（Bonne et al., 2001; Bremner, Scott, et al., 1993; Nelson & Carver, 1998; Watanabe, Gould, & McEwen, 1992）。长期高水平的糖皮质激素会对大脑结构和免疫系统产生负面影响，从而导致更高发病率的学习障碍和身体疾病，而这会让人感到更脆弱和更易受伤害。有研究表明，在童年时遭受过虐待的患者和 PTSD 患者的海马体比对照受试者的海马体小 12%（Bremner et al., 1997）。另一项研究表明，患有与战斗相关的 PTSD 的人右侧海马体比对照组小 8%（Bremner et al., 1995）。糖皮质激素为了短期生存牺牲了长期的保护和体内平衡。此外，人们发现，遭受了无法逃避的电击的人和其他动物的血清素水平更低（Anisman, Zaharia, Meaney, & Merali, 1998; Usdin, Kvetnansky, & Kopin, 1976）。血清素长期保持低水平与更高水平的易激惹、抑郁、自杀、唤醒和暴力相关（Canli & Lesch, 2007; Coccaro, Siever, Klar, & Maurer, 1989）。

这些生化变化和神经解剖部位所发生的变化通常伴随着情绪控制障碍、社会退缩和适应性功能水平降低等症状。创伤的这些和其他负面影响会协同作用，损害多个领域的正常运转。创伤的影响取决于一系列因素之间的复杂相互作用，例如创伤发生在什么生理和心理发展阶段、创伤的时长和严重程度、患者是否存在脆弱点，以及患者过去是否遭受过创伤。慢性创伤的影响会融入一个人的人格结构，并隐藏在其他症状背后，使其难以识别、诊断和治疗。

## 扩大创伤的定义

> 对孩子来说……在他们的体验中，创伤不是生活中的事件，而是对人生的定义。

> ——克里斯托弗·波拉斯（Christopher Bollas）

标准的诊断手册将创伤定义为遭受严重的伤害、性暴力，以及实际的或感知到的死亡威胁；一个人可能会因经历创伤、直接目睹创伤事件，或反复接触创伤性信息而遭受创伤（American Psychiatric Association, 2013）。然而，这个定义是有局限性的，它没有区分多种不同的创伤，或每个人如何以独特的方式回应他们自己认为具有创伤性的事件。对于年幼的孩子来说，创伤可能是与父母分离、看着抑郁母亲的眼睛，或生活在充满压力的家庭中（Cogill, Caplan, Alexandra, Robson, & Kumar, 1986）；对于青少年来说，创伤可能是被同伴无休止地取笑，或者照顾酗酒的父亲或母亲；对于成人来说，创伤可能是长期孤独或失去宠物。

越来越多的证据表明，我们早在出生前就有可能感受到压力；由于未出生的胎儿与母亲共享生物环境，所以胎儿可能会受到母亲的压力的影响。研究表明，母亲的压力与婴儿出生时更低的体重有关，也与儿童易激惹、多动，以及学习障碍水平提高有关（Gunnar, 1992, 1998; Zuckerman, Bauchner, Parker, & Cabral, 1990）。压力大的母鼠所生的大鼠更恋母，并且更少地运动和探索环境（Schneider, 1992）。产前压力也可能导致后代的多巴胺活性和大脑偏侧化被永久改变，从而使后代更容易焦虑和损害他们成年后正常生活的能力（Field et al., 1988）。这一点可以在大屠杀幸存者的后代身上看到。尽管与非大屠杀幸存者的后代相比，两个人群对创伤事件的暴露程度差不多，但大屠杀幸存者后代患 PTSD 的概率更高。这表明他们遭受过创伤的父母把脆弱性转移到了他们身上（Yehuda, 1999）。

对于婴儿和儿童来说，母亲的抑郁可能构成一种高压或创伤性经历。蒂凡尼·菲尔德（Tiffany Field）及其同事发现，抑郁母亲所生的婴儿在神经生理上和行为上都表现出抑郁和压力的迹象，包括更高的右额叶激活、更高水平的去甲肾上腺素和皮质醇、更低的迷走神经张力和更高的心率（Field & Diego, 2008b; Field, Diego, & Hernandez-Reif, 2006）。这些婴儿与他们抑郁的母亲相似，更少地参与互动行为（例如，面向和凝视他人），而互动对健康发展至关重要。抑郁母亲所生的婴儿也以这种方式与其他成人相处，使他们更难与没有抑郁症的人成功互动（Field et al., 1988）。

另一项研究发现，抑郁的母亲会更频繁地对婴儿生气，更少地与婴儿互动，更有可能伤害婴儿，而且花在调谐婴儿情绪状态上的时间更少（Field, Healy, Goldstein, & Guthertz, 1990）。这些研究的结果表明，婴儿模仿母亲的行为、与她们的抑郁心境产生共鸣，并回应针对自己的消极行为。虽然我们并不认为这些婴儿受到了传统意义上的创伤，但在婴儿生命的最初几年，母亲不在婴儿身边、不与他们互动或无精打采都可能危及他们的生命，因为婴儿依赖这些互动才能生存。幸运的是，已经有研究表明，对抑郁母亲及其婴儿进行干预能够取得积极的结果。例如，缓解母亲的抑郁症和教母亲定期给婴儿按摩可以改善婴儿的症状和母亲的心境（Field, 1997）。

早期和严重创伤的影响范围极广、破坏性极强且难以治疗。由于安全感和情感纽带对于大脑的早期建构非常重要，因此童年创伤会损害核心神经网络。合乎道理的是，发生在照顾者手上的创伤破坏性最强。父母对孩子进行身体和性虐待不仅会伤害孩子，还会剥夺他们与父母进行疗愈性互动的机会，而这些互动能够减轻创伤的影响。这些孩子不能依靠父母的保护，也缺乏安全的避风港，因而受到进一步的伤害。他们不得不适应早期未化解的创伤，而这会造成一系列不同的影响，从而导致 C-PTSD。

分离使遭受了创伤的个体能够通过一些生理过程和心理过程逃离创伤。内源性阿片样物质水平的上升会带来幸福感，并减少对创伤情况的外显处理。现实解体和人格解体等反应使受害者能够回避身处的现实情境，或者让自己像一个超然的观察者一样审视自己的情况。这些过程可以创造出意识离开身体、到其他世界旅行或沉浸在幻想中等体验。事实上，许多暴力和性虐待的受害者报告说，他们曾有在远处看着自己被攻击的体验。儿童期过度的唤醒和分离创造了一个内在生物心理环境，这个环境能够随时在不同的情绪状态和体验之间设立边界。如果患者觉得从体内去体验这个世界太痛苦了，那么他们的头脑就会在体外组织起自我认同体验。

早期创伤经历倾向于将各个轨道的神经加工过程割裂开来，从而使感觉、情感和行为等有意识觉知领域偏爱未整合的信息。一般性的分离防御会导致记忆、恐惧和社会脑网络组织异常，进而导致情感调节、依恋和执行功能等方面的缺陷（van der Kolk et al., 1996）。这些相互依赖的系统发生了畸变，因此会导致许多由极端早期应激引发的疾病。与饮食或赌博相关的强迫症、将情绪转化为身体症状的躯体化障碍，以及边缘型人格障碍等，都体现出患者对早期创伤进行了复杂适应（Saxe et al., 1994; van der Kolk et al., 1996）。

## 我没疯！

> 所有真正重要的战斗都发生在个人的内心。
>
> ——谢尔顿·B. 科普（Sheldon B. Kopp）

杰西在几个月的时间里接受了各种各样的医学测试和神经诊断测试，之后，她的神经科医生将她转介给我。她头疼，上身疼，这让她越来越虚弱，而她的医生团队始终无法在她身上找到病灶。她尝试了几种替代治疗方式，例如脊椎按摩疗法和针灸，但都没有缓解她的疼痛。在她丈夫的一再坚持下，杰西最终来找我，而她对此一点儿也不高兴。她双臂交叉着坐下，咬紧牙关，瞪着我说："我没疯！"

多年来，杰西的生活一直很顺利。她婚姻稳定，有一个健康快乐的 4 岁女儿。她在一家小型技术公司担任高管，很喜欢她的工作和同事，而且整个团队都很器重她。大约在来见我之前一年，她开始感到头疼、手疼、背疼。她四处寻找治疗方法，但都徒劳无功。随着她对高管、朋友、妻子和母亲等身份丧失兴趣，也越来越力不从心，疼痛成了她世界的中心。到她来接受治疗时，她大部分时间都在吃药，一有借口就退回自己的房间里。她的生活中不再有休闲娱乐，她的丈夫也越来越担心她。

因为杰西非常抵触治疗，并且害怕别人认为她疯了，所以我花了很长时间才与她建立治疗关系。她不情不愿地开始分享让她非常苦恼的童年生活，但同时她也很自信，认为自己已经克服了过去的创伤，证据是她的工作和婚姻都非常成功。不幸的是，她小时候经常被父亲锁在房间里，而这通常是他殴打杰西的母亲的前奏。杰西躺在床上，听着父母的尖叫声、母亲的呼救声，以及随后不祥的沉默，这些都让她"僵住"。在向我诉说母亲如何惨遭父亲的虐待时，她非常肯定，现在她身体上的疼痛与她年幼时的情绪痛苦之间没有任何联系。

在母亲被殴打时，杰西最终会开始用力敲门并大声呼叫母亲。然而，随着年龄的增长，她放弃了外在的抗议，而是躺在床上哭泣，用双手捂着脸和头，最终将指甲扎入头部和肩部，直到血流出来，并留下疤痕。她向我展示了她的伤疤。她既感到羞耻，又觉得骄傲。在她描述这些经历时，我开始怀疑她感到疼痛是因为她的身体在表达对创伤过去的内隐记忆。触发这些记忆的可能是目前生活中的压力，这些压力包括她女儿已经到了她自己第一次意识到母亲被殴打的年龄。从心理学的角度来看，她生理上的痛苦可能意味着她在向母亲表达忠诚和持续与母亲保持联结。

我决定不分享我对她痛苦的这些解释，因为杰西非常抗拒心理因素可能是她疼痛的根源这一观点。相反，我继续鼓励她尽可能详尽地谈论她的童年。她后来告诉我，在她十几岁的时候，她的母亲患上了癌症。在母亲与癌症长期斗争的最后几个月中，她照顾了母亲。在对杰西进行治疗的整个过程中，我完全避免谈论她身体上的疼痛，而是专注于让她与我分享童年经历。

在反复分享童年故事的过程中，杰西的记忆变得越来越具体了。她的情绪也逐渐释放了出来，并更吻合她所描述的情境。杰西对父亲的暴力行为表达了暴怒，也意识到她对母亲也感到愤怒，因为母亲没有在自己年幼时离开父亲。在杰西处理这些记忆并从现在生活的视角去审视它们时，她开始愿意将她的疼痛理解为她在表达创伤性的情绪体验，并且她逐渐明白，与其通过身体上的痛苦保持对母亲的忠诚，她不如成为一个好妈妈，而这才是纪念母亲最好的方式。

随着治疗进行，我们都开始注意到，她的疼痛不那么强烈了，她专注于疼痛的时间也逐渐减少。在我们的最后一次治疗快结束时，她感谢我帮助了她，尽管她并不完全明白这到底是怎么发生的。杰西对我眨了眨眼，说："你真是个狡猾的家伙。"

## 创伤记忆

回忆不过是昨天用来抽打明天的鞭子。

——菲利普·默勒（Philip Moeller）

人们早就认识到，高水平的压力会削弱我们学习新信息的能力（Yerkes & Dodson, 1908）。这是因为，压力所引发的生化和激素变化会阻碍记忆编码所需的蛋白质的合成和其他神经可塑性过程。创伤还会损害跨记忆领域的整合，并能够使原本整合在一起的感觉、情绪、行为和有意识觉知分离开来。

在应激事件后对大鼠施用去甲肾上腺素时，低剂量的使用会增强其记忆力，而高剂量的使用则会损害记忆力（Introini-Collison & McGaugh, 1987）。这一发现与耶克斯和多德森的理论相似，即中等水平的唤醒会增强记忆力，而高水平的唤醒会损害记忆力。在卡西尔、普林斯、韦伯和麦克高（Cahill, Prins, Weber, and McGaugh, 1994）进行的一项研究中，受试者听到能够激发强烈情绪的故事和中性情绪的故事，并观看了相关的幻灯片。一半的受试者服用了普萘洛尔（又名心得安，propranolol；一种阻断去甲肾上腺素作用的药物），其他人则没有。结果表明，服用了普萘洛尔的受试者关于能够激发强烈情绪的故事的记忆力显著受损了，但关于中性故事的记忆力没有受损。

杏仁核的激活及相关的生理和生物变化是调节创伤记忆的核心（Cahill & McGaugh, 1998）。应激反应期间，去甲肾上腺素的释放有助于增强杏仁核的激活，从而巩固和加剧创伤记忆（McGaugh, 1990）。极端的创伤会在 PTSD 患者的杏仁核记忆系统上留下极其强大的烙印，以至于他们的记忆会抵抗皮层整合、更新或抑制（van der Kolk et al., 1996）。这会导致他们减少对外部刺激的关注和处理，从而使创伤记忆对有意识的经历有更多的控制（Lanius et al., 2001）。我们还可以这样理解创伤如何压倒了我们的防御：皮层下网络被强烈激活，从而抑制了皮层和海马体对记忆过程的参与。

创伤经历会破坏信息的存储（编码）以及各种注意力和记忆系统的整合（Vasterling, Brailey, Constans, & Sutker, 1998; Yehuda et al., 1995; Zeitlin & McNally, 1991）。当海马体被糖皮质激素阻断或损坏，或被杏仁核的高度激活抑制时，有意识的外显记忆编码可能会被扰乱。这可能会导致患者对创伤性和高度情绪化的事件缺乏有意识的记忆（Adamec, 1991; Schacter, 1986; Squire & Zola-Morgan, 1991）。负责将新记忆整合到现有记忆网络中的皮层-海马体回路中断可能会损害记忆整合。请记住，这些系统还参与把记忆置于具体的时空情境中，以及将感觉、情感和行为记忆与有意识觉知整合起来。

尽管我们可能对创伤事件有非常准确的生理和情绪记忆，但鉴于在创伤期间皮层-海马体的活动受到抑制，所以我们自认为是事实的信息可能非常不准确。由于在缺乏准确信息的情况下，左脑解释者有编造故事的倾向，所以这可能是所谓的虚假记忆综合征（false memory syndrome）[1] 得以发生的内在机制（Paz-Alonso & Goodman, 2008）。

---

1 虚假记忆综合征通常发生在心理治疗期间，指来访者能够记起一些实际上根本没有发生的事情。

# 创伤性闪回和无言恐惧

记忆是相反的东西；如果你停止追赶它并转过身去，通常它自己会回来。

——斯蒂芬·金（Stephen King）

闪回是遭受过创伤的人常常报告的可怕经历（Brewin, 2015）。在他们的描述中，闪回是再次全身性地体验创伤事件，包括创伤经历的生理唤醒、感觉刺激和情绪影响。从某种意义上说，经历闪回的人被瞬间送回到事件中，对他们的大脑而言，创伤此刻正在发生。闪回非常强烈，甚至能压倒当前的情况，并使受害者陷入一场再熟悉不过的噩梦。在患者闪回期间扫描其大脑，我们看到，感觉、躯体和运动区域的激活增加了，而参与情景记忆的区域则活跃度降低（Whalley et al., 2013）。

有一天，在一次治疗会面中，我真切地感受到了创伤性闪回的力量。我的来访者是一位体格壮硕的职业足球运动员，身体几乎有两个我那么大。他回忆起早年的受虐经历，当谈到童年某次特别痛苦的经历时，他开始轻声哭泣。他详细地描述了父亲如何用拳头反复击打他幼小的身体，直到打到他软弱无力。每一个细节都令他痛苦。突然，他站到我身边，呼吸沉重，双臂垂在身体两侧。尽管我很惊慌，但还是设法冷静地问他感觉如何。他看着我的眼睛，用孩子般的声音说道："请不要再伤害我了。"尽管他比我高大健硕很多，但他却非常怕我。这清楚地表明了闪回能够压倒一切，并凌驾于当下的客观现实之上。

创伤性闪回与非创伤性事件记忆的性质不同。首先，创伤性闪回储存在更原始的回路中，而皮层和左脑参与较少。正因如此，这些记忆是高度躯体化的、感觉的和情绪化的，并且从根本上来说是非语言的（Krystal, Bremner, Southwick, & Charney, 1998）。由于没有皮层-海马体参与，这导致患者无法将记忆定位在特定时间里，所以当记忆被触发时，患者会感觉它发生在当下。闪回也是重复和刻板的，通常它发生的速度似乎与原初事件的速度一致。这表明，尽管皮层可能会将记忆浓缩和缩短为叙事和象征的形式，但皮层下网络会将记忆存储在更多的感觉、行为和情绪的刺激-反应链（stimulus-response chain）[1]中。从某种意义上来说，它变成了程序性记忆，类似于一个音符一个音符地学习演奏一段音乐，或者一步一步地学习一套复杂的舞蹈动作。

在闪回中，偏向右脑和皮层下系统的恐惧网络会占据主导地位，这些恐惧网络由杏仁核介导。杏仁核与视觉系统有密集的连接，这可能是闪回中常常出现视觉幻觉的原因。失去亲人的人经常报告说，他们看到亲人以熟悉的方式坐在他们最喜欢的椅子上或穿过房间。那些被攻击的人有时会认为自己通过余光再次看到了攻击者。

劳赫及其同事（Rauch and colleagues, 1996）让 8 名 PTSD 患者听了两盘录音带，一盘里的内容在情绪上是中性的，另一盘则叙述了一次创伤经历。在他们听这些录音时，研究人员使用正电子发射体层成像测量了患者的心率和局部脑血流量（regional cerebral blood flow，后简称为 rCBF）。在听关于创伤经历的录音时，受试者大脑右侧结构（包括杏仁核、眶额皮层、脑岛、前颞叶、内侧颞叶以及前扣带回皮层）的 rCBF 更高。这些区域被认为与强烈的情绪体验有关。

一个非常有趣而且可能很重要的临床发现是，这些人布洛卡区及其周围的 rCBF 降低了，布洛卡区位于左下额叶皮层，它控制着语言。这些发现表明，在创伤期间，语言中枢受到了抑制。基于这些结果，我们可以看出，创伤受害者经常报告他们遭受了无言恐惧。这些无言恐惧可能由神经生物学因素引发，而这符合我们已知的关于大脑架构以及大脑与行为之间关系的知识。创伤事件对布洛卡区的抑制作用可能会损害患者对创伤事件的有意识语义记忆进行编码的能力。它随后会自然地干扰叙事的发展，而这些叙事能够帮助患者处理自己的经历，并促进神经网络整合和心理治疗。对于 PTSD 及其他焦虑症的患者来说，在心理治疗中激活布洛卡区和与外显记忆相关的左侧皮层网络可能是必不可少的。

---

1 根据美国心理协会的定义，刺激-反应链也称为反应链，它指最初的刺激能够触发一系列反应，而每个反应都会触发序列中的下一个刺激，即刺激 1 导致反应 1，反应 1 导致刺激 2，刺激 2 导致反应 2 等。

# 在闪回期间激活布洛卡区

*希望永远不会沉默。*

——哈维·米尔克（Harvey Milk）

简来找我做一次性咨询，她报告说，从童年早期到十几岁时，她一直遭受严重的身体和性虐待。在我们第一次会面之前，她告诉我她闪回的频率在提高，现在每天会发生三四次。尽管她的治疗师鼓励她去体验这些闪回并尽可能地表达自己的情绪，但她觉得自己的情况变得越来越糟，而不是越来越好了。表达感受似乎只会引发更频繁、更强烈的闪回。她报告说，她越来越不能进行正常的日常生活了，于是决定寻找一种不同的治疗方法。

简来到我的办公室时，腋下夹着一叠日记和一份《华尔街日报》（*The Wall Street Journal*）。我很难相信，她与和我通过话女士是同一人。我的第一个想法是，分离是一种令人惊奇的防御方式。简45岁左右，穿着很讲究，明显聪慧且睿智。她在我办公室里讲述的童年经历骇人听闻，所以我对她的幸存惊叹不已。她有着非凡的智力和纯粹的求生意志。然而，很明显，她反复重新体验这些记忆并不起作用。随着时间推移，这些记忆的性质既没有改变，它们唤起的情绪也没有减少。在这种情况下，每次闪回似乎都让她重新遭受创伤。

她首先谈论了她的工作，然后描述了她参与的心理治疗和其他形式的治疗。治疗进行了大约10分钟的时候，当她谈及虐待过她的家人时，她开始出现闪回症状。她报告说感到身体的很多部位都很痛，并且开始扭动身体，好像她所描述的事情正在发生。随着几十年前遭受性虐待的记忆被唤起，她开始作呕。她正在重新体验这些痛苦的情节。它们不仅像电影画面一样在她脑海中重放，而且她整个身体都在重温这些记忆。

她躺在沙发上，蜷缩成胎儿的姿势，喘着粗气。同时，我的思绪开始飞速运转，试图想出一个帮助她的方法。我想起了劳赫及其同事所做的研究，于是决定尝试激活她的布洛卡区。我开始用坚定而温和的声音对简说话，声音大到她在重新经历创伤时也能听到，但又不会大得吓到她从而再次使她受到伤害。我想知道我对着哪只耳朵说话是否重要，也在想哪只耳朵与左脑语言中心的联系更直接。我凑近她，并很小心地没有靠得太近，一遍遍重复说着："这只是回忆；它并不是现在正在发生。你正在回忆多年前发生在你身上的事情。这是一次可怕的经历，但它已经结束了。它只是回忆。它并不是现在正在发生。"

当我重复这些和类似的话时，我担心简会无法呼吸，或者我的存在可能会给她带来更多恐惧。我的一位上司说过的话从我的脑海中闪过："无论你在做什么，都不要惊慌。"简过去多次幸存了下来，这一事实也让我受到鼓舞。10 分钟过去了，但那对我来说却像是 10 个小时。她慢慢平静了下来，回到了现在。简报告说，她听到了我说话，声音仿佛从很远的地方传来，但她尽可能专心致志地聆听了我的声音和话语。她觉得，我好像跟她一起回到了过去，跟她在一起，在安全的未来向她呼唤。而在那个未来中，她会远离所有伤害过她的人。

在这次治疗快结束时，她感谢了我，然后就离开了；接下来的几个月我都没有收到她的消息。一天下午，她打电话来告诉我，自从她来找过我后，这些闪回的性质发生了改变。她说她之前因为没想到这种改变会持久，所以等了一段时间才给我打电话。简描述说，自从我们那次治疗会面以来，闪回不再引发那么剧烈的身体反应了，发生的频率也降低了。有几次，她甚至能够通过回想我在治疗期间所说的话来中断正在发生的闪回："这只是回忆。你现在安全了。没有人能伤害你。"

也许最有趣的是，现在她在闪回期间能够记住自己已不再是一个孩子，不应该被责备，以及伤害她的人才是坏人。尽管其他治疗师过去也告诉过她这一点，但直到最近，她才能在闪回过程中处理这些想法。我告诉她，我觉得这些迹象表明，这些经历开始与她有意识的、成年的自我联系了起来，现在她能够为自己而战，能够照顾自己，即使是在面对不幸的过去时也是一样。我鼓励她在整个闪回经历中持续说话，并尽可能地展现她的自信、愤怒和力量。几分钟后，我们结束了谈话，我放松地坐着，惊叹于我们竟能这么有效地把神经科学知识应用于心理治疗。

我无法确切地知道，我在那次治疗会面中对简所做的事情是否与她闪回经历的改变有关。如果有关，那么起作用的因素可能同时激活了好几个结构：左脑的语言区、右脑的情绪中心，以及存储着她闪回的边缘结构。她能够同时察觉到内部和外部世界，而这可能会支持更高水平的皮层功能并增加网络整合。换句话说，这个过程导致记忆被重新配置，它不再仅仅是内隐的，而与大脑皮层中外显记忆系统的情境化特性整合了起来（Siegel, 1995）。

人们从古代就认识到，无言恐惧是创伤后的一种反应。现在我们则发现了与它相关的神经因素，而这与我们已有的关于大脑功能的知识是一致的。为什么布洛卡区在创伤时刻会被抑制？为什么进化会选择让我们在危机中保持沉默？也许当一个人受到威胁时，更好的做法是要么逃跑、战斗，要么保持沉默以避免被捕食者发现。换句话说，进化可能让大脑在危险时刻"闭嘴，做点儿什么"。动物在察觉到捕食者时会保持静止和安静，因为这些僵住反应会让它们不那么显眼（因为静止和沉默的目标更难被发现）。我们说话的时候会发出声音，而我们原始的恐惧回路能够压制住这种声音。也许，与那些沉默、战斗，或逃跑的早期人类相比，留下来与捕食者交谈和谈判的人活得没那么成功，因此传递下来的基因更少。

## 对压力和自伤上瘾

> 任何形式的成瘾都是不好的，无论是对毒品还是酒精、对吗啡还是理想主义。
>
> —— C. G. 荣格

另一个可能具有内在生化机制的临床现象是一些 PTSD 患者似乎对压力上瘾。他们虽然在正常的日常生活中常常感到焦虑不安，但却报告在危险或危及生命的情况下感到平静和自己有能力。所谓的正常生活给遭受过创伤的人留下了一块空白屏幕，他们失调的心理可以将可怕的经历投射到屏幕上，从而使他们保持害怕的警觉状态（Fish-Murry, Koby, & van der Kolk, 1987）。这可能激发压力的产生，以刺激内源性阿片样物质生产，从而增加平静感和幸福感。矛盾的是，创伤在许多情况下竟会让受害者感到自己有能力、有控制感、有安全感。

那些沉迷于压力的人在身体上倍感疲惫，以至于他们前来治疗时感到精疲力竭、抑郁并伴有各种疾病。这种情况就像是他们对药物上瘾，只不过这种瘾完全是无意识的，并且他们自己就开了家药店。在理想的情况下，我们在治疗这些来访者时，最开始应侧重于帮助他们减压，并让他们学会容忍和理解压力的缺席引发的焦虑。这通常可以通过结合减压技术、药物治疗和心理治疗实现。

压力成瘾有一个相关但更严重的变体：自伤。反复进行自伤的成人在描述他们的童年经历时通常会提及虐待、忽视或深深的羞耻感。这种相关性导致许多理论家认为，自伤的心理动力学意义可能是，个体通过自伤而持续负面地依恋具有破坏性的父母。沿着这些思路，自杀可以被看成，因为父母无意识地希望孩子死掉，所以自杀是孩子顺从这一愿望的最后之举（Green, 1978）。此外，自伤和依恋障碍之间似乎存在着很强的关联，因为个体产生自伤行为是因为感到被遗弃和失去了什么。

内源性阿片样物质可能也在某些自伤和自杀案例中发挥作用（van der Kolk, 1988）。这种最初用来止痛的阿片系统被后来发展起来的依恋网络修改，以强化情感纽带的积极影响（Pitman et al., 1990）。研究表明，当患者服用药物来阻断内源性阿片样物质的作用时，自伤的频率会降低（Pitman et al., 1990; van der Kolk, 1988）。基于动物的模型显示，在自伤过程中释放的内啡肽逆转了因被遗弃而被激发的痛苦感。这些吗啡样物质的镇痛作用可能解释了为什么有些人报告在割伤、烧伤或伤害自己后感到平静和解脱。因此，心理因素和内源性阿片样物质可能都会强化自伤行为。

医疗保健专业人士、家人和朋友的迅速关注也会巩固反复的自杀企图，因为所爱之人来到身边会激发内啡肽水平升高。如果这种吸引注意力的行为成为调节情感的一种方式，进而变成一种应对策略，那么它会导致一种自杀性格特质（characterological suicidality）（Schwartz, 1979）。换句话说，自杀意念和行为变成了一种召唤联结的方法。这种行为与灵长类动物的求救信号相似。灵长类动物的内啡肽水平在母亲不在时会下降，而母亲的再次出现会导致它们的内啡肽水平上升，呼救停止。如果这个系统在儿童期没有充分形成，那么自杀性格特质可以起到类似的生化调节目的。尽管人们对童年受到虐待与自伤自杀行为之间的关系有许多合理的心理学解释，但旨在阻断内源性内啡肽作用的药物干预也可能有用。

## 神经网络整合

> 病人通过体验自己的感受和需求，一点儿一点儿地发现真自体，因为精神分析师能够接受和尊重这些感受和需求。
>
> ——爱丽丝·米勒

未解决的创伤会扰乱整合的神经加工，从而使有意识觉知与情绪体验和生理体验分裂开来。一些人认为，根据创伤事件后紧接着出现分离症状可以推测出受害者以后会发展出 PTSD（Koopman et al., 1994; McFarlane & Yehuda, 1996），而另一些人则强调了创伤后分离的重要性，因为它最具预测性（Briere, Scott, & Weathers, 2005）。神经化学变化和左右脑功能缺乏整合也可能阻碍人际情感纽带的形成和身体调节（Henry, Satz, & Saslow, 1984）。我们已经发现，遭受过心理、身体和性虐待的儿童在左额叶和颞叶区域出现脑电波异常的可能性高得多（Ito et al., 1993），而脑波不连贯可能使个体更容易患上精神障碍（Teicher et al., 1997）。

继发于创伤的生化变化会增强与感觉、情绪和行为有关的条件反应的原始（皮层下）刺激-反应配对。这些变化会破坏特定的皮层系统，而这些系统致力于将跨记忆系统的学习整合为连贯的和有意识的叙事（Siegel, 1996）。随着我们越来越了解 PTSD 内在的神经生物学过程，我们能够更好地学习如何治疗，甚至有可能预防这种使人衰弱但可治愈的精神障碍。人们已经证明，各种疗法，尤其是认知学派的疗法，能够在创伤过后成功地重新整合神经加工。系统脱敏、暴露和反应预防都可以促进这些整合过程。

# 本章小结

大脑对创伤的反应为我们提供了一个窗口，从中我们能够了解神经网络分离的功能和影响。从成人 PTSD 的生理症状到为了长期适应早期创伤而调整自己的性格，我们看到了大脑、身体和心理在面对压倒性的失调时为生存做出的努力。患者为适应压力和创伤而做出的一系列适应性行为反应是心理治疗师工作的核心。安全的紧急的心理治疗会激活分离的神经网络，并尝试将它们重新整合起来，从而减少唤醒和改善功能。从生命的最初时刻开始，压力就开始塑造我们的大脑，以便我们记住那些对生存至关重要的经历。

# 第十八章　自我被流放：自恋与病态的照料

爱是在保持自我独立性和完整性的情况下与自我以外的人结合。

——艾里希·弗洛姆（Erich Fromm）

我们每个人都会诞生两次：第一次是于几个小时内从母亲的身体中出生，第二次是于一生中从父母的心灵中出生。正如我们所讨论的，社会脑的组织最初是由亲子互动塑造的。这些互动塑造了我们每时每刻对他人和世界之体验的基础设施。随着孩子大脑持续发育，自我觉知和自我认同会逐渐融合。意识和身份是复杂的功能，它们的产生似乎是多个主要无意识的神经网络协同作用的结果。病理状态突出了这样一个事实，即自我是一种脆弱的建构，它具有相当强的灵活性，随地点、经验和组织的不同而变化。

强奸和严刑拷打的受害者经常报告他们在磨难期间发生了离体体验。一位年轻女性非常详细地向我描述了她如何站在壁橱门后面，从房间另一头看着自己被强奸。另一位来访者在下班后上自己的车时遭到了残酷的攻击，而他告诉我，他在街对面看着自己反复被刺伤。对自我的感知也易被改变和扭曲。患有厌食症的来访者，即使瘦骨嶙峋、健康受到严重威胁，也坚持认为自己看起来很胖。多重人格患者可能是自我可塑性最复杂的例子，因为他们会产生许多子人格，而每个子人格的行为和情绪状态都不同。

自恋是一种常见的自我紊乱，它通常与儿童期镜映过程被反转有关。自恋儿童的社会脑和自我觉知不由他们发展中的情绪和情感所塑造；相反，它们是由父母对养育、调谐和情感调节的需求决定的。自恋者身上会出现温尼科特所说的假自体，即一个嵌入在左脑解释者网络中的伪成人，它过滤掉了来自右脑和身体的情绪输入。在本章中，我们会探讨镜映过程的反转，以及病态的照料和共依附（codependency）等成人疾病，这些疾病产生都是因为早期的依恋经历是功能失调的（Bachar et al., 2008）。

## 无声的锤子

> 我不能告诉你成功的公式，但我可以告诉你失败的公式——那就是……努力取悦所有人。
>
> ——赫伯特·斯沃普（Herbert Swope）

杰瑞是一位成功的编剧，他因抑郁和疲惫不堪前来接受治疗。因为工作时间长再加上总有截止日期紧追其后，他长期处于慢性压力状态。他很少有时间去过私人生活，仅有的一点儿私人生活也以女朋友卡拉为中心，而他将卡拉形容为"难伺候"的，将他们的关系比作第二份工作。在他的体验中，他的生活就是为取悦卡拉、老板和所认识的每一个人而进行的不懈斗争。尽管他有抑郁症，但他还是对接受治疗感到内疚，并表示害怕浪费我的时间。他的身份是帮助者，而不是接受帮助的人。"毕竟，"他对我说，"你可以花这些时间去见一个真正需要你的人。"

在几次治疗会面之后，我清楚地了解到，杰瑞现在 39 岁，而他前半辈子都在照顾幼稚且以自我为中心的父母。他后来的所有关系都表现出类似的模式。虽然他用积极的语言描述他的浪漫关系，但他也报告说感觉女朋友不关心他、不照顾他。他似乎总在试图取悦他人，以期获得他一直渴望得到父母的爱和关注。他的努力总以悲伤、怨恨和退缩告终。尽管他非常努力，但还是彻底失败了，这让他筋疲力尽。不过他仍心怀希望——他的努力总有一天会得到回报。

与杰瑞的会面既美好又令人沮丧。他几乎质疑我说的一切。看得出来，他不相信任何人有能力帮助他，因为他很早就知道本应照顾他的人没有胜任这份工作。另一方面，他在戏剧上的天赋使他几乎每次接受治疗时都讲出了生动有趣的故事。他有一种不可思议的能力，能够凭直觉看出我的兴趣，而我经常变成他单人秀的观众。我很快就意识到，杰瑞正在招待和照顾我，同时也在等待我反过来照顾他。与此同时，他抵抗了我为了帮他而做出的所有努力。

杰瑞不太愿意谈论他的童年，说他基本上不记得上大学之前的生活。在接受治疗时，他大多数时候都在分享一些关于他与不知恩图报的人之间互动的故事，也努力争取让我理解和支持他的立场。我的同情让他感到慰藉，但他对我也很恼火，因为我不断提醒他去关注自己内心的情绪世界，尤其是在与他人接触时。他的防御很强烈，这表明他在情绪上是脆弱的，于是我意识到我需要小心一点儿，不要进展太快。另一方面，如果我进展得太慢，他可能会开始怨恨我并终止治疗，就像他结束了许多其他关系一样。

在某个时候，我建议他写一部关于自己的戏剧。杰瑞同意了，并很快创作出了一个故事。这个故事讲的是一个名叫哈尔的小机器人坐在杰瑞脑中的控制面板前。哈尔像是"美国杰瑞号"的船长，负责掌舵。当杰瑞独自一人的时候，哈尔会监视杰瑞生活中的人。"杰瑞号"上有一堵满是电视屏幕的墙，哈尔会追踪其他人在哪里，在做什么，以及是否在想关于杰瑞的事。当与其他"船只"（比如杰瑞的朋友卡拉）接触时，哈尔会专门为此选择展示杰瑞的哪一种全息图。哈尔可以通过一块屏幕从另一艘船的视角监视"杰瑞号"，以确保全息图达到预期效果。杰瑞告诉我，演艺界中"给人们他们想要的东西"的这句格言最好地描述了哈尔的目的。

哈尔的故事给我留下了深刻的印象，我觉得杰瑞可能是在告诉我，他的自我感是围绕着他对别人想法的揣摩组织起来的。哈尔完全没有关注杰瑞自己的想法、感受或需求。杰瑞只知道他需要了解他人的需求。对他来说，这就是爱，这就是生活。我意识到，哈尔反映了杰瑞的社会脑在早期如何被塑造，以及他如何艰难地度过了童年。哈尔的故事象征着杰瑞年幼时核心的情绪戏剧。尽管这个故事的性质很明显，但杰瑞拒绝接受对此的任何解释。他似乎无法从自己的角度来体验这个世界。在他的有意识的经验中，他就是哈尔。

接受几次治疗之后，杰瑞用了另一个比喻来说明他的内心世界。他将自己描述为电影场景中的一所房子，外墙非常精致。但是，房子内部没有建好，因此房子里没有一个地方可以住人。如果你往布景后面看，那里只有外露的木材和裸露的地板。他说："导演知道应该把摄影机放在哪里，才能让人觉得这是一栋真实的建筑。"在他接纳和信任我的某一刻，他告诉我，他治疗的目标是完成房子内部空间的建设，这样他就可以不用再担心摄像机的角度了。他厌倦了在这个世界里其他人都是真实的，而他自己却像个幽灵。当他内心的空虚浮现到他的意识里时，我能感觉到他的内心世界正在发生变化。

我告诉杰瑞："在我们成长过程中，关于我们是谁的故事是我们与周围人，尤其是与我们的父母共同创作出来的。他们注视我们、倾听我们，并努力帮我们把难以言表的东西用语言表达出来。这能够帮助我们创作我们自己的故事。如果父母在他们孩提时代或在处理一些问题时没有得到这种帮助，他们可能会指望孩子来照顾和养育他们。"

我认为这样的事情可能发生在了杰瑞父母身上。在他们本应帮杰瑞创作他的故事时，杰瑞学会了对父母保持敏感、关注他们的需求。从某种意义上说，杰瑞的故事是在潜移默化中创作的；他希望能够在服侍他人的过程中找到自己，但这么多年过去了，他还是在寻找。我向杰瑞提出，他之所以选择写作生涯，很可能是因为他渴望创作自己的故事。虽然服侍他人有许多美好光荣的层面，但现在是时候写一个新故事了，在这个故事中，他自己的需求会与他人的需求保持平衡。

杰瑞问道："是不是这就是为什么，当人们问我怎么样时，我首先想到的是我生命中的其他人过得如何？"看着他脸上的肌肉松弛下来，我点了点头。他对一个熟悉的行为有了全新的认识，他的内心世界正在被重组。沉默了半晌后，他轻声说道："我连和你在一起时都会这样做，不是吗？我付钱让你来照顾我，但我却招待起你来，并保护你免受我的需求和负面情绪的影响。"这次治疗结束后，他默默走出了办公室。我不确定他是否能够承受住这些新见解带来的压力，并回来参加下一次治疗。

他确实回来了，在去他座位的路上时他经过我身边，并一反常态地触碰了我的肩膀。"如果我告诉你这些，你肯定会认为你很聪明。"我注意到他的声音变了；那不再是招待者的声音。杰瑞正从内心另一个地方分享这个经历。上周五，他和卡拉出去了，直到凌晨三点才回到她的公寓。他喝了酒，又疲惫不堪，所以一进门就倒在床上睡着了。似乎只过了几分钟，他就被卧室窗外的敲击声给惊醒了。他头痛欲裂，抬头一看，时钟显示当时还不到早上七点。杰瑞说："我感觉我的头要爆炸了！"

当杰瑞描述起他脑海中掠过的暴力幻想时，他的脸色越发紧张了起来。他幻想着走出去，然后把整个建筑团队的人都打一顿。就在他要跳起来跑出去的时候，卡拉一脸疲惫而愤怒地看着他，说："我要出去教训那些家伙。"显然，在这一周的大部分时间里，她都是这样被吵醒的。

杰瑞瘫坐在我办公室的沙发上，叹了口气，然后开始描述她的话如何触发了他内心熟悉的一些东西。"当我听到卡拉那么愤怒时，我变成了另一个人。我的疲惫消失了。我感到精力充沛，充满活力！我完全忘记了那些建筑工人。我全部的注意力立即转移到如何哄卡拉开心上。"他描述自己跳了起来，好像已经休息得很好了，并对她说道："吃点儿早餐会让你感觉好些。"当卡拉把毯子拉回她的头上时，他完全没有注意到锤子的声音，并跳进了厨房。

十分钟后，杰瑞在炉子边煮咖啡、煎鸡蛋，正要喊"早餐做好了"，这时他却又注意到了锤子的声音。他说："我惊叹不已。我自从起床就再没听到它们的声音。"他意识到锤子敲击的声音并没有停止，只是从他看到卡拉脸上的愤怒的那一刻起，他就全身心地投入能够哄她开心的活动中，而完全无视了自己的感受。他意识到，关注卡拉的痛苦导致他忘却了自己的痛苦。

他拿着锅铲站在厨房，而这些感受触发了一段久违的回忆。他记得有一天放学回家后，他发现母亲在厨房的桌子旁埋头哭泣。杰瑞害怕极了，他走了过去，站在她身边。他现在还记得当时他内心的恐惧。他问母亲怎么了，她没有回答，只是继续抽泣。他不知道该做什么，也不知道该向谁求助。他的父亲几个月前就离开了他们，而母亲每一周都变得越来越沉默和孤僻。他一动不动地站在那里，不知道母亲有没有察觉到他的存在。

杰瑞试图让母亲开口说话，于是告诉她那天学校里发生的事情。他甚至还讲了一些不恰当的笑话，希望能激怒她，让她追着自己跑。但她依然沉默，被悲伤压得喘不过气来。杰瑞回忆说，随着时间流逝，他变得越来越绝望、越来越害怕。他一动不动地站在那里，午后的阳光渐渐变得昏暗。杰瑞最终想出了一个主意。他应该给母亲做饭，于是走到炉子前给她煎鸡蛋，因为这是他唯一会做的东西。他准备好了需要的东西，然后把一把椅子拉到炉子边，站了上去，开始做饭。这似乎引起了母亲的注意。她走了过来，两人默默地一起做了饭。

在我们最初的几次治疗中，杰瑞提到了他父母离了婚、父亲酗酒，母亲患有抑郁症。他将自己的家描述为"一个沉默的墓穴"，家庭成员之间几乎没有任何互动或共同的活动。一家人从不一起吃饭，也不一起度假；他们大部分的精力都耗费在日常生存上。他随口谈到这些事情，不露情绪，并坚持认为他的童年与成年后的困境没有任何关系。他说通过埋头看书和写故事他已经成功应对了家庭境况。这段回忆为我的猜测提供了证据；杰瑞在成长过程中承受了过大的压力，而父母提供的关爱又太少。他沉浸在他人的故事中，却没能得到情感支持和情感镜映来书写自己的故事。

关于锤子的经历和它们唤起的回忆赋予了杰瑞一种崭新的视角。在这之后，其他童年回忆也开始浮现。这些回忆让他明白，父母的情绪不稳和冷漠常常让他害怕。很明显，他就像哈尔一样，一直在密切关注别人的感受和需求。我觉得特别有趣的是，他自己的愤怒、沮丧和疲惫在卡拉的负面情绪面前一下子消失得无影无踪。他后来告诉我，他认为这就是他在没有恋爱的时候会感到非常不安和脆弱的原因。由于他从来没有学会如何调节自己的情绪，所以专注于别人在想什么会更让他感到更安全。

这些深刻的洞见有一股强大的力量，这让杰瑞感到不安，他花了好几个星期才回到正轨。在他恢复平衡后，我们开始将这些新知识应用到他生活的其他方面。他回顾与前女友们的交往之后意识到，他非常善于预料和照顾她们的需求，而她们都没有这样对他。这种不平衡导致他在一段又一段的感情中感到不被爱、不被关心。某一刻，他猛地站了起来，喊道："我怪她们不照顾我，却不允许她们这样做。"杰瑞开始明白，他之所以感觉自己像个空壳，是因为他不知道自己的感受。他说："在我还是个孩子的时候，我的感受从来都不重要。现在，我将用我的感受来装饰我内心那些空荡荡的房间，我必须拥有自己的感受才会变得完整。"

这些经历是杰瑞治疗的转折点。我们创造了一种通用语言，用它来探索杰瑞的内心世界。哈尔逐渐卸下了一些旧的监视器，安装了一些新的监视器，用它们来追踪杰瑞自己的感受。最终，哈尔和他的监视器也变得多余了。有时，杰瑞会担心考虑自己的需求是否过于自私。他确实失去了一些朋友，因为这些人依赖他持续的、单方面的付出。然而，卡拉和杰瑞却变得越来越亲密了。她承认，当杰瑞不再一直努力取悦她时，她更喜欢他了。杰瑞慢慢从病态地提供照料中恢复，并成了一个体贴的人。

杰瑞的困境凸显了我们在前几章中考察过的与大脑发育和组织相关的许多原则。在儿童期，杰瑞的大脑适应了一个要求苛刻且缺乏滋养的情绪环境。早年间，他的生存取决于对父母的感受和需求了如指掌。结果是，他社会脑的神经系统变得对父母的面部表情、肢体语言和行为过于敏感，这有助于杰瑞监控父母的情绪，也使他尽量照顾他们的感受、尽量让他们亲近自己。通常用来帮助孩子体验自我的那些系统被篡改以监控他生活中的其他人。哈尔就是这样来的。成年后杰瑞在与朋友、雇主和治疗师相处时继续使用他的镜映技能，对他们进行情绪关怀，并讲述有趣的故事。

因为没有人在杰瑞童年时帮他处理和整合自己的情绪，所以成年后很多年，杰瑞的情绪仍然混乱、可怕，令他不知所措。这种照顾行为被强化了，而它受到强化不仅是因为被他吸引的那些人，还因为关注他人的感受可以让他回避自己萦乱的情绪。照顾演变成了一种调节情感、通过假自体（哈尔）与他人联结的方式。当他发现卡拉醒了并且心烦意乱时，他对建筑工人的愤怒情绪立即被抑制了，这证明了上述观点。从发展的早期开始，神经加工的隐藏层就组织了对他自己感受的抑制，并引导他的社会脑去专注于他人的内部状态。这种神经网络组织在杰瑞发展出自觉的自我觉知之前就已经存在了，所以使得这种体验世界的方式对他来说完全是无意识的，并且是他生活的先验假设（priori assumption）[1]。

杰瑞不断演化的自我感是通过这些过程，以及他人的眼睛、心智和心灵塑造的。左脑处理网络会抑制情感并参与创作关于自我的故事，这使杰瑞能够成为一个有功能的成年人，拥有成功的写作生涯。他能够象征性地描述自己，最开始把自己描述为一个监控机器人，然后是一个安排摄像机角度的导演，这反映了他能够下意识地觉察到自我组织。如果他没能获得帮助并将这些洞见与有意识自我的组织联系起来，那么这些洞见将仍然是分离的神经网络中正确但无用的碎片信息。

就像杰瑞将为卡拉煎鸡蛋和照顾母亲联系起来一样，解释会触发悲伤和失落的情绪。杰瑞意识到了自己的防御，而这似乎激活了他一生中大部分时间都在抑制的情绪网络。参与组织有意识觉知的更高级的联合区似乎拥有可塑性，所以他的经历能够发生质变。储存在社会脑网络中的童年早期内隐记忆是情绪性的，并以多种方式表达出来，包括不信任别人有能力帮助他。在他年幼时，他的父母没有好好照顾他，他对此感到失望，而这种不信任是这种失望的回响。

杰瑞不安全的依恋导致他进行了一系列复杂的情绪和行为适应。他对童年的大部分时间都缺乏有意识的记忆就是一个例子。另一个例子是他无意识的期望，即他认为表达自己的需求只会让他遭受更多的情绪痛苦。杰瑞为获得爱和关心所做的所有努力反映的是他的大脑对艰难的童年生活进行了适应。这段童年充满了冲击，并缺乏自身完成整合，同时能帮他进行整合的人。杰瑞的父母并没有帮助他根据自己的经历创造一个叙事身份。在治疗中，我帮助杰瑞使用了他出色的创造性技能来书写他自己的故事。

---

1 指被认为是真理的假设，而没有证据或不需要证据来证实它。例如，太阳明天总是会升起。

# 解释与神经可塑性

真相与事实存在天壤之别。事实可以掩盖真相。

——玛雅·安吉罗

你可能还记得，解释有时被称为治疗师的手术刀。在进行解释时，治疗师会指出来访者某个经历在无意识层面的含义，例如他正在使用防御来回避消极情绪。如果一个来访者使用幽默来逃避离婚后被遗弃的感觉，那么治疗师可能需要提醒他，他已出现抑郁症的许多症状，或者他的眼睛湿润了。如果另一个人因遭到同事轻微的轻视而感到愤怒，那么一种可能的解释是她将目前的感受与在前一段关系中被虐待的情绪记忆联系了起来。在这两个案例中，治疗师处理的都是来访者身上似乎存在的认知、情绪、感觉和行为之间的脱节。

如果治疗师的解释准确并以适当的方式适时传达给来访者，那么会发生如下几件事。来访者通常会变得安静，面部表情、姿势和语气可能会发生变化。来访者经常会开始充分体验之前正在防御的情绪。他们会从使用流利的反射性语言转变为以更慢、更自我反思的方式说话。一些来访者报告说他们变得困惑或失去了方向，而另一些来访者则描述他们出现了惊恐或悲伤的生理症状。患有边缘型人格障碍的来访者可能会对解释表现出极端的反应，包括情绪失控和功能性补偿不足。他们可能会变得极端情绪化、跑出咨询室，或自伤。当这样的来访者意识到自己的防御时，他们的某些情绪就会被释放出来，而这些情绪似乎是他们无法应对的。

在治疗师适时给出的准确解释之时和之后，来访者的大脑中可能正在发生什么？每一个一针见血的解释都像是假自体一点点死去了。我怀疑，最开始在来访者身上发生的事情是，他们看穿了左脑解释者的产物，从而解除了对包含负面记忆的皮层下回路的激活抑制。在化解这些新感受的过程中，来访者逐渐恢复情绪平衡，从而使前额叶区域的可塑性发挥作用、新学习得以发生。负面的皮层下记忆被释放了出来，皮层创建新连接的能力变强了，这二者协同作用，使包含着某段特定记忆的不同成分的那些神经网络得以整合。这个过程就像把愈合得很糟糕的骨头打断，然后重新调整它。我们打破了原先牢固的记忆，使它能够以更积极的方式重组。这个过程允许皮层网络访问那些痛苦的内隐记忆，以便把它们置于具体的时空情境中，并在它们不被需要时对其进行调节和抑制。

对意识进行防御会同时激活组织了这种防御的皮层网络和包含负面记忆和相关情感的皮层下网络。解除抑制会引发我们在治疗中看到的情绪唤醒和生理唤醒，因为来访者的杏仁核被重新激活并提醒他们的身体去警惕旧的危险。这可能也是退行发生的机制，因为旧的感觉-运动-情感记忆被重新激活了，而这些存储在杏仁核系统中的记忆在正常情况下是被抑制的。极有可能的是，伴随着负面情绪倾泻而出，来访者的半球偏向性从左半球转向了右半球。这种从左到右的转变也许能够解释为什么左脑解释者的反射性社交语言停止了，以及为什么来访者获得了更强的自我觉知。

解释需要经过一个被称为修通的过程，这意味着解释需要被反复陈述并应用于多种情况和环境中，类似于认知疗法中的复发预防（relapse prevention）。这个过程能够将新学习连接到多个记忆网络，并且可能需要在整个大脑中达到一定的临界连接量才能成为反射性的。修通反映了新的记忆关联矩阵在扩展并逐渐稳定下来。它也反映在建构的新叙事里，新叙事包含了来访者的行为、感受和自我认同被改变了的那些方面，而这种新叙事能够成为记住并巩固新学习的一种途径。

## 病态的照料

> 在一个男人到了 35 岁时，他会明白，他在高中所学到的正确的男
> 人、强悍的男人、真正的男人形象在生活中是行不通的。
>
> ——罗伯特·布莱（Robert Bly）

杰瑞的病态的照料可能是自我紊乱的表现形式之一，这种自我紊乱被称为自恋。自恋的特点是它有两面性：一面是膨胀的自我重要感，另一面则陷入空

虚和绝望。这种自我形成的根源在于，寻求爱和调谐的孩子发现了母亲的困境（Miller，1981）。孩子被剥夺了自我发现的可能性，所以在真实或想象的被遗弃风险的威胁下，孩子通过照顾父母来进行心理补偿。

聪明而敏感的孩子会调谐和调节父母的情绪，并迎合父母对他们的期望。这些孩子通常会显得比较早熟，并且因为有能力调节周围人的情绪而感到慰藉。由于他们有能力调节父母一方或双方的情感，所以这些孩子心中充满了膨胀的自我重要感。米勒和温尼科特将病态的照料称为假自体的一种特殊表现形式，杰瑞则将其描述为戏剧性的外表和内心监控他人的机器人。

自恋的另一面则反映出孩子情绪世界的某些方面没有得到镜映。这个真自体，或者说每个人独有的并寻求表达的那部分自己，未发展起来并最终被遗忘。这个情绪内核（emotional core），或内在的小孩（inner child）[1]，在每一段新关系中都尽职尽责地照顾他人，同时秘密地、默默地等待被养育。情绪自我的这一层面表现出被遗弃带来的空虚、失落和羞耻感，它也体现了生存如何取决于对他人的照顾。这是为什么他们会抑郁、感觉自己是个骗子，并且因为核心羞耻感而与生活缺乏情绪联结。

社会脑的发展和随后形成的自我感逐渐变得专注于预测与调节父母及他人的情绪与需求。这种能力有助于个体避免被遗弃的焦虑，但同时也阻碍了他们发展理解、表达和调节自己感受的能力。这样的孩子在形成自我觉知的过程中，将他人的情绪体验为自己的情绪，并且会体验一种过分的责任感，甚至强迫性地去调节周围人的情绪。在杰瑞的案例中，为心烦意乱的女性做早餐帮他回避了自己失调的情绪世界，而他对这个世界知之甚少。

于是乎，照顾他人被用来取代自我安抚的能力和内在情绪的组织。病态的照

---

1　"内在的小孩"与下文的"内心的孩子"和前文温尼科特的"真自体"是可以互换的概念，它指天性能够自然舒展的那部分自己。在《疗愈内心的孩子》（*Healing the Child Within*）一书中，查尔斯·惠特菲尔德（Charles Whitfield）列举了真自体与假自体的差别，例如真自体是自由的、随性的、真诚的、沟通的、接纳的、直觉的，而假自体是受约束的、有计划的、不真诚的、拒绝的、沉默的、嫉妒/批判的、理性的。如果我们的需求得到满足和尊重，真自体会发展起来；而如果我们遭受虐待和忽视等，真自体会被压抑，假自体则被发展出来以求生。

顾者来接受心理治疗主要是因为他们无法将自己和他人的需求划清界限，而这让他们感到沮丧和心力交瘁。虽然和别人相处很辛苦，但独处更难，因为他们需要通过调节别人来逃避自己的内心世界。对于这些人来说，即使他们在一段关系中被殴打或被虐待，这也远没有孤独可怕。照顾者是难以治愈的，因为他们在早期的依恋关系中早已了解到，当他们处于困境时，帮助不会很快到来。和杰瑞一样，他们坚信，最好不要考虑自己的内在需求，而是要继续"给人们他们想要的东西"。

## 爱丽丝·米勒：童年经历的考古学家

> 描绘美丽的图景并不是我本意……我只想让真相大白。
>
> ——爱丽丝·米勒

我们与父母的关系在我们社会脑的塑造过程中扮演着极其重要的角色。这在维也纳心理治疗师爱丽丝·米勒的一系列优雅简单的作品中得到了最好的表达。米勒对她所谓的天才儿童（gifted children）[1]所做的工作关注杰瑞这样的成年人。这些成年人的父母的情绪需求大于其调谐孩子的能力。米勒的立场与她善于分析的同事截然相反。她重新定位了治疗师的角色，认为治疗师应该成为成年来访者内心的孩子的拥护者。她回溯来访者多年前的历史以便重新访问遗忘已久、被压抑的童年经历，从而重新解释来访者的许多成年行为，认为它们反映了他们早期的适应性依恋史。在观察内隐记忆的非语言重演的过程中，米勒提出了一些与她的来访者曾暴露在什么影响之下、他们年幼的大脑如何适应，以及怎样才能发掘出他们为了生存而不得不放弃的真自体的假说。

米勒对探索童年的考古学观点包括，她意识到，随着大脑的发育，不同发展

---

1　在《天才儿童的悲剧》（*The Drama of the Gifted Child*）一书中，爱丽丝·米勒指出，孩子的天赋在于"他感情的强烈程度、体验的深刻程度、好奇心、智慧、敏捷——以及他的批判能力"。

阶段的记忆也反映了不同的经验模式。作为一名拥护者，米勒将治疗视为一个过程，在这个过程中，治疗师帮助来访者发掘他们的历史，不是从成人的角度，而是按照它在童年时代存储起来的方式原封不动地进行发掘。这些皮层下网络中的内隐记忆不会随着时间改变，而是会保持其初始形式，正如来访者年幼时，以当时的大脑发展水平和成熟度对这些经历的体验。米勒根据她的临床经验，而不是多重外显和内隐记忆系统的理论知识形成了这一观点。

她用双重遗忘（double amnesia）一词来描述如下过程，即这些孩子不得不首先忘记自己的某些不被家人接受或包容的部分（例如感受、想法和幻想），随后，在第二个层次，忘掉这些感受已经被遗忘的事实。这两层遗忘确保孩子们不会退回想要或需要他们并不拥有的父母的状态。鉴于我们对多重记忆系统及其能够互相分离的特点的了解，米勒所说的双重遗忘很可能基于内隐和外显记忆系统之间的脱节，以及没有涉及个人需求的自我叙事的构建。

孩子在建构自我叙事方面缺乏帮助，再加上为了在自恋的照顾者身边生存下来，他们必须保持高度的焦虑和警觉，而这些都会扰乱自传体记忆的巩固。米勒的工作旨在重建过去，这种重建依据的是可获得的有意识记忆，以及与之融合起来的、来自内隐记忆系统的非语言表达。米勒会检查这些来访者当前的经历以了解他们的情绪真相，然后沿着假设的轨迹追溯这些经历的起源。米勒会问他们，其他小孩在相似的情况下可能会有什么感受，这可以调用来访者出众的共情能力，进而使他们获益。这种方法能够建构起另外一种叙事，而这种叙事的真实性虽然无法检验，但它与有意识的经历在情绪上是一致的。在以后的生活中，天才儿童不会叛逆，而这会成为问题。这些孩子无法处理自己的情绪记忆，也无法建构自己的人生故事，因此会不断寻找需要被养育的人。

对米勒来说，这些天才儿童对父母的暗示非常敏感，他们天生就能够根据父母有意识和无意识的信息来塑造自己。这些孩子常常被称为共依附的。在医生、护士、社会工作者和治疗师等服务行业，他们在从业者中占很高比例。从本质上讲，他们之所以从事这些工作，是因为他们试图把自己的防御发展为一种职业。杰瑞敏感、智慧且机智，非常符合这类人的特征。

米勒所描述的天才儿童虽然功能性很强，但往往会感到空虚、缺乏活力。这是因为他们的活力和真自体在过去不具备适应性，从而被抑制和放逐在觉知之外了。这会造成一种脆弱性，使他们不仅容易受到人格障碍的影响，而且还容易无意识地将镜映反转（mirror reversal）传递给下一代。没有得到充分养育的父母往往希望从孩子身上得到他们多年前没能得到的照顾和关爱。米勒说，"这些母亲从前未能在自己母亲身上找到的东西，现在她们在孩子身上找到了。她们的孩子就像回声一样受她们摆布、受她们控制，完全以她们为中心，永远不会抛弃她们，并会给予她们充分的关注和仰慕"（1981）。

孩子本能地想要与父母建立情感纽带，而这种本能驱使他们不顾一切地这样做。当这样的孩子没有从母亲的眼睛中看到任何倒影，而只看到"母亲自己的困境"时，他们会根据母亲的心理需求来塑造自己（如果可以）。强迫性的顺从最初在回应自恋或虐待性的照顾者时是利于适应的，但在发展自我和与他人的关系时则会变得不利于适应（Crittenden & DiLalla, 1988）。

因为来访者在孩提时代完全无力抵抗父母无意识的胁迫，所以米勒觉得，成年来访者内心的孩子总是需要一个拥护者。我们大脑的设计特点是能够适应环境的要求。请记住，孩子的第一个现实是父母的无意识，早在孩子的自我觉知和独立身份形成很久之前，父母的无意识就通过右脑与右脑之间的调谐被转移到了孩子身上（Enlow et al., 2013）。因为它根植于早期内隐记忆中，所以永远不会作为自我以外的任何东西而被人体验。米勒急切地描述了这些父母所经历的悲剧：他们可能很清楚自己童年时的痛苦，并且可能发誓永远不会让孩子有他们那样的感受。代际传递之所以持续，是因为它是反射性的、无意识的，而且每一代人在某种程度上都会保护父母的形象，并防备自己未满足的情绪需求带来的痛苦。

尽管来访者通常对自己与父母的早期关系没有外显记忆，但米勒认为，这些学习经历被隐性地记录在来访者看待和对待自己的方式中。来访者严苛和消极的自我形象和超我会暴露出父母多年前对他们表现出的消极或冷漠的态度（Miller, 1983）。这些内隐的情绪记忆和行为记忆——表现在态度、焦虑和自我陈述等形式中——导致来访者持续压抑真实的情绪和需求。

由于这些孩子认为惩罚等同于内疚，所以他们可能会误认为被忽视或虐待证明了他们与生俱来的恶劣性。一位老师告诉米勒博士，全班一起观看了一部关于大屠杀的电影之后，班上的几个孩子说"但犹太人肯定有罪，否则他们不会受到那样的惩罚"（Miller, 1983）。儿童的这种内疚假设既保护了父母，又成了羞耻感和消极自我形象的发展核心。因为这种自我形象是由内隐情感记忆系统组织和存储的，所以孩子日后的身份认同会围绕着这个无意识的消极核心形成。照顾他人和强迫性完美主义反映来访者在不断尝试补偿无价值感以及对更多失望和遗弃的预期。

## 雷内·马格利特和他的母亲

> 我们绝不能仅仅因为日光几乎总是会照亮一个悲惨的世界而害怕日光。
>
> ——雷内·马格利特（René Magritte）

超现实主义画家雷内·马格利特有一幅画作，名为《几何精神》（*The Spirit of Geometry*），它是镜映过程反转的一个令人不寒而栗的例子（见图 18.1）。它描绘了一位母亲抱着孩子，但其不同之处却令人心惊：母亲与孩子的头和脸互换了。马格利特于 19 世纪与 20 世纪之交出生在比利时一个中产阶级家庭中，他是三个男孩中的老大。在他整个儿童期，他的母亲都患有抑郁症，且多次自杀未遂。事实上，家人为了保护她，每晚都把她锁在房间里。雷内那时还是个小男孩，也被锁在房间里陪她。1912 年 2 月一个寒冷的清晨，她设法溜出了自己的房间，溺死在桑布尔河中。雷内显然没有成功地让他的母亲觉得人生值得活下去。

## 图 18.1 《几何精神》，雷内·马格利特

马格利特的这幅母子图可能反映了他与母亲关系的内隐情绪记忆

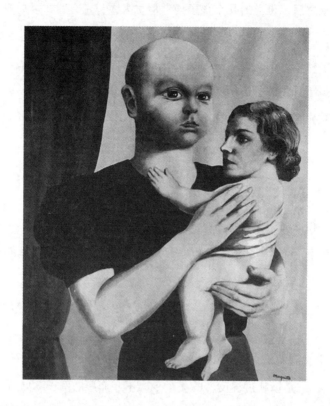

根据雷内的成年生活，我们可以合情合理地推断出，他小时候聪明而敏感，并且在童年的大部分或全部时间里都缺乏积极的母性关注。他 14 岁时，她的母亲自杀身亡，这再一次打击了他作为一个孩子的安全感。从这幅画里我们看到，年幼的马格利特看着母亲的眼睛，却发现了她眼里的疲劳、沮丧和空虚。从她的双眼中他读到"你做妈妈，我做宝宝"，而他答应了。回想起来，一位传记作者认为，马格利特只有在"饱受各种问题的折磨"时，他才会显得平和（Gablik, 1985）。

马格利特大部分的超现实主义作品都向我们传达了，"世界并不是我们看到的那样"这个信息。他受人尊敬的中产阶级家庭隐藏着一个巨大的黑暗而痛苦的秘密，而这个秘密成了这个小男孩人生体验的一个核心方面。虽然成年后的马格利特一再表示，他早年的经历与他的艺术创作无关，但我很难想象，他童年时所经历的丧失、背叛和遗弃没有在他的众多作品中回荡，告诫我们不要被我们所依赖的假设蒙骗。

## 本章小结

真假自体的分离反映出大脑有能力发展出分离的经验轨道。如果早期我们在非疗愈性环境中遭受了创伤和压力，那么我们甚至可能形成多个独立人格，现在我们称之为分离性身份识别障碍（dissociative identity disorder, 后简称为 DID）。我们可以合乎逻辑地假定，这些不同的体验状态被编码在不同的神经网络激活模式中。病态的照料、分离性身份识别障碍和其他自我障碍的存在表明了自我的脆弱性，并且倾向于去适应它所面对的任何社会现实。

大脑和自我的目的都是生存。对于我们每个人来说，我们如何组织自我——包括我们的人格、防御、应对方式等——体现了我们必须适应的条件。换句话说，自我的所有方面都是存储在神经网络中的内隐记忆，而这些网络组织着我们的情绪、感觉和行为。随着大脑努力预测和控制其物理环境和社会环境，这些网络在应对真实或想象的威胁的过程中被塑造出来。

第六部分

# 经验的重组

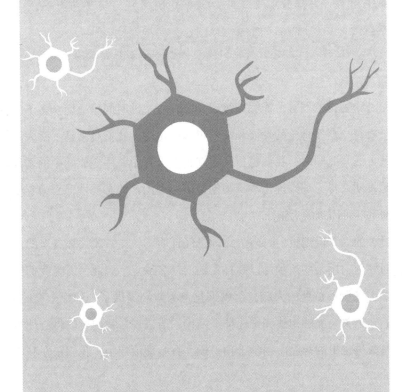

# 第十九章　心理治疗在进化上的必要性

> 无用的、古怪的、奇特的、不协调的事物——这些都是历史的标志。
>
> ——S. J. 古尔德（S. J. Gould）

人脑是个神奇的器官，能够持续成长并在一生的时间里适应众多不断变化的挑战。随着每一个新理论的发展和技术进步的出现，我们越来越了解大脑如何完成这一任务。与此同时，我们也正在揭露自然选择中一些更成问题的选择。如果必要性是发明之母，那么进化本身则创造了心理治疗的必要性，因为它塑造了一个容易遭遇各种困难的大脑。

在过去的一个世纪里，心理治疗师已经证明了，在一段关怀备至的关系的背景下，巧妙地应用某些技术可以弥补大脑的许多缺点。因此，因为我们有能力去连接、调谐和调节彼此的大脑，所以进化也为我们提供了一种疗愈彼此的方法。因为我们知道关系能够构建和重建神经结构，所以现在我们可以将心理治疗理解为具有悠久进化史的神经生物学干预手段。在心理治疗中，我们正在利用每一段关系中均可用的相同原则和过程，使我们能够联结并治愈另一个大脑。

在本章中，我们将重点关注大脑功能的八个方面，正是这些方面促使许多人前去寻求心理治疗：

1. 压力下语言和预测能力的抑制
2. 差异化的半球处理
3. 对早期学习的侧重
4. 恐惧的顽固性
5. 应激激素的破坏作用
6. 无意识处理的速度和数量
7. 投射的首要地位
8. 无意识的自我欺骗

本章可以当作对整本书的回顾，因为我会援引许多我们之前已经讨论过的神经科学研究结果。然后，我们会将其中的一些原则应用到一个PTSD案例中。

## 压力下语言和预测能力的抑制

> 如果一个人的知识杂乱无章，那么他拥有的知识越多，他就越困惑。
>
> ——赫伯特·斯宾塞

当动物听到奇怪的、可能具有威胁性的声音时，它们会停下脚步，安静下来，并扫视周围环境以寻找危险物。该原始反射背后的逻辑非常清楚——静止和沉默使我们在准备逃跑或溜走时不那么可能被捕食者看到或听到。研究表明，在这些高唤醒状态下，负责言语生成和其他行为的布洛卡区会受到抑制。

虽然这种反应可能是没有语言能力的动物所做出的积极适应，但对于人类来说，这却是我们为受到惊吓而付出的高昂代价。将感受用语言表达出来和建构关于我们经历的叙事，这对于情绪调节、把情绪和认知的神经网络关联起来，以及组织连贯的自传体记忆来说都是必不可少的。最重要的是，语言的缺席会使我们无法获得与他人进行积极联结带来的疗愈性效果。丧失建构叙事的能力在以下情形中尤其成问题：被施虐者强迫而沉默，忍受了无法言说的严刑拷打、战争等恐怖事件，或者所爱之人离世。

丧失表达感受的能力也会干扰那些向下连接到杏仁核的下行抑制性皮层网络的构建。你可能经历过交通事故或被抢劫的创伤体验，在接下来的几天和几周内，你感觉自己被驱使着一遍又一遍地讲述这个故事。随着时间推移，伴随着与创伤事件有关的情绪慢慢消散，倾诉的欲望会逐渐减少。我怀疑，讲述该故事会构建某个回路，而该回路参与抑制杏仁核和消除恐惧。

除了在语言中的作用，布洛卡区还协助参与排序、预测和行动的神经网络（Nishitani et al., 2005）。因此，伴随着语言的丧失，遭受过创伤的人也可能会在日常生活中自动定向时遇到困难，而我们其他人则能不假思索地这样做。这可能是遭受过创伤的人似乎会经历更多事故、糟糕的关系和不幸的原因。语言能力丧失和预测能力下降会增强创伤的长期影响，因为它们会提高来访者遭受持续压力和反复受害的可能性。

谈话疗法会刺激来访者的语言网络并鼓励他们创造出关于创伤经历的适应性叙事。治疗师关怀的姿态和娴熟的技能都能促使来访者产生适度的唤醒状态，从而促进神经可塑性过程，而该过程是构建那些连接到边缘系统和脑干中心的下行抑制性纤维所必需的。将感受用语言表达出来还可以刺激布洛卡区，并帮助平衡左右脑的处理。心理治疗会激活布洛卡区，解除语言抑制，恢复预测能力，并支持适应性学习所需的神经可塑性过程。

# 差异化半球的信息处理

*心智总是最后才知道。*

——迈克尔·加扎尼加

在灵长类动物和人类的进化过程中，左右大脑皮层逐渐变得越来越专业化，左侧主要用于形成有意识、语言的自我，而右侧则用来形成躯体、情绪的自我。很有可能，随着大脑半球的分化，让其中一个半球在有意识处理的执行控制中起带头作用变得越来越有必要。我们有相当多的证据表明，左半球承担了这一职责，同时还专门负责维持中度的唤醒状态和社会联结。右脑会不断地向左脑提供信息，但当我们清醒时，左脑并不一定总是会允许这种输入进入意识之中。

如果左右脑输入之间的适当整合和平衡被扰乱，就可能导致一个半球或另一个半球占主导地位。正如我们前面看到的，左脑对右脑抑制过度会导致述情障碍，而抑制太少则会导致过度情绪化、奇幻的想法或幻听。创伤会增加左右脑平衡和协调被破坏的可能性。PTSD 的侵入症状是右脑渗透进左脑的明显例子。同样如我们在前面看到的，左右前额叶皮层分别侧重积极和消极的情绪，因此如果这二者的体内平衡被扰乱，就会导致极度的抑郁和躁狂。

如果我们在早期发展中遭受创伤，那么大脑的两个半球会变得不那么协调和整合，从而导致情感调节和社会意识的积极性出现问题。在童年有被虐待和被忽视史的人胼胝体更小，并更容易遭受 PTSD 症状的折磨（De Bellis et al., 1999; Teicher et al., 2004）。他们脑中用于整合左右过程的连接性纤维更少，而其发展特点是横向整合减少。

治疗师直觉地寻求情绪和认知在表达上的平衡。我们鼓励过分理智的来访者觉察并探索他们的感受。另一方面，我们为被焦虑、恐惧或抑郁压倒的来访者提供工具，让他们利用左脑的认知能力帮助调节这些情绪。许多来访者的情绪和认知不平衡，部分原因在于，大脑的两个半球在整合以及学习同一门语言方面挣扎。我们在治疗中创造的叙事力求包含来自两个半球的有意识的和无意识输入。

# 对早期学习的侧重

在实际运用我们的智力时，忘记和记住一样重要。

——威廉·詹姆斯

在我们出生时，我们大脑中负责社会情感处理的更原始结构就已高度发达了，而皮层则在生命的最初几十年中缓慢发展。我们大部分最重要的情绪学习和人际学习发生在生命最初几年，那时原始大脑处于掌控地位。我们逐渐成熟、发展出自我觉知，而早期经验早已对我们进行了设定。这些经验中含有一些感觉和情绪假设，而我们无意识地将其当作真理并接受。因此，大量极其重要的学习发生在自传体记忆或自我觉知发展起来之前（Casey, Galvan, & Hare, 2005）。对于我们大多数人来说，塑造我们大脑的那些早期互动永远无法被有意识地回想、反思或修改。进化的这一遗留物，即我们神经发展和心理发展的先后顺序，使得具有随机性的诞生和童年的起起落落变成了我们身份的核心以及我们受苦和死亡的原因。

早期经验对我们的大脑结构进行塑造，这种塑造对依恋、情绪调节和自尊这三个对我们最重要的领域产生终生影响。这三个领域奠定了我们与他人联结、应对压力以及感到自己有价值和值得被爱的能力的基础。考虑到我们对早期经验的控制极少，而且任何人都可以有后代，因此人脑相当一部分的构建是听天由命的。此外，我们已经看到，早期经验会影响我们的基因表达，而这会影响我们学习、调节情绪和未来养育孩子的能力。

很明显，我们对早期照顾者的依赖能够以非常糟糕的方式影响我们。我们在遭受了虐待和忽视的儿童身上看到了这一点。这些儿童进入青春期和成年期时经常会出现爆炸性愤怒、进食障碍、吸毒和酗酒等问题，以及其他形式的破坏性行为。他们也可能有身份紊乱的问题和糟糕的自我形象，而他们的愤怒情绪和反社会行为则会加剧这些问题。就像患有 PTSD 的退伍军人一样，这些孩子的大脑被塑造得可以在战斗般的日常生活中幸存下来，但无法很好地生活在平和之中。

在心理治疗中，我们能够运用一些工具探索早期经验，并有可能将我们的症状理解为不同形式的感觉、运动和情绪记忆。投射、移情、自尊和内在自我对话都是早期内隐记忆的表达方式，从中我们也许可以瞥见未被记住的早期互动。使无意识意识化在一定程度上意味着，察觉并理解早期经验给我们造成的持续影响。一旦这些形式的记忆能够被有意识地思考和置于连贯的叙事中，那么我们就可以重新整合分离了的情感、认知、抽象思维和身体意识的神经网络。这个过程打开了一扇大门，让我们能够减少羞耻感、增加自我同情心和创造疗愈的可能性。

## 恐惧的顽固性

正是对恐惧的永恒恐惧塑造了勇者的面容。

——乔治·贝纳诺斯（Georges Bernanos）

在我们出生时，杏仁核就已发育成熟，并充当我们大脑的执行中心。它的首要任务是弄清楚谁是安全的，谁是危险的。尽管随着我们大脑的发育，杏仁核不情不愿地与前额叶皮层共享执行控制权，但它仍然能够在痛苦和恐惧的状态下劫持大脑。杏仁核的工作是记住所有的威胁，并从这些经历中总结出危险的其他迹象。换句话说，杏仁核永远不会忘记。这种泛化倾向就是有些人在家之外惊恐发作后可能会患上广场恐惧症，或者有些人被猫抓伤后会害怕所有毛茸动物的原因。相比之下，海马体则会根据新信息不断进行重塑，而且可以轻松区分两种毛茸动物。进化使我们的大脑过分谨慎，哪怕恐惧可能会有一丁点儿作用，杏仁核也会让我们害怕。

恐惧使我们的思维和行为更加僵化。我们会变得害怕冒险和学习新事物，而这会让那些病人更易久病不愈。创伤的一个公认症状是恐新症，即对任何新事物都感到恐惧。一旦恐惧塑造了我们的大脑，使其以刻板的方式感知、思考和行动，我们就会倾向于保持这种僵化的模式，而我们的生存则会进一步强化该模式。我们的内在逻辑是自我延续的，而这使得我们很难找到与已知的答案不同的答案。学习的最好机会在于从别人那里获得输入，但恐惧可能会导致我们与他们保持一步之遥。当人们受到伤害或感到害怕时，他们不容易建立相互关心的关系，也不容易从中受益。开放和信任是脆弱的产物，即使与我们最爱的人相处时也是如此。

治疗师的培训和治疗语境都被设计得能够增强支持和信任，并为来访者提供始终如一的情绪支持。在咨询室内，治疗师会尝试成为来访者的杏仁核耳语者，并努力重新激活他们海马体和前额叶皮层内的新学习网络。温暖、共情的关怀和积极的关注可以为来访者创造一种心智状态，而该状态能够促进神经可塑性过程并提高积极改变的可能性。现在看来，治疗师能够帮助人们克服恐惧，这并不是通过消除创伤记忆，而是通过建立新连接来抑制基于杏仁核的记忆，以免它们触发自主神经唤醒。

## 应激激素的破坏作用

> 人是一个过于复杂的有机体。如果人注定要灭绝，那原因就是缺乏简单性。
>
> ——埃兹拉·庞德（Ezra Pound）

我们更原始的表亲皮层更小、生活在更简单的环境中，它们常常遇到危险，并且要速战速决。它们要么赢得战斗，要么输掉战斗；要么逃离捕食者，要么成为它们的晚餐。但是如果你给它们的大脑添加一个能够建造高速公路和信息高速公路的巨大皮层，那么它就必须适应一个总是充满挑战的世界，而这个世界中从来就没有任何明确的解决方案。巨大的皮层还添加了对未来的记忆，这让我们可能产生无穷无尽、各种各样的预期焦虑。除此之外，我们现在还拥有巨大的、创造可怕幻想的能力，而我们的原始大脑无法将这些幻想与现实区分开来。

正如我们已经讨论过的，应激情境会触发用于分解代谢的应激激素皮质醇的释放。皮质醇的座右铭是"为今天而活，因为明天我们可能死去"。作为糖皮质激素之一，它的任务之一是将复杂的碳水化合物分解成肌肉可用的能量。皮质醇的另一个作用是抑制蛋白质合成以节约能量。因为我们的神经生长和免疫系统都依赖蛋白质合成，所以长期高水平的应激激素会损害我们学习和保持健康的能力。

我们的原始应激系统非常适应简单的生活和小小的皮层，但这个系统被保存下来却让现代人的大脑有可能长期保持过高的应激激素水平。这会导致大脑的维持功能受损、学习能力不良和体质下降。由于慢性压力会抑制学习，因此心理治疗成功与否取决于我们下调来访者压力的能力。从特定的减压技术到支持性关系带来的安抚效果，压力的调节和心理治疗的成功是齐头并进的。因此，我们不应将减压技巧的应用仅针对少数特定的障碍，因为减压对于成功的心理治疗始终是必要的。

## 无意识信息处理的速度和数量

人随时都能为一个信念献身，只要这个信念对他来说并不很清楚。

——保罗·埃尔德里奇（Paul Eldridge）

为了生存，动物必须强悍或迅速；当乌龟或当野兔是同等可行的生存策略。虽然我们精密复杂的皮层将我们的大脑与这两种动物的大脑区别开来，但在皮层之下，三者非常相似。比更原始的表亲相比，我们庞大的皮层的确让我们拥有巨大的反应灵活性。当然了，仔细考虑不同选项需要时间，因此在某些情况下，快速反射的适应性要高得多。正因如此，我们保留了许多原始反射和对某些功能进行皮层下执行控制，以便为生存服务。我们像兔子一样的大脑使我们能够快速决定并做出有用的膝跳反应（knee-jerk response）。

虽然一次经历需要耗费大约 500～600 毫秒才能被有意识觉知登记，但杏仁核可以在不到 50 毫秒的时间内对潜在威胁做出反应。这意味着，当我们有意识地觉知到某个威胁情境时，它已经被我们更原始的神经网络处理过很多次了，已经激活了基于本能的、由过去学习组织的内隐记忆。这种无意识的背景会建构我们当下的经历，从而影响我们对那些被有意识地关注的事物的感知（Nomura et al., 2003; Wiens, 2006）。当我们意识到这个无意识过程的结果时，在我们的体验中，它好像就发生在当下，好像我们是在根据自己的自由意志和有意识的深思熟虑而行动。自由意志的错觉具有明显的生存优势，其中最重要的优势是让我们能够在复杂的情况下感到自信和果断。而这种策略的不利之处在于，我们有时会过于坚持自己的信念而无法考虑别的观点。

大脑皮层 90% 的输入都来自内部神经加工。因为它让我们能够根据过去的学习而进行快速评估和行动，所以这是有道理的。但它同时也会导致认知扭曲，而这些扭曲会使我们一直感到害怕、孤僻和困惑。想一想，那些在战斗多年后退伍的军人听到汽车回火时会闪避，或者在新闻直升机从头顶飞过时跑去寻找掩护。一个经历过早期遗弃的人成年后可能完全有能力开始新的关系。然而，在某个时候，亲密感可能会触发不安全或紊乱型依恋的内隐记忆，导致他害怕起来，并逃离一段可能健康的关系（Koukkou & Lehmann, 2006; Rholes, Paetzold, & Kohn, 2016）。这种逃离的冲动由嵌入原始大脑回路的内隐记忆驱动，它有可能很强烈、不可避免。克里斯托弗·博拉斯认为，这些基于内隐记忆的非理性行为被引发的根本原因是"未想到的已知事物"（Christopher Bollas, 1987）。

对于心理治疗是否会产生积极结果，其中一个关键的预测因素是，来访者是否思想开放、能够质疑自己的假定，尤其是不正确的和自我挫败的假定。一旦来访者开始明白，他们所认为的现实实际上是他们大脑和心智的产物，他们要么会逃离，要么会变得着迷。治疗师会试着让他们质疑自己的想法、信念和假定，并"向内行动"（act in）[1]，即前来参加治疗并谈论他们的冲动，以期将抑制性皮层的输入与原始的记忆、情绪和强烈欲望整合起来。依恋图式、移情和自尊都是内隐记忆塑造和扭曲有意识觉知的例子。正是这些无意识处理的模式促使弗洛伊德去

---

1　act in 与 act out 对应。前者指对情绪进行建设性地控制和处理；后者指因痛苦或不满而发泄情绪或行为不当，并且通常是不受控的、肉眼可见的。

开发一种支持我们探索无意识的治疗语境。心理治疗鼓励我们对大脑所感知的现实持怀疑态度，这是治疗师与研究型科学家和佛教僧侣共享的一条良策。

## 投射的首要地位

*找到消息灵通的人很容易——他的意见和你的一样。*

——米格尔·德·乌纳穆诺（Miguel De Unamuno）

人脑拥有复杂的社会网络，当我们观察周围的人并与之互动时，这些网络会被激活（Cozolino，2012）。在我们出生几小时后，我们就开始关注和模仿照顾者的面部表情。镜像神经元开始将观察和行动联系起来，使我们能够（1）通过观察他人而向他人学习，（2）预期和预测行动，以及（3）激活负责情感共鸣和共情的社会脑网络。我们还拥有能够自动分析他人行为和姿势的神经回路，从而形成有关他们心智的理论——他们知道什么，他们的动机可能是什么，他们接下来可能会做什么。与镜像神经元一样，拥有一套自动的、关于他人想法的理论使我们能够预测他们的行为以确保自身的安全，同时也能促进群体凝聚力提升和文化传播。

这样复杂的社会神经系统是数百万年的自然选择的结果，这些自然选择塑造了我们大脑阅读他人情绪、想法和意图的能力。我们对他人的密切关注清楚地向我们表明了社会信息处理对于我们的生存多么重要。因此，我们急于认为自己了解他人，因为读心术是即时的、强制的。用《圣经》中的话来说，我们社会脑的反射性习惯就是"看见弟兄眼中有刺，却不想自己眼中有梁木"（马太福音7：3）。直到最近，进化一直都认为向自我觉知中投资大量神经回路是不合适的。投射是自动的并可以减轻焦虑，而自我觉知需要我们付出努力并会产生焦虑——你认为哪一个会成为我们的常态？

鉴于我们把内部表达当作我们理解他人的内隐模型，所以有可能的是，弗洛伊德所谓的投射实际上是我们的大脑将我们对他人心理的自动理论，以及我们对自己的理解交织起来后产生的简单副产品。这可能就是为什么，我们经常在有关他人的想法和感受中揭露自己的真相。并且由于我们的个人身份形成于与他人的互动，也许自我与他人的分离（即边界）总是危险的，而这种分离在许多文化背景下甚至都不被认为是必要的。因为自我反思永远都不能摆脱个人偏见，所以自我分析通常不会成功。这就是为什么，最天真的观察者可以看到关于我们的许多真相，而我们自己却看不到。在亲密关系中，我们为彼此提供了另一双眼睛，这双眼睛能够以某些方式映照出我们的生活，而这是我们自己无法感知到的。

在心理治疗中，我们会教来访者扪心自问，思考他们对他人的想法和感受是否可以让他了解自己。在伴侣治疗中，我们鼓励来访者停止使用读心术，并学习切实地询问伴侣在想什么。每当我们探索我们对来访者的反应有多少是反移情时，我们也在进行类似的扪心自问。在接受治疗师培训时，我们学习根据个人历史去质疑我们的判断和假定。我们还会学习使用镜像神经元和心理理论来增强我们与来访者的调谐并探索他们的内心世界。在治疗中我们需要收回投射并处理移情和反移情，这样我们能够把有关他人的想法当作自我洞见的潜在来源。

## 无意识的自我欺骗

人们使用思想仅仅是为错误行为辩解，而使用语言则是为了掩饰思想。

——伏尔泰（Voltaire）

依据于神经架构和日常经验，自我洞见似乎并没有对自然选择施加强大的压力。事实上，自然选择可能选择了反对它，因为真正的自我认识会让我们犹豫不决、充满怀疑和士气低落。那些扭曲现实的防御可以通过减少焦虑、羞耻和抑郁帮助我们。同时，它们可以增强社会凝聚力，因为它们让我们对最亲近者的行为做出积极解释。一位睿智的法官曾观察到，被他送进监狱的每个人都有"一位有着无辜孩子的母亲"。自我欺骗不仅可以减少焦虑，还可以增加成功欺骗他人的可能性。如果我们相信自己扭曲和非真相的信念，我们就不太可能通过非语言的迹象和行为泄露真实想法和意图。反向形成，或与我们真实欲望相反的行为和感受，也非常有效。弗洛伊德的防御机制和社会心理学的归因偏差记录了大量这样的扭曲。

安全型依恋和自我力量关系到我们听取反馈、接受自己的局限性，以及使用现实扭曲程度更低的防御的能力——使用幽默而不是压抑，使用升华而不是否认。在心理动力学派的治疗中，我们不仅为来访者提供解释、澄清和反思，而且还提供另一种视角（我们自己的视角），而他们可以利用这个视角来帮助发现自己。这就是为什么治疗师自己接受心理治疗这件事对于来访者非常重要。在当今庞大的社会群体中，自我觉知对于我们物种的生存已经变得越来越重要了，也许对于个体的生存来说，它与自我欺骗一样重要。扭曲现实以减少焦虑可能会让富人变得更富有、让正直的人感到自己的信仰是合理的，但从长远来看，这会给环境和社会带来一些影响，从而给所有人带来负面影响。

我怀疑通过这些讨论你已经认识到了来访者的许多问题，也许还认识到了你自己的一些问题。虽然大脑和心智以支持我们生存的方式进化，但它们同时也对我们的情绪健康和身体健康制造出各种各样的威胁。这些进化遗产使来访者和治疗师都很容易遭受分离和痛苦的折磨，也引导着我们携手去寻求解决方案。让我们来看看这如何体现在生活中和治疗中。

## 帕特里克

> 人天生就是残破的，活着就是做修补的工作。
>
> ——尤金·奥尼尔（Eugene O'Neill）

帕特里克是一名 35 岁左右的男子，他带着自己的生活"正在崩塌"的抱怨前来接受治疗。帕特里克健谈而且显然很聪明，他是那种很快就可以跟人聊得热火朝天的人。我立刻被他的故事所吸引，觉得我们的治疗会面既有趣又愉快。我很快就了解到，他在康涅狄格州的海边长大，父亲是一名渔民，有"酗酒问题"；他的父母在几年前都去世了。最近他分手了，分手的时候和女朋友发生了肢体冲突，这促使他开始审视自己的人生。"那很不像我，"他说，"有什么地方出了大问题。"在我们最初的几次治疗会谈中，有两件事让我印象深刻：他生活在巨大的情绪压力之下，酒精在他的生活中无处不在。

帕特里克最初的兴趣在于理解上一段恋情期间以及分手时发生的事。尽管他感觉有一些更大的问题隐藏在表面之下，但他无法说清问题可能是什么。"那是你该做的事。"他笑着告诉我。从我们的讨论中我清楚地看出，酒精从一开始就是帕特里克生活的一部分。他父亲酗酒的问题对他和家人都产生了许多负面影响。帕特里克和前女友也大量饮酒，而且饮酒后他们总是发生争吵。很明显，帕特里克和他父亲都用酒精来应对焦虑、悲伤和丧失。

我进行的第一个重要干预竟然是实事求是地问他一个问题——他是否觉得自己有酗酒的问题。考虑到他父亲的酒瘾以及他告诉我他一辈子都在喝酒，我以为我会听到"这还用问吗！"的回答，同时预期他会对我的迟钝感到些许同情。相反，帕特里克对我的问题感到惊讶。他似乎从来没有认真考虑过自己可能是个酒鬼。起初，我对他的惊讶感到吃惊，并惊叹于他的大脑竟能将觉知的不同层面隔离开来。他早期的学习具有强大的力量和说服力，使他能够将饮酒正常化，并否认自己的情绪。这造成了一种分离，使他没能意识到这个显而易见的事实。

他没有进行防御，而是开始讨论他与酒精的关系，就像调查人员寻找犯罪线索一样。他自发地与我分享，他关系中的许多困难似乎都出现在他喝酒的时候。帕特里克看出来了，他用酒精麻痹自己的感受，并且酒精给他的学习、工作和所有关系都带来困难。在听自己的叙述时，他逐渐意识到，他跟父亲一样是个酒鬼。从他的表情可以看出，通过倾听自己的故事，他逐渐变得更了解自己了——他经历过这个故事但从未反思过。帕特里克开始使用语言来整合情绪和思维网络，他的自我觉知扩展了，而他正从这个扩展的视角去重新评估他过往的经历。

真切地意识到自己有酗酒问题之后，他问我，他应该做什么。虽然我再次预料他会用"这还用问吗！"回复我的建议，但我还是说道："嗯，你可以停止喝酒，加入匿名戒酒会，并尝试遵循那些步骤。"再一次，帕特里克的反应像是觉得这是一个非常新颖的想法，他也许会去尝试。根据我过去的经验，我预料在他愿意尝试匿名戒酒会之前，我们要花很长一段时间去克服他的抵抗情绪。但是，他言出必行，停止了喝酒，加入了匿名戒酒会，找到了帮助者，实施了那些步骤。（请初级治疗师注意——这种事情几乎不会发生。）

帕特里克就这样迅速地意识到了、探索了，并最终解决了这个问题，在这个过程中他表现出了高度开放的心态和饱满的热情，这让我好奇，如果他的父母给了他哪怕一丁点儿有见地的指导，他的人生会是什么样子。哪怕他们只教会了他如何用语言来表达自己的感受，哪怕他只学会了如何更了解自己，或者将问题解决的技能应用到自己的生活中，那么他显而易见的优异智力和上进心也能被用来应对各种挑战。他早期的慢性压力，加上家人的沉默和羞耻感，导致他抑制了语言和有意识的觉知。

帕特里克像许多酗酒者的孩子一样，很擅长为他人提供建议，却完全不了解自己。父亲的酗酒、家庭经济困难、兄弟姐妹的问题总是优先于他的个人需求。在儿童期，几乎没有人花时间去教他学习如何应对负面情绪——这是一种习得的而非天生的能力。像许多人一样，虽然被朋友和家人包围着，但他孤独地长大，内心的情绪动荡只能通过不当行为发泄出来。他混乱的内心情绪世界，以及他的应对策略和防御方式在人生早期就建立了起来，并一直延续到成年期。他一直很害怕自己内心的混乱，也很害怕去直面这种混乱，这使得他几十年来一直不停酗酒和逃避自己的情绪。

当他清醒过来，酒瘾背后的情绪和防御就开始浮现。在匿名戒酒会的帮助下，他了解了酗酒带来的典型挣扎和隐患。在匿名戒酒会进行的会谈最终引导他对"酗酒者成年子女联合会"（Adult Children of Alcoholics）[1]的行为准则进行了探究。事实证明，对他来说这比饮酒的影响更为重要。在接下来的几个月里，他的

---

1　酗酒者成年子女联合会成立于 1973 年，旨在帮助酗酒者的成年子女化解功能失调的原生家庭带来的负面影响，从而恢复心理和情绪健康。该组织也帮助在其他类型的功能失调的家庭中长大的孩子，如虐待、性侵受害者的家庭。该组织认为，这些成年子女通常会表现出高度一致的情绪、行为、认知和心理问题。

冲动、急躁、病态的照料行为以及无法适当处理负面情绪的问题成了我们治疗的重点。我们逐一应对了一个又一个的情况，解构了他的假定，并探寻了新的思维、感受和行为方式。本质上，我们所做的工作其实是应该在他的儿童期，在他与父母的无数次互动中进行的。恐惧的顽固性令人印象深刻，它使我们许多人一辈子都在逃避童年的痛苦和困惑。

在我们的治疗会谈中，帕特里克提到了 2001 年他在纽约金融区工作。不知为何，在此之前我从未想过去问他"9·11"恐怖袭击事件对他造成了什么影响，同样，他也从未提起。当我问他是否受到了影响、受到了怎样的影响时，他漫不经心地提到，他当时失去了很多朋友，但认为自己没有受到任何负面影响。他的语气与他描述早年家庭生活时的语气相似得惊人，所以我请他告诉我在那可怕的一天中他的经历。他告诉了我以下故事：

那时我住在新泽西，事发时正乘渡轮横渡哈德逊河去华尔街。那天早上我睡过头了，所以在 8 点 30 分时还没有到公司上班，甚至 9 点钟时还在过河。渡河中途，船上一些人注意到市中心冒烟了。人们于是逐渐聚集到渡轮前部，观看世贸中心附近好像着火了的情景。几分钟后，一架沿着哈德逊河往南的飞机从低空飞过。我们看着它飞过自由女神像，猛地向左倾斜着飞行，然后返回了曼哈顿。

当第二架飞机撞上大楼时，我们离码头已经很近了，可以看到人们在公园里奔跑。爆炸产生的冲击波让人们遭受脑震荡，这使得他们来回摇晃，犹如风中的草叶。当飞机撞了第二座楼时，我们才明白我们受到了攻击。我感到激愤不已，急于抵达码头，看看我能帮忙做些什么。我想起父亲谈论过珍珠港事件，他说事发第二天早上他和朋友们在部队的招聘办公室里排队。

当我们靠近码头时，人群冲上前来想要逃离他们身后的死亡威胁和混乱。但就在我们即将到达码头的那一刻，渡轮放慢了速度并改变了航向，以避免被这乱哄哄的人群淹没。在返回新泽西的途中，我开始想起我认识的那些在世界贸易中心工作的人，想象他们被困在这些正在焚烧的楼里会是什么感觉。我记得，盯着城市上空升腾起的巨大烟雾时，我感到麻木。回到泽西市后，我们都站在码头里看电视，看到两栋大楼先后倒塌。有些女人哭了，甚至有些男人也哭了；我们都呆若木鸡，互相倚靠着以免瘫倒在地。

电话系统崩溃了，所以我什么也不能做，只能想象朋友们在哪里，是否还活着。回到家后，我无法将视线从电视上移开。我时不时会看到一个我认识的人，目光呆滞、满身灰尘，蹒跚地走过摄像机前。很久之后，我终于注意到天黑了，我也饿了。那天晚上晚些时候，我终于与女朋友取得了联系，第二天我们开车向南，就像活死人一样。最终我们找到了一个旅馆，在房间里连喝了几天酒。

帕特里克处理"9·11"恐怖袭击事件的影响问题时都采用了分离的方式。该防御方式与他处理童年以来的经历和感受的方式类似。他早年就学会了通过否认的防御机制和格斗型体育运动来逃避自己的情绪。喝酒、工作、社交都变成了逃避或压抑感受的强迫性方式。他的智力使他能够在工作中取得成功并将不健康的行为合理化。但每天醒来时，他都发现自己处在同一个悲伤、可怕、孤独的世界里。

双亲中如果有一人酗酒，就会给孩子造成许多负面影响，这些影响已经是众所周知的了。酗酒者出现和消失的不确定性会给孩子带来恐惧和不确定性，同时酗酒者更可能表现出极端的情绪反应，这些都会对孩子各方面的发展造成毁灭性影响。这些孩子通常学会不需要他人的情绪支持，同时发展出一个假自体来照顾父母并维持家庭幸福的表象。不幸的是，他们从未得到诉说自己的经历所需的帮助，也没有发展出一个能抚慰自己的内心世界。早期恐惧持续存留在内隐记忆网络中，但他们缺乏能够疗愈他们的表达机制和社会联结机制。他们常常与遭受过创伤的人结为伴侣，又在这样的关系中发泄自己的情绪，于是，他们再次创造出自己拼命试图摆脱的混乱。

起初，帕特里克很难专注于自己的感受和个人问题。最初他的注意力总是回到女朋友的问题、缺点和局限上。直到他变得不那么焦虑不安和更能够自我反思后，他才发现，他和女朋友有着许多相同的问题。像我们大多数人一样，他发现，关注她的问题比关注自己的问题更容易。要逐渐改善他的问题要求他将注意力重新定位到自己的行为和感受上。接下来，帕特里克必须发展出一种语言来描述和分享他的内心世界。最后，他必须反复不断地由内而外地体验生活，并学会以同龄人的身份，而不是作为一个照顾者或疯狂的酒鬼与他人建立联结。

## 本章小结

人脑的复杂性反映了数百万年的进化适应。在该适应过程中旧的结构得到保存和修改，与此同时新的结构得以出现和扩展。无数相互作用的网络和设计上的妥协为破坏神经系统的平滑整合创造了沃土。大脑在发展上和功能上的复杂性正是它如此脆弱的原因。即使我们假设大脑数以万亿计的组成部分各安其位、各得其所，并按照它们的基因模板工作，整合的心理功能还是会面临许多挑战。

意识和无意识信息处理过程的中断、多重的记忆系统、两个半球之间的差异、隐藏的信息处理层、执行结构繁多，这些都是分离和失调的潜在根源。这些神经系统的协调和体内平衡被破坏则是心理困扰和精神疾病发生的神经生物学基底。

驱动进化的是物种的肉体生存，因此，大脑的大部分功能都集中在自动的战斗或逃跑机制上，而不是有意识的、富有同情心的决策。正因如此，我们对恐惧和焦虑进行的有意识和无意识管理是我们的人格、依恋关系和身份认同等的一个核心组成部分。大脑在出生后仍会在很大程度上进行发育，并且早期童年经历对大脑塑造的影响极强，这些都增加了我们遭受心理困扰的可能性。

心理治疗师受过系统训练，以便他们的社会脑充当连接和修改来访者大脑的工具。通过这些人际神经生物学过程，治疗师能够充当来访者的外部调节性回路，从而帮助来访者重新实现能量和信息的最佳流动。这种最佳流动不仅发生在大脑的两个半球内部和之间的回路中，还会经过各个层次的神经系统，从原始的下部区域到新皮层最新进化出来的部位均包含在内。正是通过这样整合增加，来访者才能够进行更优化的心理处理，而他们的症状也会被功能性行为取代。

# 第二十章　刺激神经可塑性

> 生存下来的物种不是最强壮的，也不是最聪明的，而是对变化最为敏感的。
>
> ——查尔斯·达尔文

心理治疗师经常哀叹这样一个事实：早期关系对孩子大脑的影响非常强大，而父母在孩子的早期发展中却没有做得更出色。但如果我们从持续的可塑性的角度来看待大脑，我们在咨询室里能做到些什么？大脑在多大程度上是可塑的？可塑性是否可以增强？治疗关系对大脑能产生多大影响？这些问题都是心理治疗的核心，因为我们依赖大脑在传统上认为的敏感期过去很久之后仍能改变的能力。

在缺乏一个基于大脑的改变模型的情况下，心理治疗出现并存活了一个世纪。旧观点认为大脑是一个静态实体，这促使心理治疗独立于生物科学发展起来。幸运的是，当前的神经科学研究发现，我们的大脑能够不断适应新挑战。事实上，治疗师已经学会了将依恋、情绪调谐和叙事用作改变大脑的工具。

有研究探讨了父母角色如何印刻在雏鹅身上（Lorenz, 1991），也有研究论证了视觉暴露期对猫枕叶发育的重要性（Hubel & Wiesel, 1962），这两项研究成为本科教育和大众科普中的标准教材已有半个世纪了。不幸的是，这些广为流传的研究给人留下的印象是，所有脑部发育的时序都是由模板基因预先决定的，而它将早期经验不可磨灭地印刻在我们的神经架构中（Rutter & Rutter, 1993）。

事实证明，从动物行为学中提取印刻和关键期等概念并将其应用于人类的发展可能误导性极强（Michel & Moore, 1995; Roth & Sweatt, 2011）。我们现在已经知道，基因表达是由人一生中的经历控制的，并且我们也知道，环境的变化无论好坏都会持续对我们产生积极和消极的影响，而且我们大脑可塑性更强。人类的学习复杂而灵活，程度远超科学家们相信的那些关于更低等动物的印刻和发育关键期的早期研究结果（Hensch, 2004; Keverne, 2014）。

回想一下，敏感期是指神经网络蓬勃发展的时期，与之对应的是这些网络所负责的技能和能力的快速发展（Chugani, 1998; Fischer, 1987）。尽管毫无疑问，这些影响深远的时期确实存在，但是，永不停息的学习仍未有定论。随着神经科学发现越来越多关于神经发生、神经可塑性和表观遗传因素持续构建大脑的例子，人们越来越多地认识到，我们一生都保有神经可塑性（Bornstein, 1989）。

对神经可塑性的研究历来注重大脑在早期脑损伤后的适应能力（Goldman, 1971; Goldman & Galkin, 1978; Henry et al., 1984）。而今天，人们认为，拥有可塑性是大脑在任何年龄都能保持健康的一个基本原理。现在人们已不再认为成人大脑缺乏可塑性，而是认为虽然它越来越倾向于神经稳定性，但也保留了新学习的能力。成人大脑处理信息的方式似乎也会发生变化，以便更适合不同的人生阶段，而这是大脑灵活重组的另一层面（Cozolino, 2008; Stiles, 2000）。我们对可塑性的看法发生了重大转变，这导致我们迅速扩展对终身学习和适应的神经生物学机制的兴趣和探索（Rosenzweig, 2001）。

# 用进废退的可塑性

*教育不是在为生活做准备；教育就是生活本身。*

——约翰·杜威（John Dewey）

你也许还记得，在回应内部或外部刺激时，突触的强度会发生改变，而人们认为这是学习得以发生的基础。长时程增强过程延长了放电时同步和互联的那些细胞群的兴奋度（Hebb, 1949）。这只是极其复杂的一组机制和相互作用中的一小部分，这些机制和相互作用塑造了数十亿个独立神经元之间放电的连接、时序和组织，而这些神经元构成了神经网络。

可塑性是指在我们适应生活不断变化的要求时，神经元有能力改变它们相互关联的方式（Buonomano & Merzenich, 1998）。这可能发生在跨突触信号传输的调节中、局部神经回路组织的改变中，以及不同功能性神经网络之间的关系中（Trojan & Pokorny, 1999）。人们已经证明，参与感觉和运动功能的那部分皮层会在使用情况发生改变、受伤后和技能学习期间重新组织（Braun et al., 2000; Elbert et al., 1994; Karni et al., 1995）。与非管弦乐演奏者相比，小提琴手的大脑皮层中专门负责左手手指的区域面积更大（Elbert et al., 1995）；盲文阅读者在感觉区域内也表现出类似的皮层可塑性模式（Sterr et al., 1998a, 1998b）；出租车司机拥有更大的海马体，用于存储和提取更多的视觉空间信息（Maguire et al., 2006）。

这些和其他研究都发现了皮层和皮层下区域具有用进废退的可塑性（use-dependent plasticity）。由于感觉运动区成熟和组织的时间很早，人们认为，其敏感期发生得最早，并且它是最持久、最不灵活的神经组织。然而，人们在这些区域内也发现了广泛的可塑性。这表明，大脑皮层中以适应变化为特征的执行区和联合区应该具有更多的突触发生、改变的突触连接，以及潜在的神经发生（Beatty, 2001; Dalla, Bangasser, Edgecomb, & Shors, 2007; Gould, Reeves, Graziano, et al., 1999; Hodge & Boakye, 2001; Mateer & Kerns, 2000）。事实上，研究发现，直到人生第五个十年中后期，男性额叶和颞叶的白质体积仍在持续增加（Bartzokis et al., 2001）。

皮层的激活和组织似乎能够持续改变；伴随着不同程度的刺激和剥夺，皮层表征会相应地进行扩展和收缩（Polley, Chen-Bee, & Frostig, 1999）。换句话说，大脑能够进行比我们以前所认为的更多更快的功能性重组（Ramachandran, Rogers-Ramachandran, & Stewart, 1992）。我们在一生中都能够学习新技能和新信息，这确凿地证明了我们拥有持续的神经可塑性。对神经可塑性的速度、程度和性质的研究是一个广阔的新科学前沿，并且，可塑性能够被增强对神经外科、教育和心理治疗均具有重要意义（Classen, Liepert, Wise, Hallett, & Cohen, 1998; Johansson, 2000）。

## 增强可塑性

> 生命在于成长。如果停止了成长，不管是在生理上还是精神上，那么我们跟死了没什么两样。
>
> ——植芝盛平（Morihei Ueshiba）

随着我们更多地了解敏感期的生物学机制，对这些机制进行控制的可能性开始出现（Moriceau & Sullivan, 2004）。如果神经科学家能够学会在心理治疗期间重启成人的敏感期，那会怎么样呢？黄及其同事发现，某些基因被改造过的小鼠视觉皮层敏感期的产生加速了。原来，这些小鼠身上的某个基因变异导致它们更早地分泌脑源性神经营养因子（BDNF），而它是一种神经生长激素。BDNF 能否再次引发敏感期，并在生命中任何时刻都用来激发更加精力充沛的学习？

康和舒曼（Kang and Schuman, 1995）发现，当把 BDNF 和另一种神经营养因子 NT-3 引入一个成年大鼠的海马体内时，这个大鼠的长时程增强活跃度增强了。在一项相关研究中，研究员发现，N-甲基-D-天冬氨酸受体水平更高的小鼠品系在学习和记忆任务中的表现更为出色（Tang et al., 1999）。N-甲基-D-天冬氨酸是一种神经递质，它参与神经元之间的连接形成，是皮层重组所必需的，并能限定与神经可塑性相关的某些转录过程（Jablonska et al., 1999; Rao & Finkbeiner, 2007; Wanisch, Tang, Mederer, & Wotjak, 2005）。N-甲基-D-天冬氨酸受体也被证明是启动猴子的长时程增强所必需的（Myers et al., 2000）

这项研究导致有人提出，使用 D-环丝氨酸（D-cycloserine）会增强 N-甲基-D-天冬氨酸受体的激活，而这可能会增强心理治疗的影响力。一项研究表明，在使用了 D-环丝氨酸后，再对恐惧症患者使用暴露疗法，暴露疗法的效果有所改善（Ressler et al., 2004）。胆碱能刺激效果表明，因为它能够激活神经生长激素，所以它也在神经可塑性中扮演着某种角色（Cowan & Kandel, 2001; Zhu & Waite, 1998）。在未来，对学习和记忆的生物子成分进行的研究可能会导致我们使用药物干预来提高大脑在上钢琴课时、准备期末考试时或心理治疗的某些关键阶段的学习能力（Davis, Myers, Chhatwal, & Ressler, 2006）。

就在几年前，神经科学中的传统观点是，我们出生时就拥有一生中能够拥有的所有神经元。后来的研究发现越来越多的脑区都能产生新神经元。研究人员已经在嗅球和被称为齿状回的那部分海马体中发现了能够无限自我更新的干细胞（Jacobs et al., 2000）。在人们了解了刺激干细胞的生物学过程之后，神经外科医生也许能够在受损区域诱导新组织的生长（Hodge & Boakye, 2001）。

人们正在研究神经元生长的内在生化过程，有朝一日，人们可能会利用这些过程来增强和支持可塑性，以及治疗神经退行性疾病，例如阿尔茨海默病和帕金森病（Akaneya, Tsumoto, Kinoshita, & Hatanaka, 1997; Barde, 1989; Carswell, 1993）。敏感期的加速或重建、通过调整生化过程来增强学习和记忆、培养新细胞，这些都与神经可塑性的潜在治疗用途相关。虽然未来的生物干预让我们满怀希望，但我们现在已经能够通过日常行为和互动来增强可塑性了。

## 丰富的环境与刺激的生活

智力成长应该在出生时开始，在死亡时才停止。

——阿尔伯特·爱因斯坦

　　丰富和有刺激性的早期环境能够对神经结构和神经化学过程产生长期的积极影响，这一点人们已经知道几十年了。研究表明，当大鼠被饲养在复杂和具有挑战性的环境中时，它们在大脑构建的许多方面都表现出进步（见表 20.1）。丰富的环境能够促使哺乳动物发育出更大、更复杂和更坚韧的大脑。

**表 20.1　丰富的环境对实验动物的影响**

**以下方面提高**

| | |
|---|---|
| 皮层的重量和厚度 [1] | 神经递质水平 [7] |
| 海马体的重量和厚度 [2] | 血管活性水平 [8] |
| 神经元树突的长度 [3] | 代谢水平 [9] |
| 神经元之间的突触 [4] | 基因表达量 [10] |
| 胶质细胞的活跃度 [5] | 神经生长因子水平 [11] |
| 神经生长激素水平 [6] | |

　　环境刺激大脑发育的作用非常强大，即使在营养不良的情况下也会发生。如果大鼠营养不良但被置于丰富的环境中，它们的大脑会比营养充足但刺激更少的大鼠更重。尽管营养不良的大鼠体重明显更轻，这些研究结果依然成立（Bhide & Bedi, 1982）。虽然营养剥夺和环境剥夺往往是同时存在的，但有些缺陷也许能在成年后逆转。将成年大鼠置于丰富的环境中可增强其突触的可塑性并改善早期神经系统受损和基因所致学习缺陷等造成的影响（Altman, Wallace, Anderson, & Das, 1968; Kolb & Gibb, 1991; Maccari et al., 1995; Morley-Fletcher, Rea, Maccari & Laviola, 2003; Schrott et al., 1992; Schrott, 1997）。

　　尽管我们不可能在人类身上进行营养剥夺和环境剥夺的对照研究，但一些自然发生的情况能让我们深刻理解丰富环境的强大力量。一项研究考察了美国家庭收养的韩国儿童的情况，发现丰富的环境抵消了他们早年的营养不良和匮乏。在身高和体重方面，这些孩子最终超过了韩国的平均水平，而他们的智商则达到或超过了美国儿童的平均水平（Winick, Katchadurian, & Harris, 1975）。在另一项老年人研究中，研究人员发现，威尔尼克区的树突长度与受试者的受教育程度呈正相关（Jacobs et al., 1993）。也有人提出，丰富的环境可能会改善人类脑卒中后的恢复情况（Ulrich, 1984）。

基于这些观察，**认知储备（cognitive reserve）**理论发展起来，该理论让一些研究去比较经历过不同程度的挑战和刺激的人晚年时大脑功能和认知功能。认知储备假说认为，刺激的生活会构建更多神经物质，而构建得越多，日后可以失去的材料就越多，且在失去后仍能维持正常生活（Richards & Deary, 2005; Stern, Alexander, Prohovnik, & Mayeux, 1992）。这些研究中有一些支持这样一种观点，即受过更多教育和拥有挑战性职业的人大脑往往衰老得更缓慢，并且能够抵抗阿尔茨海默病的发作和发展。

人们认为，与正常衰老相关的认知能力衰退与树突、神经元及支持可塑性和神经健康的生化机制等的逐渐退化有关（Jacobs, Driscoll, & Schall, 1997; Morrison & Hof, 2003）。与认知储备更低的人相比，认知储备更高的人通常有着更健康的饮食、更高质量的教育和更具智力挑战性的工作（Stern et al., 2005; Whalley, Deary, Appleton, & Starr, 2004）。更大的大脑、早期学习和更卓越的职业成就等因素与更多的认知储备有关，而且这些因素似乎可以减轻阿尔茨海默病和创伤性脑损伤的影响，以及脑老化的总体影响（Compton, Bachman, Brand, & Avet, 2000; Kessler et al., 2003; Scarmeas et al., 2004; Schmand et al., 1997; Staff, Murray, Deary, & Whalley, 2004; Stern et al., 1995）。

复杂性高的职业所需的言语流畅性、受控加工和抽象思维等技能似乎对认知储备贡献最大（Ardila, Ostrosky-Solis, Rosselli, & Gomez, 2000; Le Carret et al., 2003）。因此，虽然当大学教授并不能防止认知衰退，但它可能会抑制其表现（Christensen, Henderson, Griffiths, & Levings, 1997）。在活着时没有表现出阿尔茨海默病症状的老年人中，大约25%的人在尸检时大脑显示出大量与阿尔茨海默病相关的病态（Ince, 2001; Katzman et al., 1989）。虽然受过更多教育的那些人脑中斑块和缠结明显更多，但他们的功能与其他病情更轻的人一样好（Alexander et al., 1997）。这表明，受过更多教育的人可以承受更多的神经损伤，而仍能保持与受教育程度更低的人相同水平的认知功能。

研究还发现，通过增加环境刺激和社会刺激，许多老年人可以阻止或逆转与年龄相关的预期智力下降（Schaie & Willis, 1986）。对此最有可能的解释是，这些经历与增强可塑性的生物过程有关，从而创造出更精细、更复杂和更灵活的大脑。鉴于心理治疗是社会情感学习的丰富环境，我们可以假定，我们为来访者提供的挑战会帮助他们构建更复杂、更坚韧的大脑。截至目前，尚未有研究探索参加心理治疗的人是否有可能延长寿命和提升大脑健康。

## 中度的唤醒状态

*我总是在做我不会做的事，这样我才有可能学会如何做这些事。*

*——巴勃罗·毕加索*

在所有形式的心理治疗中，我们都会做能够增强神经可塑性的相同的事情，那就是专注于调节来访者的压力。我们会在系统脱敏中调节来访者主观痛苦感觉的程度，在精神分析中平衡面质与共情的调谐，或精心制作出格式塔疗法的安全的紧急情况，这些都反映出我们需要在挑战和支持之间保持微妙的平衡。我们直觉般地领会到，人们需要被激励和唤醒才能学习，同时需要避免自主神经激活战斗-逃跑反应，因为它会关闭皮层可塑性。知道如何找到来访者的最佳学习位置并让他们保持在那里是心理治疗艺术的一个重要元素。

非技术性的说法是这样的：当一切顺利、我们处于淡定状态时，我们没有理由学习任何新东西。当我们对食物、陪伴和安全的需求都得到了满足时，大脑就完成了它的工作，它几乎没有理由在学习上投入精力。在另一个极端，高唤醒和危险的状态不是皮层进行新学习的时候，而是需要立即采取行动的时候。介于二者之间的心态似乎最适合进行新学习和解决复杂问题（Anderson, 1976）。兴趣、热情或好奇心等态度会激发积极的唤醒状态。在安全型的依恋中，孩子能够将父母当作避风港，并避免在回应压力时激活自主神经。一个类似的过程可能发生在安全的治疗联盟中，来访者能够用语言表达他们的经历，而不用为自己辩护或逃离该情境。

在实验心理学中，这一概念在罗伯特·耶克斯（Robert Yerkes）和约翰·多德森（John Dodson）1908 年的一篇经典论文中被理论化，它后来被称为倒 U 形学习曲线（inverted-U learning curve）。他们发现，小鼠学会避免中强度电击的速度比避免高强度或低强度电击更快。他们将其发现绘制在一个图表上，x 轴为唤醒，y 轴为学习（表现）（见图 20.1）。多年来，人们在不同物种的各种学习任务中都发现了相同的现象（Broadhurst, 1957; Stennet, 1957）。虽然在这项研究发生时，我们对学习的神经化学过程还一无所知，但是这种倒 U 形模式理所当然会反映在学习的内在神经生物学过程之中（Baldi & Bucherelli, 2005）。

图 20.1　倒 U 形学习曲线

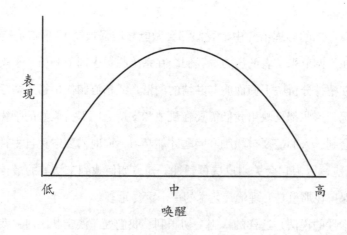

我们现在已经知道，学习取决于构建新的树突结构和这些结构互连的能力。树突的构建依赖由基因转录引导的蛋白质合成，而神经元的放电会塑造这些树突的架构以编码新学习。不足为奇的是，HPA 轴在应对压力时所分泌的激素（皮质醇、去甲肾上腺素和内啡肽）和其他学习机制（N-甲基-D-天冬氨酸受体、

BDNF 分泌等）会在相同的倒 U 形曲线上调节学习表现（Hardingham & Bading, 2003; Parsons, Stöffler, & Danysz, 2007）。在中度唤醒状态下，杏仁核的激活会打开一些刺激适度的窗口期，在其中，自上而下的可塑性能够增强（Popescu, Saghyan, & Paré, 2007）。在中等唤醒状态下，这些系统和诸多其他系统会促进学习，而在高水平和低水平的唤醒状态下，学习都会受到抑制。

海马体的神经元需要低水平的皮质醇来进行结构养护，而更高水平则会抑制它们的神经可塑性特质，甚至能够杀死它们（Gould, Woolley, & McEwen, 1990）。皮质醇影响学习和可塑性的方式是，它会以相同的倒 U 形模式调节树突生长所需的蛋白质合成和神经连接模式，如长时程增强、长时程抑制和启动爆发增强（长时程增强的一个低阈值版本）（Diamond, Bennett, Fleshner, & Rose, 1992; Domes, Rothfischer, Reichwald, & Hartzinger, 2005; Lupien & McEwen, 1997; Roozendaal, 2000）。高水平的压力也会触发内啡肽的释放，而这会阻碍蛋白质合成和外显记忆的巩固（Introini-Collison & McGaugh, 1987）。表 20.2 列出了一些研究涉及的方面，这些研究的结果支持了唤醒的这一生化模式及其对学习的影响。

### 表 20.2 学习和唤醒的倒 U 形曲线

---

**mRNA 表达** [1]

**皮质醇水平**

语言记忆 [2]

社会记忆 [3]

空间记忆 [4]

海马体启动爆发增强 [5]

长时程增强 [6]

**去甲肾上腺素水平**

嗅觉可塑性 [7]

续　表

| 内啡肽水平 |
| --- |
| 蛋白质合成和记忆巩固 [8] |

总体而言，致力于学习和唤醒的各个神经系统紧密地交织在一起。当需要适应挑战时，它们会协同工作以激活可塑性和学习，而在没有挑战时或需要调动身体去维持即刻生存时，它们会将其关闭。倒 U 形学习曲线既体现了我们在实验室、教室和咨询办公室中看到的学习行为的内在神经生物学过程，也与这些学习行为的诸多外在表现相吻合。通过理解这些原理，我们可以利用它们来优化神经可塑性，从而为大脑的积极改变服务。

## 依恋的可塑性

> 有机物，尤其是神经组织，似乎具有极其非凡的可塑性。
>
> ——威廉·詹姆斯

婴儿期的依恋通常被理解为针对特定关系的，而成年期的依恋则被认为是性格的总体方面。早期的依恋模式可能会变得泛化和自我延续，因为它们会影响我们的神经生物学过程、调节情绪的能力，以及对自己、他人和世界的期望。早期的依恋经历会影响我们的感觉、情绪和行为系统，而这些系统也会反过来以特定方式塑造我们的大脑，从而使过去成为我们创造未来的模板。

我们从依恋研究中学到了很多，包括我们建立情感纽带的原始本能如何调节焦虑、依恋的类别如何反映出父母的行为和孩子对压力的反应，以及依恋图式如何被带入成年期，进而影响我们选择什么样的伴侣、我们关系的性质和我们如何养育自己的孩子。我们常常一腔热情，觉得依恋的力量非常强大，能够解释情绪的发展，却忽略依恋图式也会发生大幅度波动。由于我们想要直截了当地解释亲密关系，所以我们很容易忽略依恋会随时间推移而改变，在不同的关系中也有不同。

为了支持依恋图式的预测能力，人们将依恋的波动和改变归因至测量问题或不可控的外部变量，如积极和消极的生活事件或关系的改变。然而，我们很少考虑依恋模式可能会改变，因为我们认为它是与生俱来的。正如我们在动物研究中所看到的那样，母大鼠对幼崽的关注受环境影响。母鼠会因环境变化有不同的反应，这促使幼鼠更能在不同的环境下生存。也许，因为我们的大脑要复杂得多，所以我们需要付出更多的努力和时间才能改变，但依恋在人类身上的角色本质上可能与在大鼠身上是一样的。

在人类受试者中，我们看到，青春期安全感的降低或不安全感的延续更有可能发生在心理、家庭或环境应激源存在时。觉得母亲给自己提供支持的青少年更有可能获得安全感，而母亲的抑郁则与孩子从安全型依恋转变为不安全型依恋有关（Allen, McElhaney, Kuperminc, & Jodl, 2004; Hamilton, 2000; Weinfield, Sroufe, & Egeland, 2000）。总的来说，安全型依恋似乎更能抵抗变化，而消极生活事件往往会让人延续不安全依恋（Hamilton, 2000; Kirkpatrick & Davis, 1994; Thompson, 1982）。这些研究结果确实与动物研究的结果相似。

这些研究结果对心理治疗的重要意义是，如果获得积极的社会输入，不安全的依恋类型可能会发生变化（Pilowsky et al., 2008）。如表 20.3 所示，依恋类型的一致性（主要是安全型与不安全型）为 24% ～ 64%，具体数值取决于特定研究。对于那些饶有兴致地将依恋类型视作一种稳定特质的人来说，这可能是个坏消息，但对于我们这些从事改变它的工作的人来说，这可能是个好消息。

### 表 20.3　依恋的可塑性

| 时间跨度 | 具有相同类型的依恋的受试者百分比 | 数据来源 |
| --- | --- | --- |
| 婴儿期中的 6 个月 | 62%（N=100） | Vaughn et al., 1979 |
| 婴儿期中的 7 个月 | 53%（N=43） | Thompson, Lamb, & Estes, 1982 |
| 婴儿期中的 2 年 | 60%（N=189） | Egeland & Farber, 1984 |

| 儿童期中的 3.5 年 | 24%（N=223） | Vondra et al., 2001 |
|---|---|---|
| 儿童期到青春期 | 63%（N=30） | Hamilton, 2000 |
| 儿童期到青春期 | 42%（N=84） | Lewis, Feiring, & Rosenthal, 2000 |
| 儿童期到青春期 | 39%（N=57） | Weinfield et al., 2000 |
| 儿童期到成年期 | 64%（N=50） | Waters et al., 2000 |
| 成年期中的 17 周 | 55%（N=33） | Lawson et al., 2006 |
| 20 次成人心理治疗 | 34%（N=29） | Travis et al., 2001 |

这些研究涵盖了不同年龄、目标人群和依恋评估方法。

作为心理治疗师，我对积极改变非常感兴趣，对依恋的混乱也是欢迎的。我希望依恋图式是一种可塑的内隐记忆，因此我们与来访者的关系能够以有益的方式改变这些模式。这使得心理治疗成为一种受引导的关系，可以调节来访者的焦虑和恐惧，以便创建安全的依恋模式（Amini et al., 1996; Cappas, Andres-Hyman, & Davidson, 2005; Corrigan, 2004; Siegel, 1999）。

尽管有证据表明，人们到 1 岁生日时有可能形成有组织的依恋图式，但它们似乎并不会永久印刻在神经中。这些自然发生的改变，以及我们在一生中会依恋和重新依恋许多人这一事实都表明，依恋之下的内在神经系统仍然保有可塑性。如果你怀疑这一点，那么不妨去问问（外）祖父母，他们是否对孙辈感到依恋。研究表明，尽管成人在其儿童期有过负面经历，也可以为其孩子创造出安全型依恋，而这支持了依恋网络的神经可塑性。

因此，尽管儿童期的经历具有强大的塑造力量，我们仍可通过个人关系、心理治疗和提高自我觉知来修改这些经历。有意识地处理压力和创伤性生活事件这一能力似乎与更安全的依恋、灵活的情感调节，以及增加有效性叙事记忆有关。跨认知、行为、感觉和情绪领域的神经回路的整合可能是这种习得的自主性的神经解剖学基础。来访者需要与安全的伴侣或足够好的治疗师建立具有疗愈性的关系，在其中他们可以处理和化解过去的痛苦，而这种关系也会帮助他们整合神经和培养出安全型依恋模式（Simpson & Overall, 2014）。

## 疗愈性关系的力量

告诉我谁钦佩你、爱你，我就能告诉你，你是谁。

——安托万·德·圣-埃克苏佩里（Antione de Saint-Exupery）

因为我们的大脑是社会器官，并与周围人的大脑交织在一起，所以关系具有疗愈我们的力量。心理治疗之所以能够成功，在很大程度上是因为治疗师具有共情能力，并且来访者相信治疗师的仁爱和技能。通过向来访者灌输乐观和希望，治疗师（或任何疗愈者）能够使用强大的心理机制来重塑他们的大脑。从社会神经科学到心理神经免疫学等各个领域都研究了心理对大脑的影响，这些影响表现在期待效应（expectancy effect）[1]以及安慰剂和暗示的力量等现象中。这些都是心理经由社会关系引导大脑的例子。

"placebo"（安慰剂）一词来自拉丁语，其含义为"我应该取悦"，它反映了患者对无效治疗产生的积极反应源于患者希望不辜负医生的期望这样一个古老的观点。再宽泛一点儿说，安慰剂效应是患者在医生的引导下对治疗结果产生的预期。莫曼和乔纳斯（Moerman and Jonas, 2002）建议将其重新命名为"意义反应"（the meaning response），这反映了这样一个事实，即安慰剂效应是由分配在患者头脑中的意义引发的。

直到现代，作为部落疗愈师的萨满和巫医都在理解并利用各种各样的暗示（Frank, 1963）。同样，生病的华裔美国人如果出生在不祥之年，那么他们的寿命会显著更短。这可能是期待效应在起作用，而该效应的强度与他们坚持传统文化信仰的强度有关（Phillips, Ruth, & Wagner, 1993）。在西方医学中，安慰剂效应被

---

1　指个人对他人行为的期待能够对他人行为造成影响（人际期待效应），或者个人对自己行为的期望能够对自己的行为造成影响（人内期待效应）。

视为令人讨厌的东西，而那些受其影响的患者会被认为是病态的，他们要么意志软弱，要么易受影响，要么在装病。

随着医生的角色从疗愈师转变为技术专家，现代医疗技术导致意义反应的使用减少了。鉴于在应成为医生的临床决策基础的研究中，安慰剂对照组是其主要内容，这尤其具有讽刺意味。为确保这一研究标准而花费的时间、金钱和精力难道不正好支持了患者的期待能够影响症状表达这一论断吗？也许医生们太折服于技术，而忘记了他们人性的力量。

在心理治疗的结果研究中，期待效应和安慰剂效应都被降格归入非特异性效应这一垃圾桶类别里。我会争辩说这些影响实际上是特异性的——也就是说，我们确切地知道哪些社会和心理因素会导致治愈。卡尔·罗杰斯在 20 世纪 60 年代很好地将它们概括为温暖、接纳、关怀和无条件的积极关注。流行病学家称它们为社会支持、网络连接和精神信仰。

在成功的安慰剂反应期间，大脑表现出不同的激活模式，这反映了我们有多条神经通路参与心脑调节。用神经科学的话来说，安慰剂效应是皮层自上而下调节心境、情绪和免疫活动的一个例子（Beauregard, 2007; Ocshner et al., 2004）。安慰剂效应在很大程度上依赖前额叶将社会经验与积极的情感和乐观的心态整合起来。母亲可以通过抚摩孩子的头发并告诉他情况会好转来塑造孩子的大脑，以同样的方式，医生可以通过给来访者呈现乐观的预后和对治疗方案表现出信心来影响来访者的免疫系统。

安慰剂效应是一种社会现象，它可能与充满爱意的抚摩、对积极联系和感受的期待激活同一个犒赏系统（多巴胺-血清素-内啡肽）（Esch & Stefano, 2005; Fricchione & Stefano, 2005）。调节我们恐惧和疼痛体验的杏仁核会被积极情绪抑制，被消极情绪激活（Neugebauer et al., 2004）。例如，我们知道安慰剂和阿片类镇痛药共享同一个神经通路，这有力地表明，我们能够自己分泌阿片样物质为己所用（Pariente, White, Frackowiak, & Lewith, 2005）。

我们有许多这样社会的、自上而下的情绪调节的例子。当一个女人在面对威胁时握住丈夫的手，恐惧的激活就会减弱。毫不奇怪，她对这段关系感觉越良好，丈夫的抚摸的安抚效果就越强（Coan, Schaefer, & Davidson, 2006）。抚慰的触摸显然力量强大，但在情绪调谐的状态下，安抚的面部表情或善意的话语也是如此。通过在治疗期间监测来访者和治疗师的唤醒水平（通过皮肤电导来测量），我们发现了一些能够证明这一点的证据。在唤醒状态匹配的情况下，来访者和治疗师之间积极的社会和情绪互动明显比唤醒状态不同步时更多（Marci, Ham, Moran, & Orr, 2007）。即使在帕金森病中，人们也相信，对积极奖励的期待能够刺激伏隔核释放多巴胺。因为多巴胺耗竭是帕金森症状产生的核心原因，所以多巴胺的释放会改善症状。表 20.4 是一份研究概要，这些研究展示了与安慰剂效应有关的神经激活改变。

## 表 20.4 积极期待（安慰剂）对大脑激活的影响

---

**严重抑郁症患者**

前额叶、前扣带回、运动前区、顶叶、后脑岛和后扣带回的活跃度提高[1]

膝下扣带回、海马体旁和丘脑的活跃度降低[2]

**疼痛障碍患者**

外侧和眼眶前额叶皮层、前扣带回、小脑、右侧梭状回、海马体旁和脑桥的活跃度增加[3]

右侧背外侧皮层、前扣带回皮层和中脑的活跃度提高[4]

回应对侧的疼痛刺激时双侧眶额与前扣带回皮层活跃度提高[5]

前扣带回皮层、前脑岛和丘脑的活跃度降低[6]

前额叶皮层的活跃度提高[7]

DLPFC、前脑岛和伏隔核中的内源性阿片样物质被激活[8]

**帕金森病患者**

丘脑底核的活跃度降低[9]

纹状体多巴胺增加[10]

---

当医生使用安慰剂效应来改善疾病结果时，他们所使用的策略与来访者中心疗法的核心原则是相似的。例如，《家庭医学杂志》（*Journal of Family Practice*）中的一篇文章建议医生与患者建立"持续的伙伴关系"，该关系的特点是，医生对患者整个人感兴趣、随着时间推移增加对患者的了解，并且关心患者、敏感、能共情，被患者视为可靠和值得信赖的，会调整医疗目标以满足患者的需求，并鼓励他们充分参与（Brody, 2000）。在《英国医学杂志》（*British Medical Journal*）中的一篇文章中，一位内科医生问道："一千年来，安慰剂的使用让大量患者好转。我们今天提供的哪一次咨询里安慰剂没有起作用？"（Thomas, 1987，第 1202页）。这些传统的疗愈方法仍然在心理治疗中使用，但似乎已消失在了现代技术医疗的困境中。

安慰剂效应力量强大，能够改变大脑，这一事实意义深远。然而，我们对科学的敬畏使我们低估了医生充当疗愈者的重要性，也低估了患者通过调节自身内源性生化反应来促进康复的能力。我们能够采取许多方法来利用安慰剂效应的力量，从而提高治疗的有效性，包括增加就诊次数、进行鼓励性和支持性的互动，以及告诉患者应该期待什么样的积极结果来影响他们的体验（Walach & Jonas, 2004）。有关他们建议的列表，请参见表 20.5。具有讽刺意味的是，我们只被要求告知来访者治疗的许多风险和潜在副作用，而这可能会产生负面期望和自我实现预言。

### 表 20.5　如何在医学治疗中利用安慰剂效应

增加接触频率

搞清楚你的患者相信哪些治疗方法

使患者、医生、家人和文化之间的信念保持一致

确保你对正在实施的治疗方法信念坚定

告知患者他们可以期待什么

续　表

以温暖和关怀的方式提供治疗

倾听并提供共情和理解

触摸病人

这是从那些支持某些具体医患互动具有强大力量的医学研究中提取的发现。改编自
Walach & Jonas，2004。

经典的疗愈方法和心理治疗中的所有"既定事实"都已被挤出了西方现代医疗体系。也许有一天，这些疗愈性关系的非特异性成分会重新融入医疗实践。

# 本章小结

心理治疗改变大脑的力量取决于我们识别和改变未整合或失调的神经网络的能力。随着我们对神经可塑性和神经发生的知识增长，我们影响和改变大脑的能力也会提升。我们有可能在心理治疗的语境中重启敏感期，也有可能以可控的方式利用压力来"编辑和重新编辑"情绪记忆（Post et al., 1998）。尽管要将这些原则实际应用在人类身上尚需时日，但心理治疗有能力塑造大脑这一点是显而易见的。可以肯定的是，在没有基因操作或化学干预的帮助下，心理治疗师已经在增强可塑性了。

治疗是一种安全的紧急情况，因为它提供了一种支持性的结构，在其中来访者能够进行艰难的情绪学习。治疗师的技能、知识和信心能够增强来访者的安全感，而这有助于来访者调节情绪并保持中度的唤醒状态。治疗师的关怀、鼓励和热情也很有可能强化来访者的学习、神经生长和可塑性，因为这会刺激多巴胺、血清素和其他神经化学物质的分泌（Barad, 2000; Kilgard & Merzenich, 1998; Kirkwood, Rozas, Kirkwood, Perez, & Bear, 1999）。成功的治疗技术之所以会成功，可能是因为它们能够以增强神经可塑性的方式改变大脑中的化学物质。

在最近转向神经乐观主义的过程中，神经发育的关键期不再被认为对神经结

构拥有最终决定权。丰富环境的影响已经证明了，积极经验在整个生命周期内都能影响大脑发育。最近关于神经可塑性的研究（例如，用进废退的可塑性、神经递质的改变、干细胞植入）表明，新经验和未来可能的生物干预也许能够为我们提供许多重建大脑的工具。心理治疗即将进入一个爆炸性的新阶段：心理治疗师也是神经科学家。

# 第二十一章　身为神经科学家的心理治疗师

在这个领域里，我们还处在一座巨大山脉的山脚下……该领域与其他科学领域不同的是，个人或小组仍有可能做出重大贡献。

——埃里克·坎德尔

心理治疗师是应用神经科学家，他们为来访者量身定制丰富的学习环境，旨在增强他们大脑功能和心理健康。我们擅长教导来访者去觉察自己的无意识处理、为自己的心理投射负责，以及冒险去直面焦虑以提高情绪成熟度（Holtforth, Grawe, Egger & Barking, 2005）。在我们的工作中，为了增强来访者的适应能力，他们的错觉、心理扭曲和心理防御往往被暴露、探索、检验和修改。来访者以依恋图式、移情和超我等形式表现出来的内隐记忆会被他们意识到并被解释为早期学习经历的表达形式。我们综合使用情绪调谐、共情、改变想法、重写故事和行为实验等来促进他们神经网络的成长和整合。

通过这些工作，来访者大脑中存储着害怕、恐惧和创伤记忆等内容的更原始的皮层下和右脑网络被激活，从而得以与起调节作用的皮层回路进行整合。这能够增强外显和内隐记忆之间的信息交流，也能够促进对痛苦记忆进行自上而下的调节，而这些痛苦记忆通常以感觉和情绪等形式存储起来。无论来访者的具体问题或治疗师的取向如何，心理治疗都会以不同的方法来帮助更好地理解和影响我们的大脑。随着心理治疗和神经科学之间的对话不断发展，越来越多的新科学发现将被应用于理论和实践。

心理治疗过程成功的关键是建立支持性的共情关系、维持适度的唤醒状态、同时激活认知和情绪，以及共同建构更具适应性的叙事。安全、共情的关系可以创建一个对神经可塑性最有利的情绪和神经生物学语境。它还可以充当保护性的脚手架，在其中，来访者可以更好地承受神经重组所必需的压力。我们已经看到，在敏感期过后，小鸟能够在听到其他小鸟唱歌时学会它们所唱的歌曲，但从录音机中听到同一歌曲时却学不会（Baptista & Petrinovich, 1986）。在某些条件下，小鸟需要积极的社会互动和养育才能向其他小鸟和人类训练师学习（Eales, 1985; Pepperberg, 2008）。孩子有与母亲时刻在一起的强烈内驱力，青少年有与同龄人不断保持联系的强烈内驱力，这些都反映了我们在社会化的敏感期对人际刺激具有强大需求。情绪表达和情绪调节是心理治疗的关键要素，因为它们能够利用这些进化内驱力来为可塑性、学习能力和适应能力服务。

大多数心理治疗师都认识到了同时激活情绪和认知对治愈的重要性。释放与痛苦记忆相关的情绪、直面自己感到害怕的情况或尝试建立新的人际关系都会带来某种压力、焦虑或恐惧。中度的唤醒水平能够优化可塑性，因为它可以产生神经递质和神经生长激素，而这些物质能够促进长时程增强、学习能力和皮层重组。这种观点已在临床上被接受，我们现在也有了相当多的证据来支持它（Cowan & Kandel, 2001; Zhu & Waite, 1998）。

创伤在许多方面改变了我们，使随后的生活更具挑战性。我们体内生化物质的改变会导致我们在注意力、专注力和学习方面出现问题。由于默认模式网络受到抑制，我们的人际依恋和自我认同会受到干扰。我们在应对创伤时采取的分离表明神经整合、可塑性和更新记忆的能力崩溃了。在治疗过程中，我们使用中等水平的唤醒、采取可控的方式来接触皮层的可塑性机制，以实现特定目标。治疗过程中的安全紧急状态为重新调节神经化学物质和重建大脑提供了所需的心理支持和生理调节。大多数这种神经整合和重组最有可能发生在额叶、颞叶和顶叶的联合区，这些区域用于协调、调节和引导上-下记忆回路和情绪回路。

共同构建叙事的重要性基于大脑皮层、社会性和语言的同步进化。我们与重要关系进行的语言交流在进化过程中塑造了我们的大脑，并产生了自我觉知和我们所认为的人类心智。由于这种同步进化，那些根植于情感上有意义的关系的共享叙事有能力重新塑造大脑的神经网络。建构和编辑自传体记忆可以将先前分离的神经网络连接起来，从而形成一个更加内聚的自我故事。叙事能够让我们在有意识的记忆中连贯地整合我们的知识、感觉、感受和行为，从而支持神经网络的整合。

与父母共同构建叙事的行为可以成为某种媒介，从而将父母的内部世界传递给孩子，将上一代的内部世界传递给下一代。这些叙事反映了父母的内隐价值观、解决问题的策略和世界观——包括适应性的和适应不良的。它们还有助于我们向自己和他人定义自己，并引导我们穿越复杂的社会世界。依恋研究表明，叙事的连贯性和包容性与依恋的安全程度和自我反思能力正相关（Main, 1993; Fonagy, Gergely, Jurist, & Target, 2002）。

在社会进化和神经进化的交叉区域中，不同层次的语言与不同的意识模式同时出现了：

1. 一种反射性社交语言（属于左脑解释者），它允许我们以社会可接受的方式自发地与他人交谈。这种语言的目的是向他人创造一个逻辑通顺的积极表征。这种语言是从理毛行为和手势演变而来的，其主要目标是实现群体归属和协调。

2. 一种反射性内部叙述，它评论我们的某些行为，即那些被早期情绪学习的内隐记忆驱动的行为。这些声音通常是批评性的和羞辱性的，就像一个在进化早期阶段产生而不愿退位的控制者要进行越位的社会控制。

3. 一种指向外部世界的反思性内部语言，使我们能够有私人的想法，能够计划和指导行为，以及欺骗他人。

4. 一种自我反思性语言，出现在开放、低防御和安全的状态，可能依赖默认模式网络的激活。

虽然前两个层次的语言是自发产生的，但自我反思形式的内在语言需要更高层次的神经网络整合、情感调节和认知处理。反射性语言让我们活在当下，而反思性语言则表明我们有能力摆脱当下、洞察我们的想法和感受，并决定我们想要改变什么以及如何改变它。大多数形式的心理治疗都依赖发展和利用这两种自我反思性语言。由于四种语言共用一个词语库，因此会导致内心产生大量的混乱。许多人报告说，他们因为内心同时听到多种相互矛盾的声音而疯狂。心理治疗通常会厘清这些声音，以便更清楚地了解来访者内心正在发生什么。

## 诊断和治疗

> 大脑的主要活动是自我改变。
>
> ——马文·L.明斯基

脑功能成像为我们打开了一扇了解人脑的窗户，从中我们可以了解到，在我们执行运动任务、想象一个可怕情境、被玩伴拒绝或说谎时，大脑中正在发生什么。我们检查了这些行为和许多其他行为所激活的脑区，从而促进了我们对大脑与行为之间基本关系的理解。尽管扫描技术在精神病理学中的应用尚处于起步阶段，但我们已经有了许多重要的、引人深思的发现。随着扫描技术变得更加精准、硬件变得更加实惠，它无疑将被纳入心理治疗实践和其他学习环境。

神经影像有潜力辅助我们进行诊断、选取治疗方案和预测治疗结果（Etkin et al., 2005; Linden, 2006）。作为初步评估的一部分，它可以帮助治疗师准确定位神经激活和抑制的区域。治疗计划最终将包括特定的心理治疗干预和药物干预，以促进受影响网络的发展和整合。患者的基线激活模式将为临床医生提供线索，让其了解谁将受益于药物治疗、心理治疗或二者的某种组合。有朝一日，在治疗过程中对来访者进行定期扫描有可能成为心理测试的有用辅助手段，用以微调治疗过程和测量治疗是否成功。

我们正在揭露精神病症状与不同脑区相对的新陈代谢变化之间的关联。我们已经看到，抑郁症患者左侧前额叶皮层的新陈代谢水平更低（Baxter et al., 1985, 1989），而 PTSD 患者右侧前额叶和边缘区的新陈代谢增加（Rauch et al., 1996）。我们有临床证据表明右额叶区对于 PTSD 的重要性，例如患者在右额叶区受伤后患上了 PTSD（Berthier, Posada, & Puentes, 2001），而右额叶脑卒中后 PTSD 症状得以治愈（Freeman & Kimbrell, 2001）。布洛卡区在强烈的恐惧状态下被抑制已经是认知行为疗法治疗的重点了，而语言中枢的重新激活可能成为 PTSD 和其他焦虑相关障碍的治疗是否成功的标准量度。这些发现都支持了这样一个观点，即在创伤经历的余波之下，我们拥有参与识别、回应和调节焦虑和恐惧的特定回路。

然而，这项新工作的关注点与将行为障碍归因于特定脑区的旧定位理论有所不同。我们现在已经明白，每个脑区都同时参与多个神经系统，而这些系统具有极其复杂的相互作用和体内平衡功能。实际上，它关注的是临床症状与特定神经网络的相对活跃度之间突显的关系。在这方面，强迫症的神经生物学机制特别令人感兴趣。人们认为，介导强迫症的神经回路包括 OMPFC 和一些皮层下结构，包括尾状核、苍白球和丘脑。这个皮层-皮层下回路参与对污染和危险进行原始的识别和反应；而在强迫症患者身上，这个回路被锁定在一个激活循环中（Baxter et al., 1992）。人们的推测是，OMPFC 或强迫症回路的其他某个组成部分会用一个担忧信号来激活这个回路，从而降低对丘脑的抑制，进而刺激 OMPFC 和尾状核（Baxter et al., 1992）。其结果是，患者脑中形成了一个很难被抑制或关闭的反馈循环。

## 网络的体内平衡和治疗结果

我们可以将在体内维持的恒定状态称为平衡。

——沃尔特·坎农（Walter Cannon）

研究人员正在持续研究与症状的改变有关的神经生物学因素和心理治疗行为对大脑的影响（Barsaglini et al., 2013; Fitzgerald, Laird, Maller, & Daskalakis, 2008; Messina, Sambin, Palmieri, & Viviani, 2013）。合乎逻辑的是，临床症状的改善与某些参与焦虑、心境、认知和其他功能的脑区新陈代谢及神经活动的正常化相关。相同的变化也见于来访者在药物治疗和心理治疗期间表现出症状缓解时（Abbas et al., 2014; Apostolova et al., 2010; Nakao et al., 2005）。我们始终不得而知，这究竟是治疗的结果还是时间流逝的结果。然而，对未接受治疗的对照组的研究表明，总体而言，治疗要比不治疗好。

我们有相当多的证据支持这样一种观点，即神经网络的重新调节与我们在心理治疗过程中目睹的一些症状改善是同步进行的。一般来说，恐惧和焦虑的减少与底部和右脑区域的激活减少相关。在强迫症中，专注于控制和抑制冲动的区域的激活减少，特别是 OMPFC。如果社交恐惧症和蜘蛛恐惧症得到成功治疗，边缘区和原始皮层区以及右脑处理的激活会减少。在认知处理存在缺陷的情况下，例如在精神分裂症和脑损伤患者身上，我们看到，症状的减轻与额叶激活的增加相关。请记住，相关性并不能证明因果关系；大脑激活模式的变化也可能继发于症状变化，或者可能二者都由其他未知因素引起。

惊恐障碍和 PTSD 患者大脑的激活模式都更复杂一些。在这两种疾病中，感觉和记忆网络都被杏仁核劫持，并成为恐惧的内部来源。虽然研究尚未关注与积极的治疗结果相关的脑部活动的改变，但我们可以推测，积极的治疗反应与杏仁核、感觉运动区和小脑的活跃度降低（Bryant et al., 2008; Pissiota et al., 2002），以及 OMPFC 的激活增加有关（Phan et al., 2006; Williams et al., 2006）。专注于自传体记忆的区域的激活也会减少，而对来自当前外部环境的信息的处理会增加（Sakamoto et al., 2005）。

人们对几种疾病的心理治疗进行了结果研究。研究发现，大脑激活的改变与症状的改善同时发生。在每种情况下，治疗似乎都在之前失衡的交互式神经网络之间重新建立了体内平衡。表 21.1 概述了一些研究结果，这些研究测量了多类来访者群体身上那些与成功治疗相关的神经因素。

## 表 21.1 成功的心理治疗与神经激活的改变

| 诊断与治疗方法 | 结果 |
| --- | --- |
| **强迫症** | |
| 行为疗法与氟西汀相比 | 均导致右尾状核的新陈代谢降低[1] |
| 行为疗法与氟西汀相比 | 行为疗法：导致左 OMPFC 激活与积极反应相关 |
| | 氟西汀：导致反向的改变[2] |
| 行为疗法与氟西汀相比 | 均导致症状激发期间 DLPFC、OMPFC 和前扣带回皮层的激活减少[3] |
| 行为疗法与对照组相比 | 行为疗法导致右尾状核的脑血流量减少[4] |
| 行为疗法 | 导致外侧前额叶皮层的激活减少[5] |
| 认知行为疗法 | 导致右尾状核代谢降低 |
| 认知行为疗法 | 导致丘脑活动正常化[6] |
| 认知行为疗法和氟西汀 | 导致双侧灰质增加[7] |
| | 导致右顶叶白质增加[8] |
| **社交恐惧症** | |
| 认知行为疗法与西酞普兰相比 | 均导致杏仁核、海马体和邻近皮层激活减少 |
| | 认知行为疗法：导致中脑导水管周围灰质激活减少 |
| | 西酞普兰：导致丘脑激活减少[9] |
| 认知行为疗法与对照组相比 | 认知行为疗法导致右额叶和枕叶激活增加[10] |
| **蜘蛛恐惧症** | |
| 认知行为疗法 | 导致海马体旁回和 DLPFC[11]、右前额叶皮层[12]以及脑岛和前扣带回皮层[13]的激活减少 |

**创伤后应激障碍**

| | |
|---|---|
| 眼动脱敏与再加工（案例研究） | 导致前扣带回和左额叶的激活增加[14] |

**惊恐障碍**

| | |
|---|---|
| 认知行为疗法与抗抑郁药相比 | 认知行为疗法：导致右半球下颞叶和额叶区域的激活降低；左半球下额叶、内侧颞叶和脑岛的激活增加 |
| | 抗抑郁药：导致右半球额叶和颞叶激活降低，左半球额叶和颞叶激活增加[15] |
| 认知行为疗法 | 导致右侧海马体、左侧前扣带回皮层、左侧小脑和脑桥的激活降低 |
| | 导致内侧前额叶皮层的激活增加[16] |
| 心理动力学疗法 | 导致额叶-边缘激活模式正常化[17] |

**重度抑郁症**

| | |
|---|---|
| 认知行为疗法与帕罗西汀相比 | 认知行为疗法：导致额叶激活减少/边缘激活增加 |
| | 帕罗西汀：导致反向的改变[18] |
| 认知行为疗法与文拉法辛相比 | 均导致双侧OMPFC和左侧OMPFC激活减少，右侧枕-颞皮层激活增加[19] |
| 人际疗法与文拉法辛相比 | 人际疗法：导致右后扣带回和右基底神经节的激活增加 |
| | 文拉法辛：导致右侧后颞叶和右侧基底神经节的激活增加[20] |
| 人际疗法与帕罗西汀相比 | 均导致前额叶皮层的激活减少 |
| | 均导致下颞叶和脑岛的激活增加[21] |
| 人际疗法与帕罗西汀相比 | 均导致症状减轻，额叶激活减少 |
| | 均与认知症状改善呈正相关[22] |

续　表

**精神分裂症**

| | |
|---|---|
| 认知康复 | 导致额叶激活增加，表现改善[23] |
| 认知康复 | 导致右下额叶皮层和枕叶的激活增加[24] |

**创伤性脑损伤**

| | |
|---|---|
| 认知康复 | 导致 5 名来访者中有 3 名的全局激活增加[25] |

由于样本量小且方法存在差异，因此该表显示的结果应被视为初步结果。

改编和扩展自 Roffman et al., 2005。

---

功能性扫描研究表明，强迫症症状的改善与 OMPFC 和尾状核的激活减少有关（Rauch et al., 1994）。心理治疗师觉得特别有意思的事实是，无论成功治愈来访者的是心理治疗还是药物治疗，大脑里的代谢变化都是相同的（Baxter et al., 1992; Schwartz et al., 1996）。虽然心理治疗和药物治疗是治疗的首选，但它们并不总会成功。对于那些对其他任何形式的治疗都没有应答的来访者，我们可以在扫描的引导下对其进行心理外科手术，通过切断强迫症回路的神经连接来破坏他们失控的反馈机制（Biver et al., 1995; Irle, Exner, Thielen, Weniger, & Ruther, 1998; Rubino et al., 2000）。

由于引发症状的原因可能多种多样，使用神经网络活动来辅助诊断可以提高诊断的准确性。如果诊断结果更具体，这自然会导致我们使用越来越具体的心理治疗干预和药物干预。抽动秽语综合征（Tourette's syndrome）患者的特点是不自主发声和运动抽搐，患该病的个体通常也患有强迫症、遗尿症或注意缺陷多动障碍。这并非巧合，而是因为这些疾病共享内在神经回路和神经递质（Cummings & Frankel, 1985）。它们都源于额叶皮层区域在抑制皮层下冲动上出现问题。因此，在这些相互关联的上-下网络中出现的结构、生化和调节异常可能导致上述全部的四种情况。在未来，当我们能够更充分地理解这个回路时，强迫症、注意缺陷多动障碍、遗尿症和抽动秽语综合征的症状可能都会成为某一个诊断结果的子集，而这个诊断结果可能会被冠以负责这些功能的神经网络的名字。

一些研究表明，对于焦虑症和抑郁症，心理治疗是通过增加皮层激活而不是皮层下激活起作用，而另一些研究则显示出额叶内激活模式发生了改变（Porto et al., 2009）。虽然心理治疗和药物治疗都可以减轻症状，但在它们取得如此效果时，因其发生变化的神经解剖部位只有一部分是重叠的（Roffman et al., 2005）。换句话说，我们可以使用不同的治疗策略、实现不同神经网络之间的平衡，而取得相同的结果。这对心理治疗来说绝不是坏消息。对于中度至重度抑郁症，由经验丰富的治疗师进行的认知疗法与药物治疗一样有效（DeRubeis et al., 2005）。对于在儿童期有被虐待史的抑郁症患者，心理治疗已被证明更有效，而添加药物治疗只显示出了很轻微的疗效（Nemeroff et al., 2003）。

关于心理治疗有什么益处这个问题，一部分答案可能在于，它与药物对大脑的影响非常不同。人们已经证明，能够成功治疗焦虑症和抑郁症的心理疗法和药物疗法都会导致大脑的皮层-边缘恐惧回路发生功能性改变。药物疗法可以平息杏仁核的激活，从而引发一个自下而上的改变机制；心理疗法则会增加皮层激活，从而通过自上而下的系统来帮助抑制杏仁核（Quidé et al., 2012）。这表明，谈话疗法的策略是，促使大脑（和皮层）使用其自然的自上而下的调控功能来调节焦虑和抑郁的症状。

在迄今为止进行过的最大型研究之一中，人们研究了 45 名对 SSRIs 没有应答的强迫症患者，在行为治疗前后额叶的激活情况（Yamanishi et al., 2008）。那些对行为疗法有应答的人表现出外侧前额叶区域的激活减少，这可能反映了皮层抑制冲动所需的努力减少（Saxena et al., 1999）。也许一个更有趣的发现是，我们可以通过患者更高的眶额皮层激活的基线水平预测患者会对行为疗法有反应。最近一项针对强迫症患者的研究支持了这些结果，其中前扣带回皮层中更高的基线活动水平预测出患者会对治疗有反应，而前扣带回皮层是一种与 OMPFC 联系紧密的基底前脑结构（O'Neill et al., 2013）。我们在患有惊恐障碍和抑郁症的患者身上也看到了类似的动态变化：如果在治疗前，他们的前扣带回皮层内有更高水平的激活，并且前扣带回皮层-杏仁核的连接更强，那么他们更有可能从治疗中受益（Huang et al., 2014; Lueken et al., 2013; Straub et al., 2015）。人们越来越对使用相关脑区在静息状态时的连接来预测治疗反应感兴趣（Crowther et al., 2015; Hahn et al., 2015）。

虽然这通常被解释为体现了自上而下的抑制（Milad & Quirk, 2002; Yang et al., 2014），但它可能也表明，成功治疗抑郁症、强迫症、惊恐和其他焦虑障碍的行为疗法和认知行为疗法可能依赖默认模式网络提供的人际能力和自我反思能力；而在这个网络中，OMPFC 和前扣带回皮层区域是核心组成部分。这些能力将使来访者能够更好地与他们的治疗师联结、从治疗非特异性的社会情感层面受益，并提高他们利用自我觉知和个人意志力来坚持治疗的能力。这些研究可能表明，我们的心智及其根植在什么样的关系中确实很重要（Beauregard, 2007; Corrigan, 2004; Siegel, 2015）。

## 压力的中心地位

> 杀死我们的不是压力，而是我们对压力的反应。
>
> ——汉斯·塞莱

虽然些许压力是生活的正常组成部分，但早期、长期、严重的压力会对学习、依恋和生理调节等造成重大和长期损害（Glaser, 2000; O'Brien, 1997; Sapolsky, 1996）。压力影响着大多数（甚至可能是全部）精神障碍和医学障碍的表达和严重程度。因此，评估和瞄准压力应该是心理治疗干预的重点，也应该始终是疗愈性关系的一个方面。由于治疗师被训练得总是思考诊断类别和治疗方式，因此压力通常会在我们的诊断雷达之外。了解并努力调节来访者的压力对于心理治疗的成功至关重要，因为压力对神经可塑性过程具有重大影响。

治疗中出现了一个新兴概念，它涉及改变压力受害者的神经化学物质来缓冲神经损害。实现这一目标的一种方法是，在创伤经历后立即阻止去甲肾上腺素和糖皮质激素的分泌或摄取（Brunet et al., 2008; Liu et al., 1997; Meaney et al., 1989; Watanabe, Gould, Daniels, Cameron, & McEwen, 1992）。人们还发现，能够更好地应对高水平压力的个体，其杏仁核中神经递质神经肽-Y 的浓度更高（Morgan et al., 2000）。人为地提高神经肽-Y 的水平可能会缓冲压力对神经系统造成的某些破坏性影响。

某些特定杏仁核回路的化学成分被阻断或破坏可能会减轻 PTSD 的一些症状，例如惊吓和僵住反应（Goldstein, Rasmusson, Bunney, & Roth, 1996; Lee & Davis, 1997）。有人甚至提出，刺激杏仁核有可能会导致条件恐惧消失（Li, Weiss, Chaung, Post & Rogawski, 1998）。了解长时程增强和其他形式的可塑性对杏仁核的作用，及其在恐惧的条件作用中扮演的角色，也许会在未来为我们提供另一条干预精神疾病和 PTSD 的途径（LaBar, Gatenby, Gore, LeDoux & Phelps, 1998; Rogan & LeDoux, 1996; Rogan, Staubli, & LeDoux, 1997）。

我们已经看到，母大鼠对幼崽更高水平的关注会降低幼崽随后在应对压力时的 HPA 激活（Liu et al., 1997）。虽然我不相信鼓励人类母亲去舔舐她们的孩子会有很大帮助，但人类婴儿在接受母亲的按摩时（Field et al., 1996）和在安全型的依恋关系中（Spangler & Grossman, 1993）都表现出了与大鼠幼崽相同的模式。母亲的抑郁、分离和剥夺是婴儿的严重应激源，会给婴儿造成各种负面的生理、情绪和社会后果（Gunnar, 1992）。积极治疗产后妈妈的抑郁症，同时教她们如何按摩和更好地与婴儿互动，可能会抵消抑郁症的一些负面影响。在分娩前专注于解决母亲的依恋困难或过往创伤的心理治疗也可能有助于减轻婴儿、儿童和青少年的压力（Trapolini, Ungerer, & McMahon, 2008）。

如果我们能更深刻地理解母体分离的影响，那么这也许能指导我们判断某些非必要的母婴分离是否可取。在生病和死亡等无法避免的分离情境下，如果能够通过人际干预和化学干预来减轻应激激素的影响，那么日后可能出现的问题可以得到预防。考虑到在我们的社会中，我们大量暴露在虐待、忽视、遗弃和社区暴力等应激事件之下，因此严重的应激对母亲和孩子发育中的大脑的影响应该是一个重要的公共卫生问题（Bremner & Narayan, 1998）。

研究结果表明，早期应激会导致我们在以后的生活中更容易患上抑郁症（Widom, DuMont, & Czaja, 2007）。这在一定程度上是由额叶回路的组织缺陷以及在敏感发育期形成的更低水平的兴奋性神经递质和生长激素来介导的。如果早期经历导致大脑侧重于右脑的激活，这也有可能使我们发展出长期的抑郁症。正如我们在第六章中讨论过的，对抑郁症患者的左脑和躁狂症患者的右脑进行磁刺激已显示出有希望的结果，并且可能在未来成为电休克疗法的替代方案（Grisaru et al., 1998; Klein et al., 1999; Teneback et al., 1999; Pascual-Leone et al., 1996）。

与这些发现一致的是，利用感觉刺激来激活左脑会导致我们拥有更高程度的自利归因（self-serving attribution）和积极情感（Drake & Seligman, 1989）。左额叶的激活似乎与"自我提升"的心态有关，而这可能会降低我们患精神疾病的风险，并可能由态度改变或正念冥想类活动引发（Tomarken & Davidson, 1994）。我们越了解偏侧化与情感之间的关系，在治疗心境障碍和其他精神障碍时，我们就越能够把选择性激活左右脑的技术纳入多模式治疗方案。

PTSD 主要由不受意识控制的神经生物学过程来介导和维持。在对患有 PTSD 和其他焦虑障碍的患者进行的大多数干预中，在面对高涨的情感时激活布洛卡区似乎是一个重要的作用机制。我们知道 OMPFC 调节和抑制杏仁核的活动，而当我们帮助来访者通过认知抑制他们的恐惧时，我们正在激活这个回路。

尽管有新的理论将神经交流和精神疾病联系了起来，但尚未出现主要的心理治疗形式把整合神经网络当作明确目标。话虽如此，诸如冷热试验和 EMDR 中所使用的眼球运动的技术似乎把某种神经再平衡当作发挥作用的主要机制。我们在前面讨论了感觉忽略的现象，它发生在右顶叶受损时（人们假定右顶叶负责整合来自大脑两侧的感觉和运动信息）。在冷热试验中，用冷水刺激患者的左耳会导致眼球快速水平运动，同时也会激活右颞叶区域（Friberg et al., 1985）。尽管有一份报告称，这种治疗永久缓解了感觉忽略，但对于大多数人来说，效果只是暂时的（Rubens, 1985）。双侧的注意力中心在回应冷热试验时会激活，从而导致先前分离的注意力系统和信息处理系统整合程度提高（Bisiach et al., 1991）。

大量的研究证据表明，PTSD 患者大脑处理信息和记忆的方式被扰乱了。我们知道，因为害怕被新事物意外触发，我们的来访者倾向于缩小他们行为、活动和情绪的范围。这种症状被称为恐新症。当未受过创伤的人经历新事物时，前扣带回皮层会提醒我们注意，让我们准备好去应对意外情况，并从中学习。新事物可能是好的，也可能是坏的，我们无从预知。但如果我们不害怕，好奇心和探索的强烈欲望会抵消对未知事物的恐惧。而对于那些患有 PTSD 的人来说，让他们准备好去应对新事物和新学习的回路没有被激活，组织自传体和躯体记忆的那些脑区反而会放电。因此，恐新症实际上是害怕被提醒过去的痛苦和恐惧。换句话说，PTSD 受害者的大脑关闭了新学习和更新过往经历的能力。

从我们还是鱼的时候，记忆和运动系统就参与了协作性的进化过程。对此的一个证据是，当我们使用腿部的大肌肉来走路或跑步时，这些肌肉会分泌神经生长因子，而这些因子会穿过血脑屏障（blood-brain barrier）[1]来刺激神经可塑性和学习。这种关联很可能是因为这样一个事实：我们的肌肉进化得能够告诉大脑，因为重要的事情正在发生，所以在运动时要留心——不然我们为什么要运动？以类似的方式，眼球的水平运动可能触发记忆更新系统，因为这些运动在历史上与觅食和留心捕食者及猎物有关。这可能就是为什么当我们的大脑在巩固新记忆时会进行快速眼动睡眠（rapid eye movement sleep, 后简称为 REM 睡眠）。我们不需要转动眼球来巩固记忆，它只是觅食、定向反应、眼球运动以及对更新的领土地图的需要共同进化的产物。

在使用眼动脱敏与再加工治疗 PTSD 时，来访者会回想起过去的创伤事件并遵循一个治疗方案，该方案需要来访者将注意力集中在想法、自我信念、情绪和身体感觉上。此外，眼动脱敏与再加工会通过让来访者观察治疗师的手来回移动，或者来访者的双腿交替被触摸进行周期性刺激（Shapiro, 1995）。这种双侧和交替（左-右）刺激能够以类似于冷热试验的方式激活两个颞叶内的注意力中心。事实上，交替激活可能会增强神经网络的连接并将创伤记忆整合到正常的信息处理中。

---

1 由血管的内皮细胞组成的半渗透性边界，主要存在于脑部，其功能是严格筛选能够进入脑部的物质，从而保护我们的大脑。

虽然眼球的水平运动本身在进化上很重要，但有可能的是，眼动脱敏与再加工能够经由多感觉模式激活定向反射。定向反射指我们会自动将注意力转移到引起我们注意的事物上。这种原始反射在所有动物中都存在，它是对环境的适应性反应。这些系统有可能随着记忆系统的进化与定向反射联起网来，以向大脑发出信号，让它准备好学习新信息。有可能的是，定向反射阻止了PTSD患者的大脑在面对新信息时返回到自传体记忆的倾向。

通过眼球运动或敲击腿来刺激定向反射能激活大脑的新奇探测中心（novelty detection center），并允许记忆进行重新巩固。这允许新信息被输入，以及旧信息被更新和修改。我怀疑这可能就是眼动脱敏与再加工发挥作用的机制。你也可以说眼动脱敏与再加工是一种欺骗PTSD患者大脑的方法，从而让大脑能够以允许患者活在当下的方式来处理新经验。

眼动脱敏与再加工等技术可能会阻止或逆转继发于创伤的大脑神经网络分离趋势。双侧刺激可以促进创伤记忆的再巩固，因为皮层-海马体回路会将这些记忆置于时间和地点的情境中。这些回路的激活使创建下行连接，抑制皮层下感觉-情感记忆回路成为可能（Siegel, 1995）。因此，自右往左刺激注意力可能会同时触发整个大脑内情感与认知、感觉和行为进行整合。

当我们更充分地理解神经回路之间的关系，心理治疗师就可以利用这些原理和其他非侵入性技术，以增强神经网络整合的方式来刺激大脑。在对述情障碍患者进行心理治疗期间，激活右脑的情绪区域是否有助于情绪过程与左脑语言回路进行整合？在边缘型人格障碍患者情绪失控期间，激活他们的左脑能否增强他们获得认知视角和调节情绪的能力？

对于包含过多情绪抑制的疾病，我们可以通过在治疗中创造中等水平的情感来刺激新学习；于是乎，这种学习可能创造更利于将情绪回路整合到意识中的生化环境（Bishof, 1983; Chambers et al., 1999）。弗洛伊德相信情感的存在是改变所必需的，而我们前面所述可能是其内在的神经生物学机制。同时激活情绪和认知的神经网络可能会导致二者结合起来，进而使有意识觉知和情绪的整合成为可能。

# 治疗原理和搭配

有时晚上睡不着时我会问自己:"我哪里做错了?"然后一个声音回答道:"一个晚上可讲不完。"

——查尔斯·舒尔茨(Charles Schulz)

本书的基本前提是,任何形式的心理治疗在多大程度上是成功的,取决于它在多大程度上积极地影响了内在神经网络的生长和整合。我预计未来的研究将继续支持这一基本假设。此外,不断发展的技术将使我们对脑部活动的测量越来越准确,并让我们更好地理解我们正在测量的内容。我希望,我们能够把神经网络的活动包含在案例概念化中。这可能有助于我们建立一种通用语言,以便我们去选择、搭配和评估我们所提供的治疗方法。我希望,它会帮助我们超越相互竞争的思想流派之间的争论,找到另一种更具包容性的心理治疗方法。

关于治疗方案,行业内长期存在激烈争论,有人支持精神药理学,有人支持心理治疗,尽管我们有实证证据支持这两种方式的效果,不管是单独使用还是搭配使用。大脑功能成像为我们提供了一种方法,让我们能够更深入地研究谈话和药物在调节大脑和刺激神经可塑性等方面的效果。来找我进行心理治疗的来访者常常坚决拒绝考虑药物治疗。如果我建议使用药物作为心理治疗的辅助手段,有些人会感到害怕或羞耻。同时,我知道许多人鄙视谈话疗法,只会向能开药的治疗师寻求帮助。如果我们教育所有来访者,使其了解大脑的功能和两种干预措施的潜在(甚至是协同性的)力量,他们都将受益。一方面,医生和来访者的治疗联盟支持积极的期望、药物依从性(medication compliance)和心理健康。另一方面,药物可以帮助来访者达到一种使他们能从心理治疗中受益身心状态。

许多因事故而遭受脑损伤的来访者会参加多模式康复计划,包括身体、认知和社会心理干预。脑损伤后康复的一般方法是,首先评估来访者的哪些系统已损坏,哪些幸免于难。下一步是制定一个计划,以发挥来访者的优势并尝试弥补他们的弱势。交通事故和工业事故通常会导致幸存者的额叶皮层受损,从而使这些需要进行神经康复治疗的人身上普遍出现注意力、专注力、记忆力、执行功能和情绪调节等障碍。同样的困难也常常见于多种形式的心理困扰和精神疾病。

传统上心智和大脑的分裂导致了心理治疗、神经心理学和康复领域彼此独立发展。当心理困境在大脑–行为关系的背景下被概念化时，把认知康复技术应用在心理治疗中就变成了一种有趣的可能性。例如，在强迫症、抑郁症和注意缺陷多动障碍患者身上我们发现了额叶功能异常。因为这些疾病的症状与脑损伤患者的表现有许多共同之处，所以，被诊断出类似精神疾病的患者可能也会受益于认知康复策略（Parente & Herrmann, 1996）。

在第五章中我就给出了一个这样的例子。我介绍了我如何使用一些记忆策略来帮助我的病人索菲娅记住她的预约，从而帮助我们建立一个牢固的联盟。我当时的工作假设是，慢性压力导致她海马体体积缩小，而抑郁症导致了她颞叶代谢减退，这二者一起造成了真正的、与大脑相关的记忆功能障碍（Bremner, Scott et al., 1993; Brody et al., 2001）。那些对抑郁症和焦虑症患者成功进行了认知行为治疗的案例突显了，为了改善前额叶的功能，关注现实检验、集中注意力和调节情绪等基本问题多么重要（Schwartz, 1996）。

对患边缘型人格障碍来访者的调查结果显示，这些人身上出现了额叶和颞叶损伤或功能障碍，而这支持我们对他们使用认知康复技术（Paris et al., 1999; Swirsky-Sacchetti et al., 1993）。这可能有助于解释，为什么边缘型来访者需要更高水平的脚手架来支撑他们反复无常的执行控制能力和不稳定的情绪。对物理环境、感觉刺激，以及活动的类型和活动量进行操控和组织都会影响大脑的功能。在治疗过程中对来访者进行心理教育和招募家人和朋友对来访者提供支持（这广泛应用于脑损伤后的康复治疗）也是潜在的改变机制。上述方法的一个很好的例子是辩证行为疗法（Linehan, 1993），它结合了暴露、认知矫正、技能发展和问题解决的技能，以支持前额叶功能。

专注于认知缺陷的诊断方法和治疗方法有助于减少来访者的羞耻感和建立更强大的治疗联盟。在充满支持和理解的环境中，高度结构化的技能培养技术也许能让没有条理的来访者有机会获得早期的、明确可衡量的成功体验。随着我们对与记忆、情感和行为相关的神经网络的理解不断扩展，辅助这些系统的整复材料（prosthetic aid）将被创造出来并被应用到心理治疗环境中。增加这种跨学科的协作将需要我们对心理治疗师进行更全面的培训，不仅在神经科学方面，而且在认知、记忆和康复科学方面。消除心理治疗和康复治疗之间的传统障碍可能会给来访者带来更高质量的护理和治疗方面更大的成功。

## 为什么神经科学对心理治疗师很重要

在科学中，重要的事是随着科学的进步调整和改变自己的观点。

——赫伯特·斯宾塞

作为疗愈者的心理治疗师加入了有着悠久历史传统的拉比、牧师、女巫和萨满之列，而这个传统可以追溯到史前时代。与此同时，神经科学领域的研究清楚地表明，我们也处于科学主流前沿。与医疗技术不同的是，我们的技术既利用了我们在疗愈性关系中的个人角色，也强调了来访者主观体验的重要性。在缺乏基于大脑的改变模型这一情况下，我们这一领域的先驱们已经学会了刺激和引导神经可塑性过程，以帮助构建、整合和调节我们的大脑。但是理解神经科学为什么对于我们的工作很重要？以下是我的一些想法。

在实践层面上，在我们的临床思考中加入神经科学的观点使我们能够与来访者谈论人脑的缺点，而不是他们的问题。真相似乎是，从恐惧症到肥胖症，人类的许多挣扎都是大脑进化的结果，而不是性格缺陷。辨认出治疗师和来访者共同存在的问题并发展出规避或纠正它们的方法是我们与来访者建立合作性治疗联盟的坚实基础。

随着我们更好地了解心理健康和情绪健康的神经相关因素，我们或许能够利用这些知识来辅助诊断和治疗。有朝一日，神经科学也可能为我们提供理论依据，来告诉我们为什么要选择充满见地的折中主义，并为我们提供一种额外方法来评估治疗结果。我们将能够看到，如何搭配不同的治疗方法才能影响目标神经网络，以及这些回路激活上的改变如何与症状表达相对应。神经科学还可以提供一种通用语言，以便我们与内科医生、药理学家和神经病学家进行交流，而他们可能也正在治疗我们的来访者。最后，如果你和我一样，那么你可能也会觉得，神经科学的视角可以对个案的概念化提供令人兴奋的补充。

一些治疗师对神经科学与心理治疗的整合感到愤怒，称其无关紧要或是太过简化了。我想我理解他们的观点和担忧——如果你已经有了一个有效的治疗模式，为什么还要劳神去管大脑？如果罗杰斯、科胡特或贝克（Beck）接受过神经科学的培训，他们会成为更好的治疗师吗？也许并不会。但另一方面，我很难理解大脑为何与改变心智无关。虽然我和其他人一样都不喜欢还原论（reductionism），但与自然现象的本质相比，对还原论的倾向不是更能说明思考者的状态吗？我们已有的神经科学知识强调了这样一个事实，即我们灵长类动物的大脑复杂且不完善，而且我们应该对自以为自己知道的东西持怀疑态度。换句话说，灵长类动物需要怀疑他们的信念并对新想法保持开放的心态，这样才是明智的。

意识到我们依靠着可能是宇宙中最复杂的结构生存，而我们对其工作原理知之甚少，这令人感到卑微，甚至十分恐惧。但即使我们才刚刚开始了解大脑，如果我们理解它的进化史、发展过程中如何塑形、设计特点等，这肯定会鼓励我们开始更明智地使用它。实际的事情——比如了解毒品、压力和早期剥夺对我们造成的神经损伤——应该影响从个人决策到公共政策的一切决策。经常暴露于战斗中会导致神经网络分离，这一事实应该让我们更加关心那些被我们置于危险之中的人。就连我们因为个人体验和自我中心的需求而扭曲现实的倾向，也应引导我们更仔细地审视自己的信念和观点。

我们现在知道，心智、大脑和身体是不可分割的，并且那些传统上被认为是心理问题的障碍需要我们对其重新概念化，以纳入神经生物学要素和躯体要素。如果大脑功能障碍是来访者困境产生的核心原因，那么"最具启发性的解释"可能还不如一点儿准确的神经生物学知识有价值（Yovell, 2000）。自我觉知是进化史上相对较新的一个现象。一些挑战能够扩展我们对自己和世界的经验和视角，通过它们心理治疗能够增加神经整合。扩展意识的难处在于超越条件反射、恐惧和偏见，转向对自己和他人的关心和同情。了解我们大脑的潜力和局限性只是人类意识进化过程中的一个必要步骤。

# 本章小结

我们的大脑不可避免地具有社会性，其结构和功能深深植根于家庭、部落和社会中。虽然大脑有许多缺点和脆弱点，但我们能够连接、调谐和调节彼此的大脑，而这为我们提供了疗愈之道。这就是为什么咨访关系位于心理治疗的核心位置。在我看来，神经科学对心理治疗师的价值并不是以远离心智的方式提供解释，或产生新形式的疗法，而是帮助我们理解谈话疗法的神经生物学基础，这样我们也就乐观且热情地延续了弗洛伊德的"科学心理学方案"。

# 第二十二章　人类如何改变

奇怪的悖论是，当我接纳自己本来的样子时，我就可以改变。

——卡尔·罗杰斯

曾经有人问我是否知道老鼠和人类的区别。我很好奇，所以就听他讲了下去。以下是他告诉我的。如果你把一只饥饿的老鼠放在一个环绕着五条隧道的平台上，而第三条隧道里藏着奶酪，老鼠闻到了奶酪的味道，就会去探索隧道，直到找到奶酪。老鼠有着极好的空间记忆能力，所以如果第二天你把同一只老鼠放在同一个地方，它会立即钻进第三条隧道。与此同时，如果你将奶酪移到了第五条隧道，老鼠仍会沿着第三条隧道走下去，因为它期待在原来的位置找到奶酪。那么老鼠和人类有什么区别呢？

老鼠是现实主义者，它很快就会接受奶酪不见了的事实并继续探索其他隧道。另一方面，人类将永远沿着第三条隧道走下去，因为他们坚信奶酪应该在那里。在几代人之内，人类将发展出以第三条隧道为中心的仪式、哲学和宗教，发明神来统治它，并创造出居住在其他四条隧道中的"恶魔"。老鼠更简单的大脑使它没有理由在失败面前坚持下去，而人类则是发展和坚持信念的专家。当我们的大脑因为这些信念而产生不必要的痛苦时，我们就需要心智来拯救我们。

我们的大脑是适应和生存的器官，被设计得致力于用最少的信息尽可能快地做事。因此，一旦找到了解决问题的方法，比如在儿童期不再表达负面情绪，大脑就会被塑造得不再表达负面情绪。你也可能采取和平主义人生哲学，与有暴力倾向的人建立关系，并且因为不表达负面情绪而感觉自己很成功。大脑擅长得出无意识的结论并塑造我们有意识的体验，以强化我们已有的信念。

大脑天生保守，想继续做过去已产生效果的事，例如不冒险、被集体接纳、做父母想让你做的事。对于那些大脑与环境非常匹配的幸运者来说，生活会很顺利。而对于其他人来说，我们常常被困在大脑的设定、部落的期望，以及自己对情绪健康的需求之间，而这可能会使我们患上身心疾病。

当我们的生活出了问题，或我们感到焦虑、沮丧或从事自毁行为时，我们会去接受心理治疗以寻求改变。通常，我们意识不到到底是什么导致了我们的痛苦，并继续在生活中采用相同的不成功策略，而这些策略带来了持续的负面结果。我们最聪明的来访者也可能是最难帮助的，因为他们按照自己的方式行事并获得了丰厚的回报。患有强迫症的成功会计师和有妄想症的算命师会向你分享很多例子，来说明你所说的问题如何使他们获得成功。

与大脑相反，我们的心智在进化路径上出现得更晚。我们仍不了解心智的起源，但众多大脑聚集在一起形成我们称为部落的超级有机体可能与之有关。随着注意力和记忆通过群体过程稳定下来，我们的互动发展成文化，而文化成为心智的模板，最终也成为个体身份的模板。在进化过程的这一刻，我们最好的猜测是：人脑是一个社会器官，而心智是许多相互作用的大脑的产物。

## 一个适应社会的器官

> 我们不敢太在乎，因为怕对方完全不在乎。
>
> ——埃莉诺·罗斯福

人脑是具有适应性的社会器官，这意味着它的成长和组织在持续的经验过程中被塑造和重塑。与此同时，我们适应新情况的能力受限于习惯和先前的学习。习惯和适应之间的动态张力是心理治疗的核心。这就是为什么来访者会有意识地寻求我们的帮助来改变他们次优的功能，尽管他们的大脑会自动地反对我们的努力。虽然来访者的抵抗可能被视为改变的障碍，但它是心理治疗中改变的焦点。担任治疗师意味着我们始终在稳定性、灵活性、僵化和改变之间微妙的边缘游走。

尽管我们天生会抵抗变化，但它是生活的正常组成部分。有时我们被迫改变；有时我们想要改变，因为旧的行为模式让我们非常痛苦或已不再适合我们现在的身份。到了那个时候，我们会开启探寻之旅去发现新事物。有些人去沙漠，有些人去寻找大师，还有一些人去接受心理治疗。简单回顾一下历史我们就会发现，早在心理治疗出现之前很久，人们就已经在改变了。一个经典的例子是从青春期到成年期的英雄之旅。在这段旅程中，英雄能够摆脱童年的束缚，去发现新的存在方式。这些类型的人生变化在历史上被称为成熟、救赎或蜕变。

当新体验破坏了旧的刺激-反应模式（习惯）时，人们就会改变。因为我们依靠重复执行习惯来感到安全和可控，所以破坏这些模式会让我们感到焦虑。这个时候，治疗师的情绪支持就显得尤为重要。我们对变化的反射性反应是，要么回归旧模式，要么掌握一些新习惯或信仰体系来逃避不确定性带来的焦虑。如果我们能够忍受这种焦虑并坚持我们的旅程，那么改变是不可避免的。在我们的探寻中，我们可以利用经验的许多方面——我们能够利用的神经网络越多，改变大脑的能力就越强。因为我们的大脑由复杂的相互交织的神经网络组成，所以我们有许多可能的改变途径。

## 习惯与灵活性

是以圣人终不为大，故能成其大。

——老子

机器人和人类的相同之处在于，他们的行为都依据过去的设定进行。机器人的动作由嵌入代码中的算法组织起来；机器人的代码是一长串"如果这个，那么那个"的语句，它允许机器人对程序员事先预料到的所有突发事件做出反应。这就是为什么 Siri 能够知道我们是否应该穿毛衣，或者芝加哥小熊队本周末是否打主场赛。

与机器人的计算机代码不同的是，人类的习惯是由存储在全体神经网络中的记忆维持的。当相关的记忆被内部或外部线索触发时，这些记忆会激活我们的行为、想法和情绪。旧设定的无意识激活使我们维持原样，这就是为什么每个心理学学生都被告知，能够最好预测人类未来行为的是我们过去的行为。总的来说，心理治疗师相信改变的三个杠杆：感受、行为和想法。大多数传统形式的心理治疗都会使用三者中的一种或某种组合来促进改变。行为主义者认为，行为的改变会导致情绪和想法的改变。这就是为什么斯金纳（B. F. Skinner）相信，修改环境中的强化物会导致我们的思维方式和感受方式发生改变。

对于心理动力治疗师来说，改变的主要杠杆是情绪，它会导致想法和行为发生改变。相比之下，认知治疗师认为想法驱动着感受和行为。改变一个人的想法，感受和行为的改变就会随之而来。更加新颖的治疗形式也发现了运动、躯体治疗、艺术和冥想等方法促进改变的力量。每个治疗学派的基本指导理论都假定，他们特定的干预目标是改变的主要内驱力。多年来，我看到人们在这些类别的疗法中都取得了巨大的成功。

心理治疗的每个视角如果以教条的形式呈现出来，它们都是既对又错的。每个视角有效还是无效取决于来访者以及治疗关系的质量。对于许多治疗师来说，看清这个现实是一个挑战，因为我们大多数人都根据自己的经历、需求和防御选择某个治疗取向。这种无意识的自我中心偏见使我们大多数人都相信，我们对治疗变化的看法是正确的，而排除其他观点。这种假定使我们容易受到各种判断偏见的影响。这种教条主义倾向也使我们治疗师面临着这样的风险：将治疗失败解释为来访者的问题，而不是我们的技术有问题或我们自己有问题。

虽然我个人偏向心理动力学疗法，但如果仔细审视我实际的工作，我其实也在使用行为和认知疗法。当我与来访者一起创造生活的实验时，我会对他们提出挑战，使他们采取新的行为和思维方式。我与他们一起努力，改变他们生活中犒赏性的偶然事件，并质疑他们功能失调的思维模式。我鼓励来访者考虑采用冥想、瑜伽、舞蹈或任何其他可以同时缓解焦虑并探索身心各个角落的方法。我所认识的最好的认知治疗师会投入时间与来访者建立稳固关系，并把与他们讨论情绪和行为纳入治疗。行为治疗师在为自己的工作建立智力和人际环境时，通常会与来访者进行联结并教育他们。

我们从神经科学中学到的知识并没有偏向这些观点中的任何一种。事实上，理解神经网络的交织性向我们发出了挑战，要我们去进行更高层次的整合性思考。这可能就是为什么，不管治疗取向如何，大多数训练有素的治疗师在某种程度上都会利用全部三种神经途径。上述三个流派的治疗，加上系统疗法和辅助技术，如眼动脱敏与再加工，都可以综合起来变成更有效的干预措施。

## 联结的力量

> 经验是一种生化干预。
>
> ——杰森·赛德尔

拥有一个社会脑这件事影响广泛，其中包括这样一个事实，即，许多我们认为客观上真实的事物——知识、记忆、身份和现实——大体上都是社会建构物。当我们与他人一起体验事物时，事物看起来更真实，其原因之一就是我们对现实的体验主要是社会性的。孩子们以一种非常直接的方式向我们展示了这一点：当他们做侧手翻或表演魔术时，他们会向我们发出"看这里，看这里！"的信号。

我们的社会脑使我们能够与周围人建立联系，与群体心智联结，并调节彼此的心理状态。为了能够忍受改变带来的焦虑，我们需要感到安全——这就是为什么，治疗关系的质量对任何形式的治疗能否取得成功都非常重要。来访者对治疗师的安全依恋还会激活神经可塑性的关键驱动因素，例如降低皮质醇，而皮质醇会抑制海马体功能、蛋白质合成和新学习。

积极的关系能带来生理影响，除此之外，当我们的心智与其他心智联系起来时，我们的心智也更容易改变。受到他人旁观会激活镜像神经元和心理理论回路，从而让我们在强化身份认同的同时更加了解他人和自己。我们大脑的跨社会突触连接对治疗成功是极其重要的，这可能是为什么，与任何我们已研究过的变量相比，来访者与治疗师关系的质量（来访者所感知的）与治疗的成功率具有最强的正相关性。

卡尔·罗杰斯在半个多世纪前提出的治疗态度可能是神经可塑性与社会情感学习的最佳人际环境。他对温暖、接纳和无条件的积极关注的重视能够将来访者对防御的需求最小化，同时将他们的表达、探索和冒险最大化。他的治疗取向不是尝试解决具体问题，而是帮助来访者尽可能广泛地了解自己的想法和情绪。毫不奇怪，我们已经观察到这些特征有益于儿童的积极发展。

正在接受温暖、接纳和积极关注的来访者，他们的大脑和身体里可能正在发生什么？生命早期的社会互动会刺激神经递质和神经生长激素，而它们都参与大脑的活跃发育。很可能催产素和多巴胺在调谐状态下被激活了，从而通过刺激神经可塑性来增强来访者从治疗中受益的能力。强大的治疗纽带还可以增强来访者的新陈代谢功能，进而推动血液流动、氧气可用性和葡萄糖消耗，从而支持新学习。

罗杰斯式的人际语境允许来访者在与充满共情的他者搭建起来的二元脚手架内体验最广泛的情绪。在调谐背景下产生的信任似乎允许我们的心智对我们可能会条件反射地拒绝的东西持开放态度。这种开放性将增加来访者对干预的接受度，例如支持性的重新措辞、澄清和解释，以便能够访问有意识的思考。然后，来访者可以将他们的心智与治疗师的心智联系起来，从而共同创造出包含更具适应性的想法、感受和行为蓝图的新叙事。

显而易见的是，我们可以模仿他人的外在行为并模仿他们的身体动作。不太明显的是，我们社会脑的机制使我们能够调谐周围人的心理活动。虽然当我们与害怕的人在一起时，这种调谐会被抑制，但是信任使我们更有可能自发地模仿喜欢的人的行为、想法和感受。不被喜欢的治疗师将无法利用模仿和情感共鸣的强大力量推动积极改变。

那些被养育得最好的人在儿童期生存得最好，而且在以后的生活中也更容易从治疗中受益。不幸的是，许多心理防御措施造成的社会孤立使我们与那些促进疗愈的、积极的情绪联结分离。治疗的目标之一是建立信任和联结，以便我们的来访者可以重新加入群体心智并从其自然的疗愈特性中受益。

# 疗愈创伤

永远不要害怕坐下来思考。

——洛林·汉斯伯里

恐惧和恐怖会以破坏经验连续性的方式改变我们的大脑，并可能导致我们与群体心智脱节。我的来访者有的来自巴格达、贝鲁特和伦敦，虽然文化、语言和所处时代将他们区分开，但他们却共享身处正在被炸毁的建筑中的经历。这些战争受害者描述了类似的经历——听到越来越大的哨声，经历了爆炸，地板和墙壁随之剧烈晃动，之后是长时间的寂静，以及在遮天的尘土中挣扎着呼吸。然后是劫后余生：他们挖出一条出路，爬过亲戚和邻居的尸体，随后长时间处于震惊状态，而这种状态这可能会持续数十年。

我的另一位来访者曾徒步逃离发生在东欧的大屠杀。在他与哥哥一起穿过一片田野时，一架纳粹飞机发现了他们，并投下了一枚炸弹。炸弹落在了距离他们藏身处只有几米远的地方。他们盯着那颗未爆炸的炸弹，时间仿佛凝固了；不知过了多久，他们才继续奔跑。另一位与我共事过的年轻女性曾被她的虐待狂丈夫驱车带到了沙漠里。在他坐着磨刀时，她被迫挖掘自己的坟墓。这些都是让我们感到恐惧的经历，甚至可能导致我们失语并与现实脱节。同时，创伤可能会被锁在我们体内，成为我们生活的情绪性配音。

如果一个人愿意和我们一起挖掘痛苦的根源、见证我们的恐怖经历，那么这个人的价值永远不应被低估。与他人交流我们的故事会鼓励我们去表达创伤经历，而在我们的大脑中这种经历可能只会表现为一连串碎片化的图像、身体感觉和情绪。当我们有了一个有意识的、表达清晰的故事，我们就有可能整合发生在自己身上的事情的众多方面，从而找到疗愈方法。看到对方对我们经历的反应有助于我们理解它们的意义，而让别人理解它们则有助于让我们理解它们。此外，向他人讲故事也为我们提供了关于这段故事的新的记忆：现在有人见证了这段记忆，它变成了一次公共体验，能够被编辑和改写。像这样共创经验的所有方面都支持了现实和记忆都是社会建构的观点。

请记住，通过讲故事来疗愈心灵痛苦的能力已经在文化进化的数万年中融入了我们的大脑。当年轻的治疗师最开始聆听来访者的故事时，他们总觉得必须对这些信息做些什么才好意思向他们收费。随着时间推移，我们逐渐意识到，仅是充当见证者也是我们工作的重要组成部分。有时最好的办法，尤其是一开始，就是什么都不做。随着我们加入自己的想法和感受，来访者会逐渐将它们编织到故事里。

## 将你的心智变成盟友

> 身因动获益，心因静获益。
>
> ——萨姜·米庞（Sakyong Mipham）

要想控制自己的心智，你首先需要记住自己有心智，而这并不像听起来那么容易。虽然我们的五脏六腑会提醒我们它们的存在，但我们的心智更愿意被忽视。如果我们忽视它，没有哪种反射会来提醒我们它存在，我们也不会感到压力或内疚。记住我们有心智需要我们自律并做出努力。这就是为什么，许多人一生都不会注意到自己拥有心智，更不用说知道可以改变它或利用它来为自己谋利。

如果我们确实记得自己有心智，我们该对它做些什么？关于我们的心智，我们可能最先注意到的是它会不断地自行产生想法。乍一看，这个流程可能会暂时中断，但很快，你的心智又会重新开始创造源源不断的词语、想法和图像。你应该培养观察这些想法流逝的能力，而不去认同它们或对它们做出反应。我们的目标是学会让它们逝去，被下一个、又一个、再一个取代。这条想法之河会毫不费力地、无意图地流淌下去，直到你意识到那不是你，你是那个正在观看的人。

通过与这种思想流和感受流拉开距离，你现在可以做出一些以前无法做出的选择。你可以评估它们的准确性和有用性，以及选择是否相信它们。你很快就会意识到，虽然进化了的大脑可以帮助我们处理潜在的危险，但它产生的所有想法太过快速和强烈，负面偏见也太多了。在许多方面，大脑皮层已经变得过于聪明，而不利于我们自己的健康。好消息是，虽然大脑的进化经过了亿万年的时间，但改变我们的想法只需一瞬间。那一刻可能需要几十年的酝酿才会发生，但是当它发生时，我们的心智能够发现新的存在方式。

## 垃圾食品迷

坏习惯的改变会带来生活的改变。

——珍妮·克雷格（Jenny Craig）

多年前，我告诉我的治疗师，我想拥有更好的身材，但尽管我付出了很多努力，却总是达不到目标。我对她说："要是我的饮食更健康就好了。"就像一个专业治疗师应该做的那样，她回答道："接着说。""我每天都锻炼身体，也吃很多健康的食物。在大多数日子里，我一整天都吃得很健康，可一到晚上我就变成了一个垃圾食品迷。"我想这可以被称为暴饮暴食，但因为我身材很好而且没有超重，所以我从来没有那么想过。但很明显，我在大多数晚上所摄入的热量过多，而且食物的种类并不好。

我越是谈论晚上的暴饮暴食，我就越意识到这种行为有多么的自动和无意识，进而意识到我感到自己多么失控。那次治疗结束时，她建议我多思考这件事。当然了，我很快就忘记了她的建议，直到几天后的一个早上，我躺在床上，处于半睡半醒的状态，一段回忆像白日梦一样开始在我的脑海中播放。

那时我还是个七八岁的小男孩。吃完晚饭后，祖母正在收拾厨房。我走进厨房里，告诉她我对某件事感到难过。她什么也没说，只是向右转过身去，打开冰箱，把手伸进冰柜里，拿出了一盒足有两升多的意大利冰激凌。她转身朝向我，同时扯下包装纸，抓起一个勺子放进冰激凌盒子里。我伸出了手，她把冰激凌放在了我手里。我默默地转身走进了客厅，躺在沙发上，把那盒冰激凌放在胸前，吃到吃不下为止。

关于我的家人，需要了解的重要一点是，他们很少直接表达负面情绪，而且关于情绪的讨论几乎不存在。我家中有一种反对悲伤的特殊禁令，这是我后来才意识到的。家庭中的悲剧、失去和心碎已经够多了，而他们要把我——新一代的第一个孩子，从悲伤中解救出来。这意味着不惜一切代价避免表达悲伤。每个人都用食物来与情绪保持距离，而我很好地学会了这一点。这样做的问题是，它让所有人都无法理解或用语言传达内心的痛苦。

那么下一个问题是，我们如何用心智来破坏那些储存在大脑中的消极模式？我们需要找到一种工具，让心智可以用它来打断大脑自动化的刺激-反应链。我发现了一个叫作"HALT"（停止）的有用工具，它来自匿名戒酒会。这个工具的用法是，当你想喝酒或从事任何强迫行为时，请说"halt"并问问自己，你是饿了（hungry）、生气了（angry）、孤独了（lonely）还是疲倦了（tired）。这样做的理由是，如果你想要喝酒，那么某种情绪触发物很可能存在。当然了，你还应该考虑其他情绪，但它们的英文首字母不能拼写成"HALT"，而停下来非常有用。

"HALT"提醒你不仅要遏制喝酒（我的例子中是吃东西）的冲动，还要记住你有心智、应该自我反省，并与自己维持一种关怀的关系。如果你问我："我能看出来有什么事不对劲。让我们谈谈。告诉我你正在经历什么。"那么你正在做我祖母无法做到的事情。这种增加的觉知能够暂时中断刺激-反应链，并提供让我们反思、重新思考并健康地绕过我们往常路线的机会。正是在这种时候，你与内心世界建立的成熟完善的关系能够真正派上用场。

使用"HALT"技术是一种用心智改变大脑的方法。问问自己有何感受，而不是进行反射性行为，这可以让你的心智重连原始大脑的习惯并学习重新训练这些习惯。从某种意义上说，你给了自己还是孩子时所需的东西——被看到、被感受到、得到帮助去理解和表达你的经历。这种矫正性的内在养育是我们在治疗中追求的，它最终将创造新的神经回路，从而使我们能够以功能性的适应取代症状。就我而言，这意味着更好地照顾自己，在关系上投入更多，并更愿意直面情绪之痛。

## 建设性内省

> 孤独是自我的贫乏，独处是自我的丰盈。
>
> ——梅·萨顿（May Sarton）

在生命早期，我们感觉自己与家庭的群体心智融为一体，没有意识到我们与周围人是分开存在的。对于一些人，尤其是那些处于集体主义特征更明显的文化中的人来说，这种心态可能会持续一生。而另外一些人会逐渐意识到我们的分离状态。我们如何对待这一发现取决于关系的质量、人格和生活经历。对于一些人来说，意识到分离会驱使我们感到害怕、恐惧和绝望。而对于其他人来说，独处和自我反省会变成一种宝贵的隐退，让我们得以远离外部世界的要求和混乱。

学会向内看以探索我们内部世界的景观并不是与生俱来的能力。它需要时间、自律和很大的勇气。幸运的是，来自世界各地的冥想和祈祷传统为我们提供了一个起点。一旦转向内在，我们很快就会发现，我们的心智是难以捉摸的、不稳定的工具。我们意识到自己的心智会在不同的视角、情绪状态和语言模式之间切换。回想一下在不同心智状态下产生的三种内在语言：反射性社交语言、内在叙述者和自我反思语言。

有一次，肖恩坐在我对面，看起来既恼怒又绝望。当时他已经在我这里进行治疗相当长时间了。"为什么我还被这些声音困扰？我的生活很棒。我已经成功了，可是为什么我还是不能享受生活呢？当这些声音不批评我时，它们就会怀疑我所做的一切。"我很了解肖恩，这些声音并不是精神疾病的迹象。

我回答道："我懂——感觉糟透了，对吧！"

他问道："你也会听到这些？"

我回答道："当然了。我都不记得有什么时候听不到这些。"

他问道："它们从哪里来，我去哪里才能驱除它们？"

我笑着说："我有一个理论。人脑有着漫长而复杂的进化史，并且以神秘的方式运作。它也没有附带用户手册，所以我们仍在弄清它的过程中。我现在相信，这些声音是一种进化遗留物。我的意思是，它们可能曾经在我们进化的某个阶段起到了生存的作用，但现在却变成了一件麻烦事。我们每个人都有两个大脑，一个在左边，一个在右边。很久以前，灵长类动物两侧的大脑基本相同，但随着大脑变大变复杂，每个半球开始专注于不同的技能和能力。右半球控制着非常高和非常低层次的情绪（恐惧和羞耻），并且可能是两个半球曾经的模型。在生命最初的 18 个月里，右半球也有一次早期的发育，并且会与照顾者联结起来，以便我们进行依恋、调节情绪以及融入家庭和部落。"

"左半球则是创造了现代人类的一次尝试。它偏离了这条道路，以专注于我们稍后发展的能力，例如语言、理性思维、社会互动和自我觉知。两个半球都有语言；左半球的语言让我们能够思考问题和与他人交流。右半球的语言通常带有害怕和消极的语气，并且在我们生命早期就被设定好了。它是担忧者、批评者，也是让你遵守规矩的那一个。"

"那的确很糟糕！"肖恩说，"但为什么右半球如此消极？"

"我们知道右半球侧重于消极性，右侧额叶皮层比左侧前额叶皮层更活跃的人容易抑郁。这可能是因为，担心部落中其他人对你的看法极可能与持续的联结和生存相关。右半球完全沉浸在生存之中，曾经我们的两个半球都是那样。我最好的猜测是，我们头脑中的声音是右半球内父母和部落领袖声音的遗留物，他们用它支持群体协作、合作和凝聚力。弗洛伊德称之为超我。它是自我的一个内在监督者，让早期的条件作用不断回响。

"请记住，大脑的使命是通过预测和控制未来的结果提高生存率。在一个社会语境中，右脑利用我们害怕被羞辱这一点来让我们遵守规矩和服从领导者。它让我们不断思考'我能被别人接受吗？''我会被解雇吗？'等问题。对集体是否会接纳我们的担忧似乎已经融入了我们的基因、大脑和心智中。我们中有些人内心的声音特别刺耳和具有批判性，并且永不消停。这可能是因为我们的父母很挑剔、我们对抑郁症有易感性或因其他因素而缺乏自信以及对自己感到羞耻。"

"因为这些声音似乎来自内心深处，所以在我们的体验中，它们不是记忆，而是自我的一部分；而这是对我们大脑工作原理一个非常痛苦和不幸的误解。如果我们要成为自己人生的首席执行官，一个核心是将这些声音当作原始记忆的设定，并学会解释、管理和减轻它们的负面影响。我不确定它们会消失，也许这是因为，在某些情况下，它们的输入实际上很有帮助，因此我们可能仍然需要它们。但我们都需要分辨这些声音中的哪些会起反作用，并学会让破坏性的声音消失。通过这种方式，理解大脑如何进化和发展可以帮助我们将心智变为盟友。"

我敢肯定，肖恩之前已经听过"不要在意这些想法"的建议很多次了。但是与这些声音讲道理似乎不起作用——它们比有意识的思考更深刻、更原始，也更强大。不管我给他的解释是否正确，这种看待他内心声音的方式都俘获了他的想象力。这种科学叙事为他创造了一种使他的敌人——来自右半球的具有羞耻性和批判性的声音——具体化的方法，并制定一系列策略对抗他们。我并没有告诉肖恩他不理智。我说的是，他脑子里的声音是有关他父母和所属群体的，他需要将它们与他的自我感分离开来。他现在有一个敌人要对付，而他不仅要调用他的心智，还需要他的身体和灵魂。

## 换框思考羞耻感

*你做的一切都没有错，而你能做的一切都无法弥补它。*

*——格申·考夫曼（Gershen Kaufman）*

在过去的半个世纪里，羞耻感已成为塑造我们来访者的个人叙事最普遍、最强大的情绪。荣格的"阴影"、弗洛伊德的"神经症"和贝克的"抑郁症"都可以追溯到与羞耻感有关的根源——遗弃、剥削、批评,以及无数其他让我们怀疑自己身为人的价值和合法性的早期经历。近几十年来,众多学科都揭示了核心羞耻感的重要性,并探索了其神经生物学、认知和行为等维度。羞耻感已经不再隐藏,走到了聚光灯下,成为 TED 演讲、畅销书和新疗法的焦点。

少数犯下滔天罪行的人似乎有极少的羞耻感,甚至没有,但许多什么也没做错的人却被它压垮。这种不一致让我们质疑羞耻感的进化起源和生存价值。人们会认为,任何如此普遍和强大的人类现象都必定具备一定的生存价值,以抵消它所造成的所有痛苦。虽然在我们的体验中,羞耻感是一种私密的、深刻的个人情绪,但它的生存价值可能是群体层面的自然选择的结果。让我来解释一下。

随着我们进化成群居动物,越来越大的群体需要个体进行合作、协调他们的行为,并跟随一位领导者。但是,一群没有文化、语言或理性思维的前人类如何能做到这一点?让大多数人对聚光灯感到焦虑并回避它,从而密切关注领导者的想法、感受和行为如何?羞耻感的价值可能在于让我们高度关注其他人对我们的看法,从而维持内聚的、组织有序的群体。通过让我们对自己感到不确定,羞耻感使我们依赖别人来确保我们被接纳并做着正确的事。这不仅可以解释群体如何在领导者背后组织起来,还可以解释名人、邪教领袖和独裁者所拥有的权力。我们因羞耻感而自我感觉糟糕这一事实可能是这种原始的社会组织方法的一个意外副产品。

如果你要设计一种社会控制机制,让服从者老老实实地跟随在领导者之后,那么最好的办法就是给他们灌输一种羞耻感。羞耻感很重的人总是担心别人对自己的看法,在别人眼中力求完美,只有在遵从别人的命令时才会感到安全和自信。弗洛伊德所说的"超我",即内在叙述者,也即我们头脑中提醒我们缺点的声音,强化了我们在所有哺乳动物身上看到的同一类型的社会等级。

理解和重新思考羞耻感对于改变很重要,因为它是现状的强大推动力。我们可能在治疗中花费数年时间,试图找出羞耻感的根源——我们做错了什么以及他人对我们做错了什么。有时我们可以找到确凿的证据,有时我们不能。不管能还是不能，它都没有什么区别。我们必须根除羞耻感在日常生活中的表现，并慢慢地、系统地改变它们，逐个击破。羞耻、完美主义、低自尊、无力感、高估他人意见，这些都需要我们用精力、自信和勇气来解决和对抗。我们这些被设定为服从者的人必须理解，核心羞耻感是一种原始的社会组织方式，不要把它怪在自己头上。核心羞耻感与我们个人无关，它是我们身为拥有大皮层的社会哺乳动物的一个负面后果。

管理羞耻感极好的第一步是放弃完美主义，并且明白无知是一种高级的意识状态。当传达神谕的祭司告诉苏格拉底，他是最聪明的人时，他认为祭司这一天肯定过得很糟糕，因为他对自己的无知深信不疑。后来，当他看到那些对自己的知识确信无疑的人的愚蠢行为时，他终于明白了：祭司知道他意识到了自己的无知，而这正是智慧的明确迹象。这种洞见也是佛教的核心教义，因为佛教专注于看穿心智产生的幻象。

有核心羞耻感的人会花费大量精力避免失败的风险，而不去冒险则确保改变不会发生。就像人类的许多其他斗争一样，我们所抗拒的东西必然会持续存在，而且恐惧会在阴影中控制着我们。为了让改变发生，那些有核心羞耻感的人必须不再将错误和不完美视为他们缺乏价值的证据，而是新的学习机会。我总是很惊讶于有多少学生因为太害怕从我这里学到新东西，而被驱使着告诉我他们知道什么。考虑到学费之高，这就显得尤为要紧了。

虽然佛教包含着许多宝贵的人生智慧，但其中最重要的一课是痛苦与苦恼的区别。痛苦融于自然之中，是人生不可避免的一部分。活着和去爱自然会导致衰老、失去和死亡。相比之下，苦恼是我们因为担心未来和后悔过去发生了的或未发生的事情而体验到的剧痛。羞耻感是产生苦恼的主要原因之一。它永不消停，内在叙述者永远不会穷尽让我们感到糟糕的事情。处理过去的创伤、承担与他人进行联结的风险、将我们的心智转变为盟友，这些是我们所有人都需要掌握的改变的杠杆，这样才能减轻苦恼。

我们同时是群居动物和独居动物，既融入群体也存在于自己的心智中。因为我们是群居动物，所以在感到孤独时，我们会变得害怕，而这会让我们的羞耻感变得更加强烈。另一个人的存在，例如治疗师，会让我们感到足够安全，从而激活神经可塑性并改变我们的大脑和心智。感到安全需要我们熟悉自己的内心世界，铲除和对抗我们心中的恶魔，驯化我们的心智并将它变成盟友。人类如何改变？答案是：与他人进行联结，同时与自己建立更深刻的关系。

## 本章小结

感谢你与我一起踏上这段旅程，来了解心理治疗的神经科学基础。我希望你在这里阅读的一些内容能够帮助你更好地理解那些可能让你感到困惑的事情，并启发你去更深入地思考你与来访者的工作。我也希望能激励你继续寻找更好的、更有用的知识。活到老学到老！

| D-环丝氨酸 | D-cycloserine |
|---|---|
| N-甲基-D-天冬氨酸 | N-methyl-D-aspartate, NMDA |
| γ-氨基丁酸 | γ-aminobutyric acid, GABA |
| 阿片受体 | opiod receptor |
| 安全 | secure |
| 安全基地 | secure base |
| 安全紧急情况 | safe emergency |
| 氨基酸 | amino acid |
| 白质 | white matter |
| 胞嘧啶 | cytosine |
| 抱持环境 | holding environment |
| 暴露和反应预防 | exposure and response prevention |
| 背腹整合 | dorsal-ventral integration |
| 背外侧前额叶皮层 | dorsolateral prefrontal cortex, DLPFC |
| 本能内驱力 | instinctual drive |
| 本我 | id |
| 边缘系统 | limbic system |
| 边缘型人格障碍 | borderline personality disorder, BPD |
| 边缘整合皮层 | limbic integration cortex |
| 表达性语言 | expressive language |

| | |
|---|---|
| 表观遗传学 | epigenetics |
| 病感失认 | anosognosia |
| 病态的照顾者 | pathological caretaker |
| 剥夺 | deprivation |
| 不随意反射 | involuntary reflex |
| 尝试学习 | one-trial learning |
| 超我 | superego |
| 成人依恋访谈 | Adult Attachment Interview, AAI |
| 澄清 | clarification |
| 持续症 | perseveration |
| 冲击 | impingement |
| 抽动秽语综合征 | Tourette's syndrome |
| 初级思维过程 | primary process thinking |
| 创伤后应激障碍 | posttraumatic stress disorder, PTSD |
| 磁共振成像 | magnetic resonance imaging, MRI |
| 次级过程思维 | secondary process thinking |
| 刺激-反应链 | stimulus-response chain |
| 促肾上腺皮质激素 | adrenocorticotropic hormone, ACTH |
| 促肾上腺皮质激素释放因子 | corticotrophin-releasing factor |
| 催产素 | oxytocin |
| 存在危机 | existential crisis |
| 大脑皮层 | cerebral cortex |
| 代偿失调 | decompensation |
| 单胺 | monoamine |
| 单光子发射计算机体层摄影 | single-photon emission computed tomography, SPECT |
| 倒 U 形学习曲线 | inverted-U learning curve |
| 低阶规则 | lower-order rule |
| 电化学系统 | electrochemical system |
| 调谐 | attunement |
| 顶叶 | parietal lobe |
| 顶叶下部 | inferior parietal lobe |

续　表

| 定向反射 | orienting reflex |
|---|---|
| 定向注意力 | directed attention |
| 动机相关性 | motivational relevance |
| 动机状态 | motivational state |
| 对质 | confrontation |
| 多巴胺 | dopamine |
| 俄狄浦斯情结 / 恋母情结 | Oedipal complex |
| 额顶执行系统 | frontal-parietal executive system |
| 额下回 | inferior frontal gyrus |
| 额叶 | frontal lobe |
| 额叶皮层 | frontal cortex |
| 厄勒克特拉情结 / 恋父情结 | Electra complex |
| 儿童期遗忘 | childhood amnesia |
| 发展性创伤障碍 | developmental trauma disorder |
| 反射性内部叙述 | reflexive internal narrator |
| 反射性社交语言 | reflexive social language |
| 反思性内部语言 | reflective internal language |
| 反向形成 | reaction formation |
| 反应性依恋障碍 | reactive attachment disorder, RAD |
| 方法控制 | methodological control |
| 非特异性因素 | nonspecific factor |
| 分化 | differentiation |
| 分级网络 | hierarchical network |
| 分离 | dissociation |
| 分离 | segregation |
| 分离焦虑 | separation anxiety |
| 分离性身份识别障碍 | dissociative identity disorder, DID |
| 丰富环境 | enriched environment |
| 丰富情感 | emotionality |
| 弗洛伊德式口误 | Freudian Slip |
| 福利机构性孤独症 | institutional autism |
| 负连接 | negative connectivity |

| | |
|---|---|
| 复发预防 | relapse prevention |
| 复杂型创伤后应激障碍 | complex posttraumatic stress disorder, C-PTSD |
| 副交感神经系统 | parasympathetic nervous system |
| 感受性语言 | receptive language |
| 高阶处理 | high-order processing |
| 高阶规则 | high-order rule |
| 格莱斯准则 | Grice's maxims |
| 格式塔疗法 | Gestalt therapy |
| 个体发生重演理论 | The theory that ontogeny recapitulates phylogeny |
| 工作记忆 | working memory |
| 工作假说 | working hypothesis |
| 功能性磁共振成像 | functional magnetic resonance imaging, fMRI |
| 共同注意 | joint attention |
| 共依附 | codependency |
| 古哺乳动物脑 | paleomammalian brain |
| 谷氨酸 | glutamate |
| 固着 | fixation |
| 归因偏差 | attributional bias |
| 过度活化 | hyperpotentiated |
| 过度书写 | hypergraphia |
| 过渡客体 | transitional object |
| 还原论 | reductionism |
| 海马体 | hippocampus |
| 核心羞耻感 | core shame |
| 赫布型学习 | Hebbian learning |
| 黑质 | substantia nigra |
| 后成说 | epigenesis |
| 互惠 | reciprocity |
| 环境设定 | environmental programming |
| 唤醒 | arousal |
| 灰质 | gray matter |
| 回避 | avoidant |

续　表

| 回顾式创新 | retrospective creativity |
|---|---|
| 混乱 | disorganized |
| 活现 | enactment |
| 获得自主性 | earned autonomy |
| 基本归因错误 | fundamental attribution error |
| 基底前脑 | basal forebrain |
| 激活 | activation |
| 计算机断层扫描 | computerized tomography, CT |
| 加压素 | vasopressin |
| 假自体 | false self |
| 交感神经系统 | sympathetic nervous system |
| 胶质 | glia |
| 焦虑-矛盾 | anxious-ambivalent |
| 解释 | interpretation |
| 进化保守性 | evolutionary conservation |
| 经颅磁刺激 | transcranial magnetic stimulation, TMS |
| 惊恐障碍 | panic disorder |
| 精神病性障碍 | psychosis |
| 精神自体 | psychic self |
| 镜像神经元 | mirror neuron |
| 镜映反转 | mirror reversal |
| 镜映过程 | mirroring process |
| 局部脑血流量 | regional cerebral blood flow, rCBF |
| 可供性 | affordance |
| 可塑性 | plasticity |
| 客体恒常性 | object constancy |
| 空椅技术 | empty-chair technique |
| 恐惧症 | phobia |
| 控制点 | locus of control |
| 扣带回 | cingulate |
| 苦 | dukkha |
| 快速眼动睡眠 | rapid eye movement sleep, REM sleep |

续 表

| 眶内侧前额叶皮层 | orbitomedial prefrontal cortex, OMPFC |
|---|---|
| 扩展适应 | exaptation |
| 来源归因 | source attribution |
| 蓝斑核 | locus coeruleus |
| 乐 | sukha |
| 类别系统 | taxon system |
| 类对话 | protoconversation |
| 冷热试验 | caloric test |
| 理智化 | intellectualization |
| 连接 | connectivity |
| 联合区 | association area |
| 裂脑研究 | split-brain research |
| 罗尔夫按摩疗法 | Rolfing |
| 罗夏墨迹测验 | Rorshach's inkblots |
| 敏感期 | sensitive period |
| 模板 | template |
| 模仿 | modeling |
| 陌生人焦虑 | stranger anxiety |
| 莫罗反射 | Moro reflex |
| 默认模式网络 | default-mode network, DMN |
| 母爱剥夺 | maternal deprivation |
| 母婴二联体 | infant-mother dyad |
| 脑岛 | insula |
| 脑电图 | electroencephalograph, EEG |
| 脑啡肽 | enkephalin |
| 脑干 | brain stem |
| 脑室 | ventricle |
| 脑源性神经营养因子 | brain-derived neurotrophic factor, BDNF |
| 内啡肽 | endorphin |
| 内观疗法 | Naikan therapy |
| 内含子 | intron |
| 内群体偏见 | in-group bias |

续　表

| | |
|---|---|
| 内心的孩子 | the child within |
| 内隐记忆 | implicit memory |
| 内源性内啡肽 | endogenous endorphin |
| 内在的小孩 | inner child |
| 内在客体 | inner object |
| 内在小孩的工作 | inner child work |
| 内脏状态 | visceral state |
| 匿名戒酒会 | Alcoholics Anonymous,AA |
| 鸟嘌呤 | guanine |
| 颞顶联合区 | the temporal-parietal junction, TPJ |
| 颞叶 | temporal lobe |
| 颞叶癫痫 | temporal lobe epilepsy, TLE |
| 凝视厌恶 | gaze aversion |
| 爬行动物脑 | reptilian brain |
| 帕金森病 | Parkinson disease |
| 皮层释放体征 | cortical release signs |
| 偏侧忽略 | hemineglect |
| 偏侧化 | laterality |
| 胼胝体 | corpus callosum |
| 贫瘠环境 | impoverished environment |
| 普萘洛尔/心得安 | propranolol |
| 期待效应 | expectancy effect |
| 启发法 | heuristics |
| 前扣带回 | anterior cingulate |
| 前扣带回皮层 | anterior cingulate cortex, ACC |
| 前脑岛 | anterior insula, AI |
| 强迫症 | obsessive-compulsive disorder, OCD |
| 侵入 | intrusion |
| 轻中度应激 | mild to moderate stress, MMS |
| 氢化可的松 | hydrocortisone |
| 情感调节 | affect regulation |
| 情感联结 | emotional connection |

| 情感耐受性 | affect tolerance |
|---|---|
| 情感纽带 | bond |
| 情景系统 | locale system |
| 情绪标注 | affect labeling |
| 情绪控制障碍 | emotional dyscontrol |
| 情绪内核 | emotional core |
| 躯体变形障碍 | body dysmorphic disorder |
| 躯体化障碍 | somatization disorder |
| 躯体疗法 | somatic therapy |
| 躯体神经系统 | somatic nervous system |
| 趋近 / 回避情境 | approach-avoidance situation |
| 去甲肾上腺素 | norepinephrine |
| 全局工作空间 | global work space |
| 群体心智 | group mind |
| 人际一致性 | interpersonal congruence |
| 认知储备 | cognitive reserve |
| 认知疗法 | cognitive therapy |
| 认知行为疗法 | cognitive-behavioral therapy, CBT |
| 任务正向激活网络 | task-positive networks, TPNs |
| 闰细胞 | intercalated cells |
| 三位一体的大脑 | triune brain |
| 闪回 | flashback |
| 上颞区 | superior temporal zone, STZ |
| 社会参照 | social referencing |
| 社会呈现 | social presentation |
| 社会动机系统 | social motivation system |
| 社会动力 | social momentum |
| 社会联结 | social connectedness |
| 社会情感学习 | socioemotional learning |
| 社会突触 | social synapse |
| 社会行动者 | social agent |
| 社会智力 | social intelligence |

续　表

| | |
|---|---|
| 身体自我 | physical self |
| 神经达尔文主义 | neural Darwinism |
| 神经递质 | neurotransmitter |
| 神经调质 | neuromodulator |
| 神经发生 | neurogenesis |
| 神经基质 | neural substrate |
| 神经加工 | neural processing |
| 神经可塑性 | neural plasticity |
| 神经肽 | neuropeptide |
| 神经肽-Y | neuropeptide-Y |
| 神经网络 | neural network |
| 神经心理学评估 | neuropsychological assessment |
| 神经修剪 | neural pruning |
| 神经元 | neuron |
| 生存价值 | survival value |
| 生化设定 | biochemical set points |
| 失代偿 | decompensation |
| 失语症 | aphasia |
| 时序机制 | timing mechanism |
| 实例化 | Instantiation |
| 似曾相识 | déjà vu |
| 试错 | trial and error |
| 手套型感觉丧失症 | glove anesthesia |
| 受引导的利他主义 | guided altruism |
| 述情障碍 | alexithymia |
| 树突 | dendrite |
| 树突形成 | arborization |
| 双重遗忘 | double amnesia |
| 思维被夺 | thought withdrawal |
| 思维插入 | thought insertion |
| 髓鞘 | myelin |
| 髓鞘化 | myelinization |

续 表

| 梭形神经元 | Von Economo neurons |
|---|---|
| 梭状回面孔区 | fusiform face area |
| 他者意识 | other-consciousness |
| 糖皮质激素受体 | glucocorticoid receptor, GR |
| 糖异生 | gluconeogenesis |
| 特质愤怒 | trait anger |
| 体内平衡 | homeostasis |
| 替代性创伤 | trauma by proxy |
| 替身综合征/卡普格拉综合征 | impostor syndrome/Capgras syndrome |
| 天才儿童 | gifted children |
| 条件唤醒 | conditioned arousal |
| 条件恐惧反应 | conditioned fear response |
| 条件作用情景 | the conditioning situation |
| 投射假设 | projective hypothesis |
| 投射性认同 | projective identificatio |
| 突触 | synapse |
| 突触传递 | synaptic transmission |
| 突显网络 | salience network |
| 团聚行为 | reunion behavior |
| 外侧裂 | Sylvian fissure |
| 外显记忆 | explicit memory |
| 外显子 | exon |
| 威尔尼克区 | Wernicke's area |
| 韦克斯勒成人智力量表 | Wechsler Adult Intelligence Scale, WAIS |
| 伪精神病态 | pseudopsychopathy |
| 尾状核 | caudate nucleus |
| 无形的平静 | formless quiescence |
| 无言恐惧 | speechless terror |
| 无意识觉知 | unconscious awareness |
| 物种意识 | species consciousness |
| 膝跳反应 | knee-jerk response |
| 系统发生 | phylogenic |

续 表

| 系统疗法 | systemic therapy |
|---|---|
| 细胞凋亡 | apoptosis |
| 细胞集群 | cell assembly |
| 下丘脑-垂体-肾上腺轴 | hypothalamic-pituitary-adrenal axis, HPA 轴 |
| 先天和后天 | nature and nurture |
| 先验假设 | priori assumption |
| 显性基因 | dominant gene |
| 腺嘌呤 | adenine |
| 消退学习 | extinction learning |
| 小脑 | cerebellum |
| 歇斯底里症 | hysteria |
| 心境恶劣 | dysthymia |
| 心理动力学疗法 | psychodynamic therapy |
| 心理感受性 | psychological mindedness |
| 心理理论 | theory of mind, TOM |
| 心智化 | mentalization |
| 新哺乳动物脑 | neomammalian brain |
| 新奇探测中心 | novelty detection center |
| 信念坚持 | belief perseverance |
| 星形胶质细胞 | astrocyte |
| 杏仁核 | amygdala |
| 杏仁核劫持 | amygdala hijack |
| 性格盔甲 | character armor |
| 胸腺嘧啶 | thymine |
| 修通 | work through |
| 虚构 | confabulation |
| 虚假记忆 | false memory |
| 虚假记忆综合征 | false memory syndrome |
| 叙事共建 | narrative coconstruction |
| 叙事弧 | narrative arc |
| 选择性 5-羟色胺重摄取抑制剂 | selective serotonin reuptake inhibitors, SSRIs |

| 血脑屏障 | blood-brain barrier |
|---|---|
| 血清素 | serotonin |
| 延后性 | Nachträglichkeit |
| 药物依从性 | medication compliance |
| 一次尝试学习 | one-trial learning |
| 依附性抑郁症 | anaclitic depression |
| 依赖状态的记忆 | state-dependent memory |
| 依恋图式 | attachment schema |
| 移情 | transference |
| 遗传脆弱性 | genetic vulnerability |
| 遗传学 | genetics |
| 抑郁症 | depression |
| 意义反应 | the meaning response |
| 蚓部 | vermis |
| 隐性基因 | recessive gene |
| 印刻 | imprint |
| 应激反应性 | stress reactivity |
| 应激激素 | stress hormone |
| 婴儿陌生情境 | infant strange situation, ISS |
| 用进废退的可塑性 | use-dependent plasticity |
| 有意识觉知 | conscious awareness |
| 语境调节 | contextual modulation |
| 语言新皮层 | verbal neocortex |
| 语义常式 | semantic routine |
| 元认知 | metacognition |
| 原初母爱贯注 | primary maternal preoccupation |
| 运动认知 | motor cognition |
| 运动性激越 | motor agitation |
| 灾难化归因 | catastrophic attribution |
| 长时程抑制 | long-term depression, LTD |
| 长时程增强 | long-term potentiation, LTP |
| 真自体 | true self |

| 枕叶 | occipital lobe |
|---|---|
| 整复材料 | prosthetic aid |
| 整合叙事 | integrative narrative |
| 正电子发射体层成像 | positron emission tomography, PET |
| 证实性偏差 | confirmation bias |
| 症状替代 | symptom substitution |
| 支持系统 | support system |
| 执行脑 | executive brain |
| 执行语义处理 | executive semantic processing |
| 直觉 | intuition |
| 治疗关系 | therapeutic relationship |
| 治疗联盟 | therapeutic alliance |
| 治疗语境 | therapeutic context |
| 智能迷走神经 | smart vagus |
| 中缝核 | raphe nucleus |
| 中枢神经系统 | central nervous system, CNS |
| 终纹床核 | bed nucleus of the stria terminalis, BNST |
| 重复经颅磁刺激 | repetitive transcranial magnetic stimulation, rTMS |
| 重要他人 | significant other |
| 周围神经系统 | peripheral nervous system, PNS |
| 轴突 | axon |
| 主观性体验 | experience of subjectivity |
| 注意缺陷多动障碍 | attention-deficit/hyperactivity disorder, ADHD |
| 抓握反射 | grasping reflex |
| 转录 | transcription |
| 状态愤怒 | state anger |
| 自利归因 | self-serving attribution |
| 自杀性格特质 | characterological suicidality |
| 自体 | self |
| 自体心理学 | self-psychology |
| 自我 | ego |
| 自我保存 | self-preservation |

| 自我参照加工 | self-referential processing |
|---|---|
| 自我创伤 | self-traumatization |
| 自我反思语言 | language of self-reflection |
| 自我感 | sense of self |
| 自我脚手架 | ego scaffolding |
| 自我界限 | ego boundary |
| 自我经验 | experience of self |
| 自我聚焦 | self-focus |
| 自我力量 | ego strength |
| 自我能动性 | self-agency |
| 自我紊乱 | disturbances of identity and self |
| 自我效能感 | self-efficacy |
| 自我心理学 | ego psychology |
| 自我中心偏见 | egocentric bias |
| 自信训练 | assertiveness training |
| 自由组合 | independent assortment |
| 自主神经系统 | autonomic nervous system |
| 足够好的养育 | good-enough parenting |
| 阻抗 | resistance |
| 祖母基因假说 | grandmother gene hypothesis |
| 作业治疗 | occupational therapy |

| 缩略语 | 英文原文 | 译文 |
| --- | --- | --- |
| AA | Alcoholics Anonymous | 匿名戒酒会 |
| AAI | Adult Attachment Interview | 成人依恋访谈 |
| ACC | anterior cingulate cortex | 前扣带回皮层 |
| ACTH | adrenocorticotropic hormone | 促肾上腺皮质激素 |
| ADHD | attention-deficit/hyperactivity disorder | 注意缺陷多动障碍 |
| AI | anterior insula | 前脑岛 |
| BDNF | brain-derived neurotrophic factor | 脑源性神经营养因子 |
| BNST | bed nucleus of the stria terminalis | 终纹床核 |
| BPD | borderline personality disorder | 边缘型人格障碍 |
| CBT | cognitive-behavioral therapy | 认知行为疗法 |
| CNS | central nervous system | 中枢神经系统 |
| C-PTSD | complex posttraumatic stress disorder | 复杂型创伤后应激障碍 |
| CT | computerized tomography | 计算机断层扫描 |
| DID | dissociative identity disorder | 分离性身份识别障碍 |
| DLPFC | dorsolateral prefrontal cortex | 背外侧前额叶皮层 |
| DMN | default-mode network | 默认模式网络 |
| EEG | electroencephalograph | 脑电图 |
| fMRI | functional magnetic resonance imaging | 功能性磁共振成像 |
| GABA | $\gamma$-aminobutyric acid | $\gamma$-氨基丁酸 |
| GR | glucocorticoid receptor | 糖皮质激素受体 |

| 缩略语 | 英文原文 | 译文 |
|---|---|---|
| HPA 轴 | hypothalamic-pituitary-adrenal axis | 下丘脑–垂体–肾上腺轴 |
| ISS | infant strange situation | 婴儿陌生情境 |
| LTD | long-term depression | 长时程抑制 |
| LTP | long-term potentiation | 长时程增强 |
| MMS | mild to moderate stress | 轻中度应激 |
| MRI | magnetic resonance imaging | 磁共振成像 |
| NMDA | N-methyl-D-aspartate | N–甲基–D–天冬氨酸 |
| OCD | obsessive-compulsive disorder | 强迫症 |
| OMPFC | orbitomedial prefrontal cortex | 眶内侧前额叶皮层 |
| PET | positron emission tomography | 正电子发射体层成像 |
| PNS | peripheral nervous system | 周围神经系统 |
| PTSD | posttraumatic stress disorder | 创伤后应激障碍 |
| RAD | reactive attachment disorder | 反应性依恋障碍 |
| rCBF | regional cerebral blood flow | 局部脑血流量 |
| REM sleep | rapid eye movement sleep | 快速眼动睡眠 |
| rTMS | repetitive transcranial magnetic stimulation | 重复经颅磁刺激 |
| SPECT | single-photon emission computed tomography | 单光子发射计算机体层摄影 |
| SSRIs | selective serotonin reuptake inhibitors | 选择性 5–羟色胺重摄取抑制剂 |
| STZ | superior temporal zone | 上颞区 |
| TLE | temporal lobe epilepsy | 颞叶癫痫 |
| TMS | transcranial magnetic stimulation | 经颅磁刺激 |
| TOM | theory of mind | 心理理论 |
| TPJ | the temporal-parietal junction | 颞顶联合区 |
| TPNs | task-positive networks | 任务正向激活网络 |
| WAIS | Wechsler Adult Intelligence Scale | 韦克斯勒成人智力量表 |

为了节省纸张，本书编辑制作了电子版索引、表格内资料来源，以及参考文献。用手机微信扫描二维码即可查看。